絵で見てわかる

入れ歯のお悩み解決！

―「入れ歯だって、おいしく食べたい！」に答えます―

高齢者歯科栄養・栄養士
山田晴子

日本歯科大学
口腔リハビリテーション
多摩クリニック 院長
菊谷 武

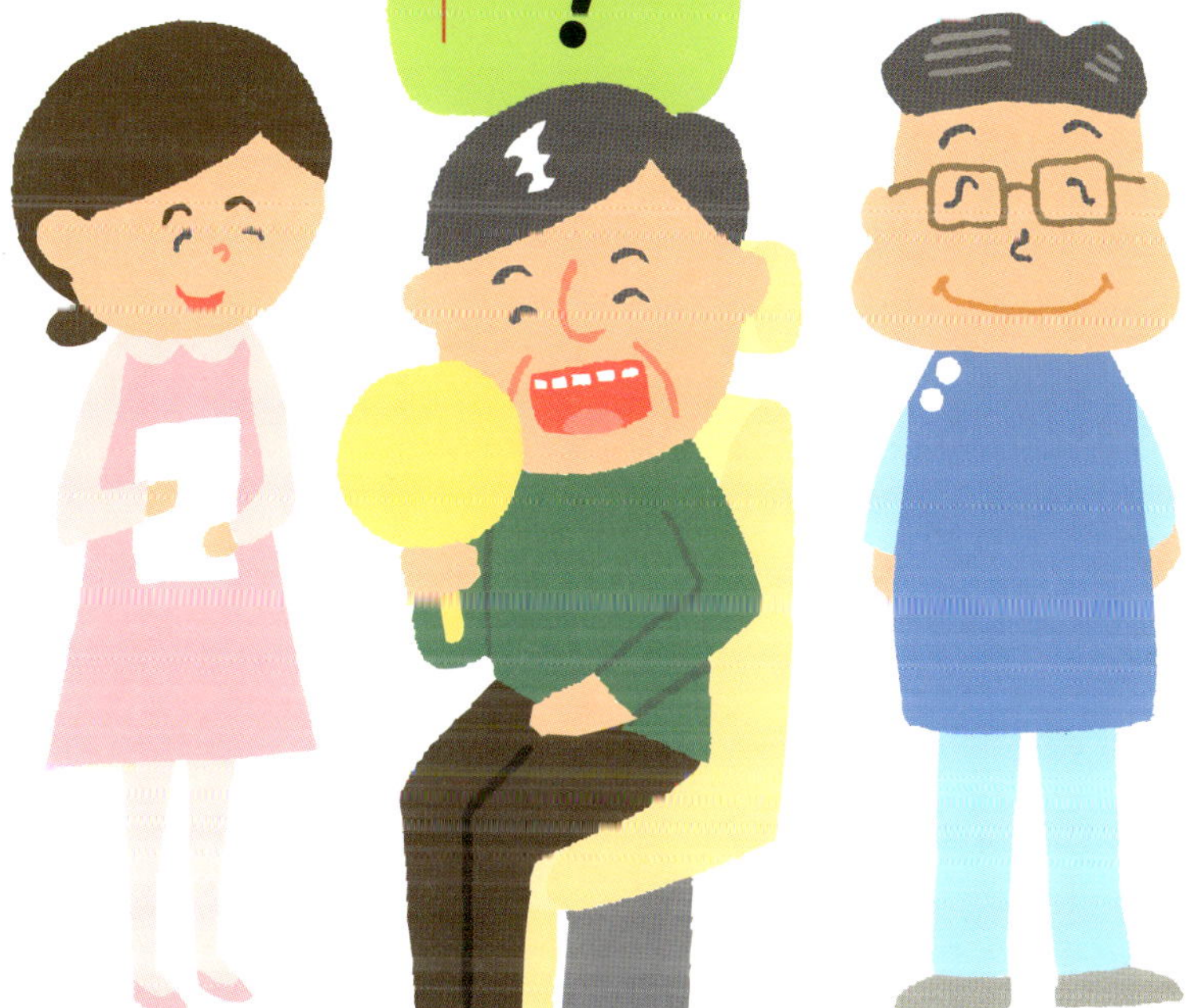

女子栄養大学出版部

目次

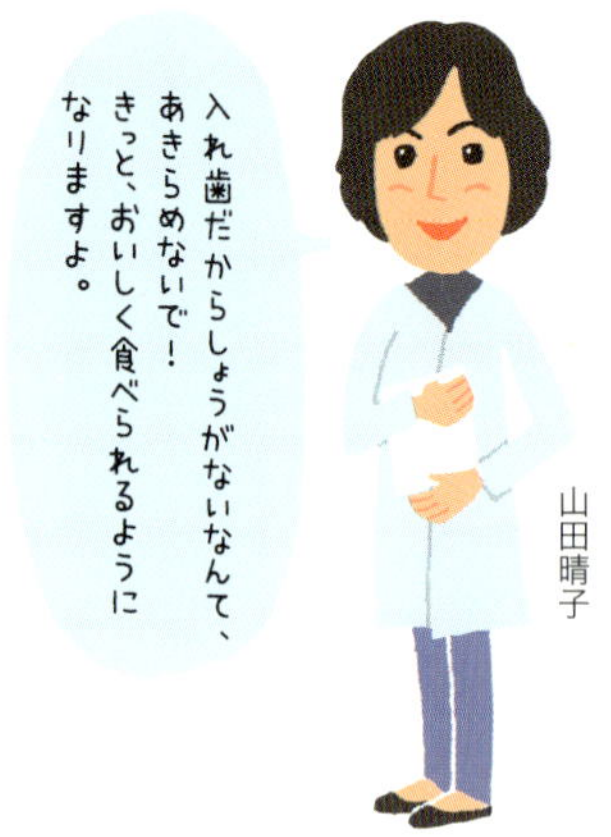

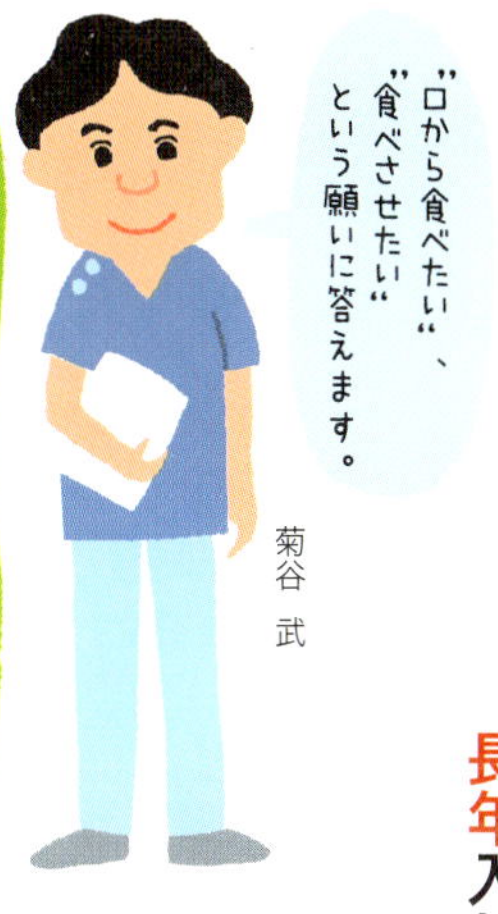

"口から食べたい"、"食べさせたい"という願いに答えます。
菊谷 武

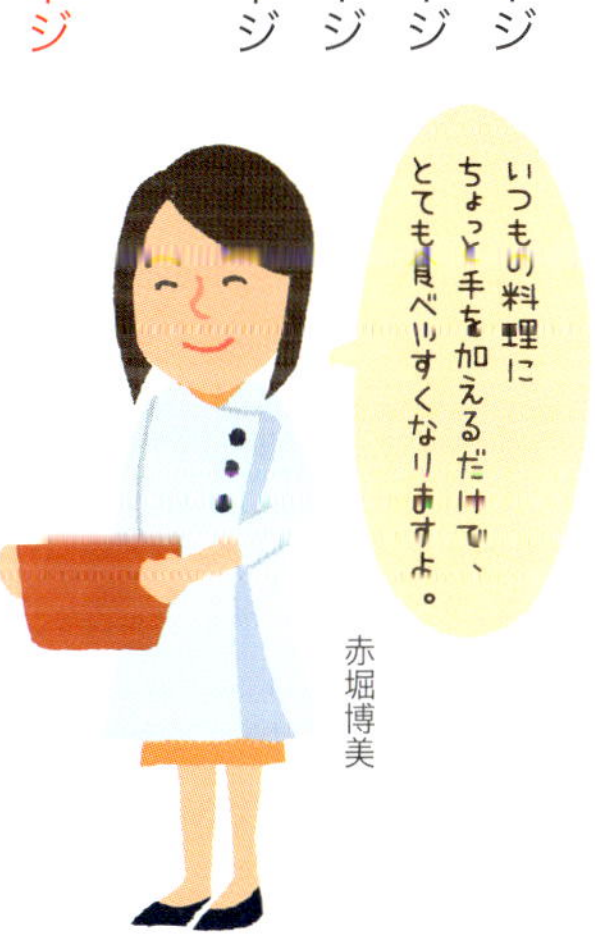

いつもの料理にちょっと手を加えるだけで、とても食べやすくなりますよ。
赤堀博美

第1章

初めて入れ歯を入れたら

山田晴子

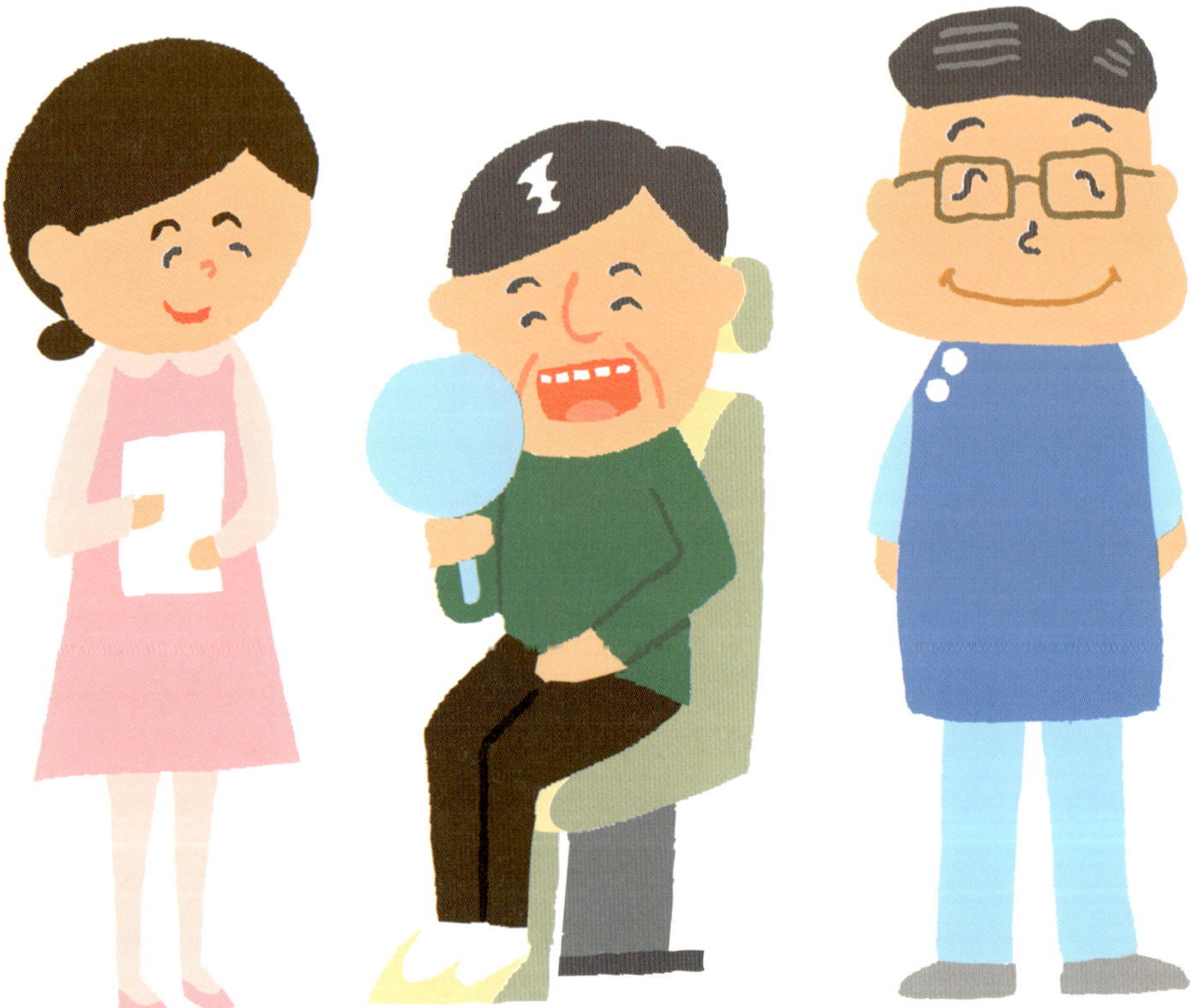

たいていのかたは部分入れ歯から少しずつ入れ歯の数が多くなって、最終的に総入れ歯になることが多いようです。部分入れ歯と総入れ歯とでは、気持ちの面でも味わいの面でも、感じ方がずいぶん違うようです。総入れ歯を入れることになると、不安もあることでしょう。

入れ歯は人工物ですから、自分の歯と同じように食べられるということはありません。使い続けて慣れてくれば、かなりおいしく食べられるようになります。慣れる時間は個人差が大きいので、すぐ慣れるかたもいれば、半年くらいかかるかたもいます。でも**多くのかたは時間がたつにつれて違和感なく食事ができるようになるでしょう。**総入れ歯の場合、上あごをおおうような大きな入れ歯が入るので、初めは繊細な味を感じにくくなりますが、慣れるに従って、舌やほおの粘膜や口の中全体で食べ物を味わうことができるようになります。

人工物である入れ歯が、自分の体の一部と感じられるようになるまで、次の①から④のステップ〈**初めての入れ歯トレーニング**〉をゆっくり続けることをおすすめします。

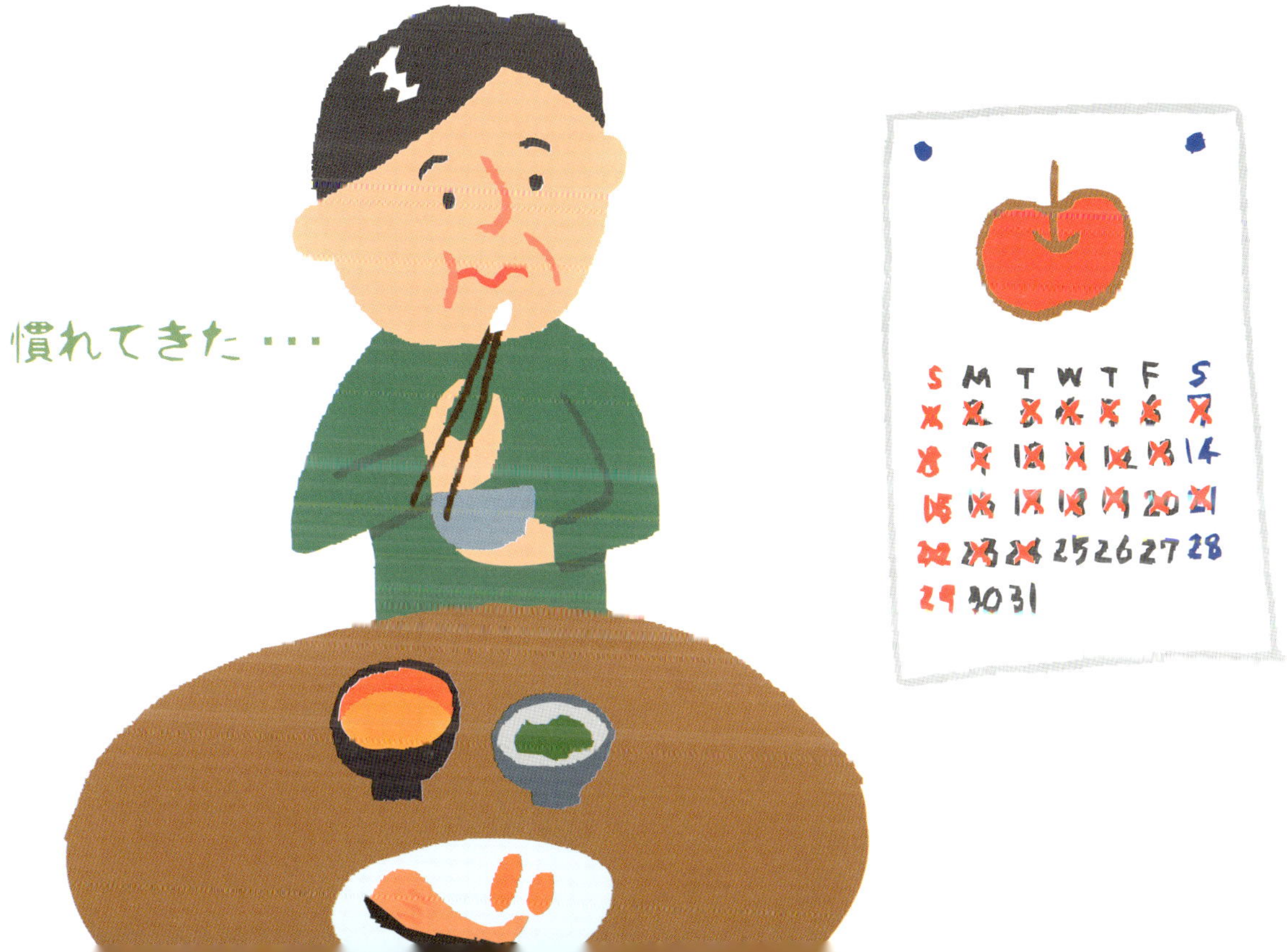

初めての入れ歯トレーニング

ステップ 1

鏡の前でお話ししてみましょう

初めて総入れ歯を入れたとき、これまでの部分入れ歯と違ってとても大きいので、マウスピースをほお張ったみたいだといわれたかたがあります。

そのようなかたは、鏡の前で顔をまっすぐ正面に向けて（舌と床が平行になるように）ゆっくり、はっきりとおしゃべりをしてみてください。舌や歯、上あごの感じを確かめながら、話し方のチェックをしてみましょう。

入れ歯が大きすぎて、口が閉じづらかったりすることもあります。滑舌が悪くて空気が漏れてしまうような話し方になるかもしれません。舌が入れ歯に当たってこすれて痛むかもしれません。**どのようなときに、どこに違和感が出るのかを確かめてみましょう。**違和感がある場合は歯医者さんに相談して調整をしてもらってください。

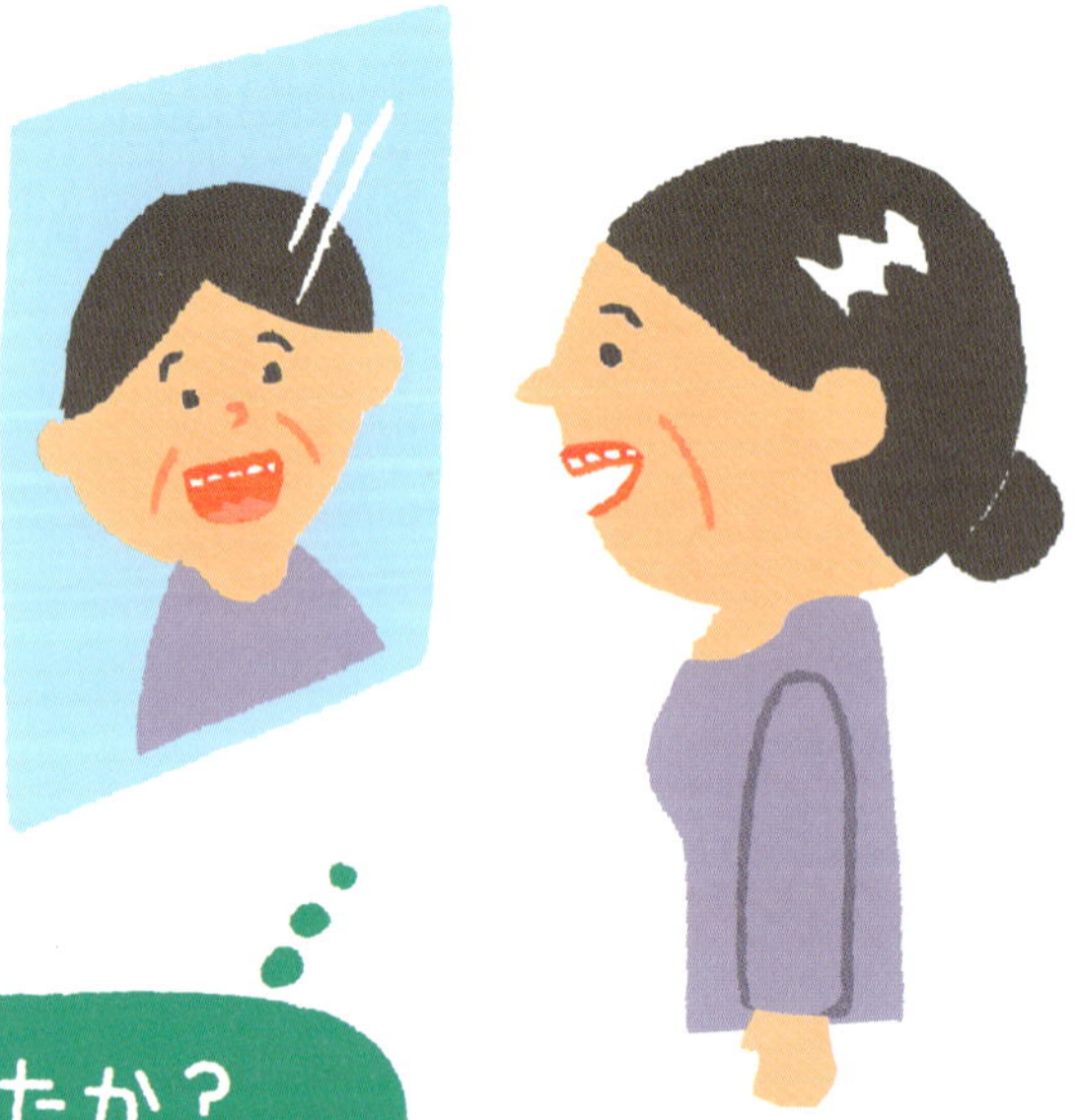

慣れましたか？

いいえ ←

慣れなかったかたは、
次のことをしてみましょう。

はい ↓

慣れたかたは、
次のステップ
②水を飲んでみましょう
に進みましょう。

慣れなかったかたへ

声を出して新聞を読んでみましょう

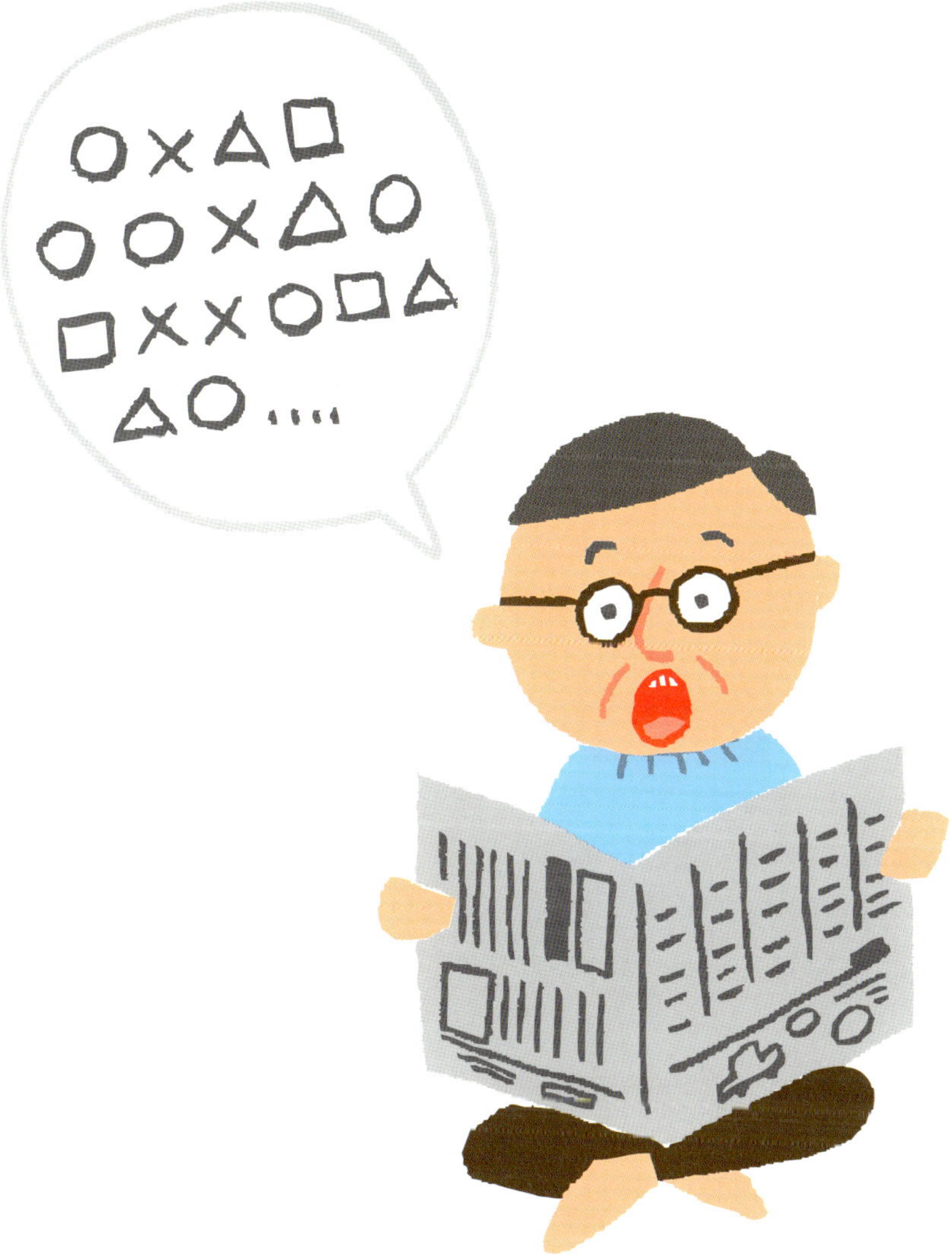

ゆっくり慣れていけばいいのです。違和感については、歯医者さんで調整してもらいましたか。

新聞を声を出して読んでみてください。はっきり読めますか。アナウンサーの気分になれますか。**新聞を声を出して読むことを続けると、滑舌よく話せるようになり、そうなると、だいぶ新しい入れ歯になじんでいることになります。**

声を出して新聞を読むことは、ぼけ防止にも効果的で、一石二鳥の方法です。慣れたら、次のステップに進みましょう。

初めての入れ歯トレーニング

ステップ 2

水を飲んでみましょう

水や冷たいお茶を飲んでみましょう。極まれにですが、熱い飲み物だと上あごをやけどすることがあるので、熱いものは避けましょう。

1回に口に入れる分量は、大さじ1杯分（15㎖）くらいを目安にしてください。あまり少なくても（1〜3㎖）、多くても（25㎖以上）飲みにくいものです。

総入れ歯を使ってどのように飲めばいいか、慣れるまでゆっくりと感じとってください。

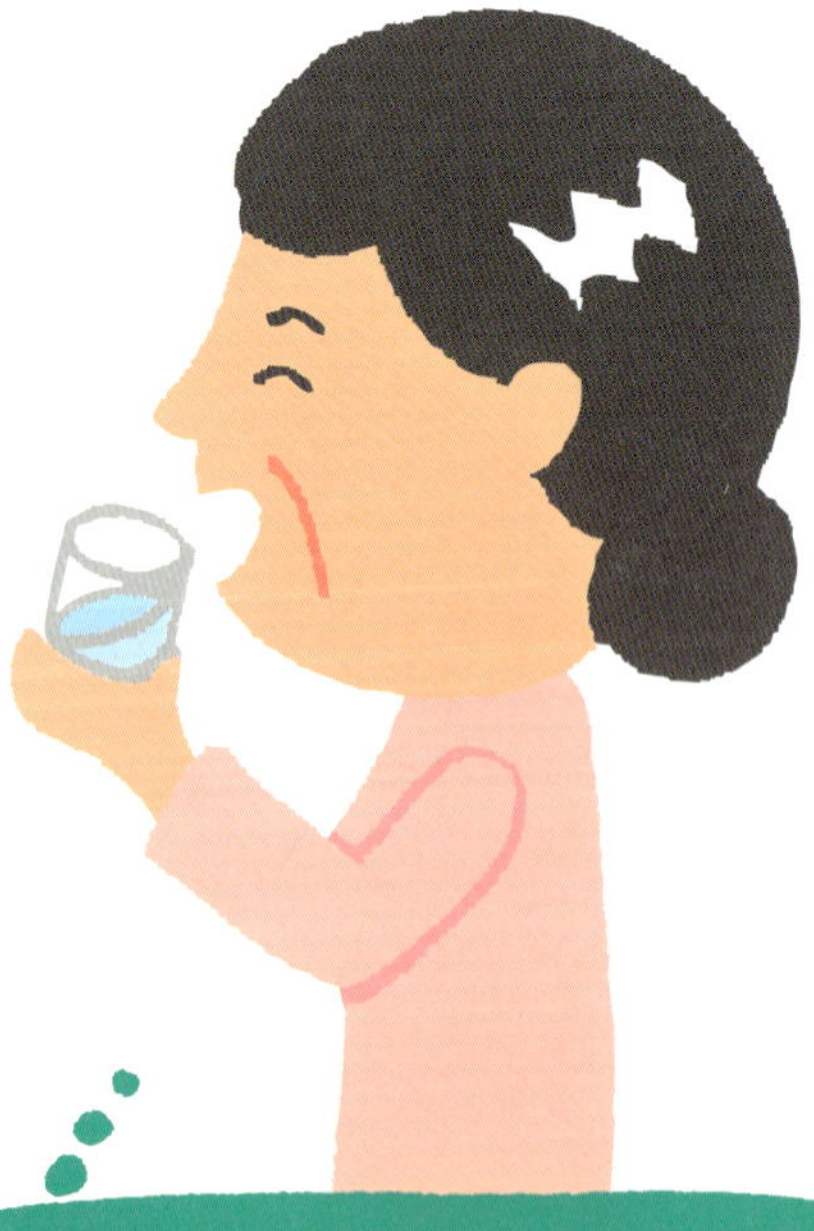

じょうずに飲めましたか？

いいえ

うまく飲めない、むせてしまう、
口角からこぼれてしまう
というかたは、
次のことをしてみましょう。

はい

じょうずに飲めたなら、
次のステップ
③やわらかいものを食べてみましょう
に進みましょう。

うまく飲めなかったかたへ

アイスクリームやヨーグルトで練習しましょう

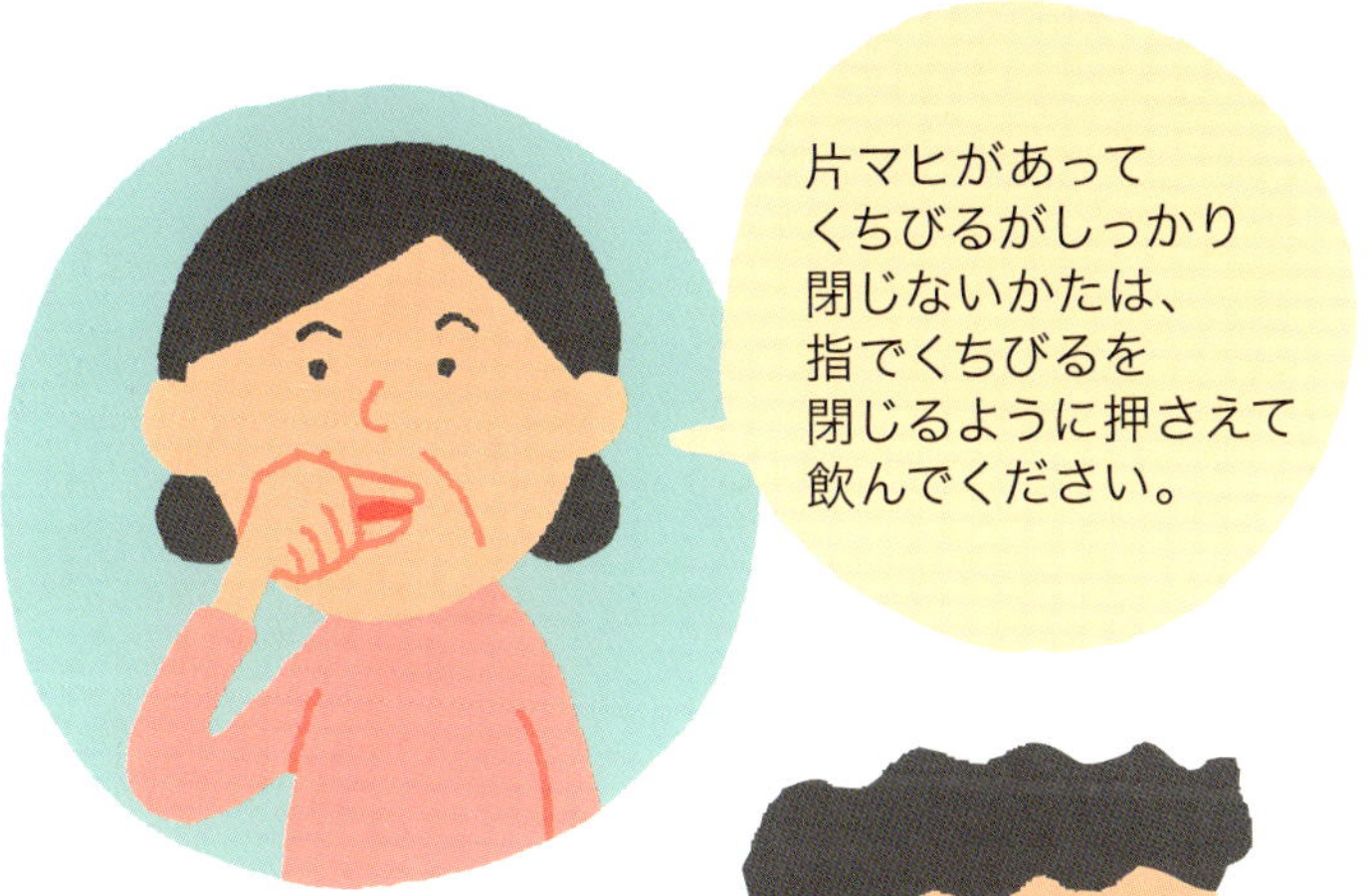
片マヒがあって
くちびるがしっかり
閉じないかたは、
指でくちびるを
閉じるように押さえて
飲んでください。

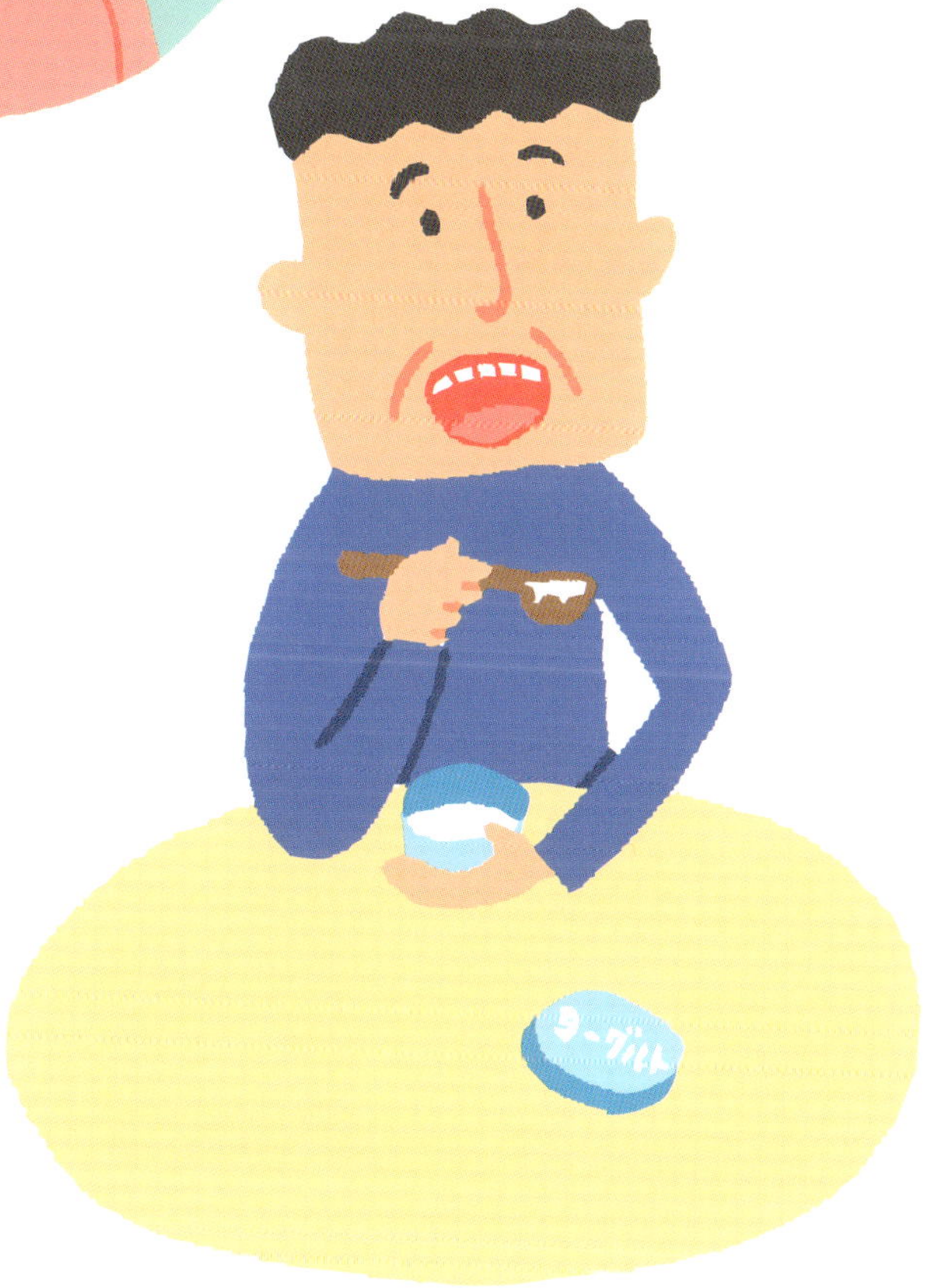

むせやすいかたは、アイスクリームやヨーグルトなど、**冷たくてとろみのあるもので試してみてください。とろみのついたものは、ゆっくりとのどの奥に移動してくれるので、飲み込むタイミングをつかみやすいからです。**

食事の前に甘いものを食べるのに抵抗があるというかたは、ポタージュスープやトマトジュースでもよいですね。

脳血管障害などの後遺症で片マヒがあってくちびるがしっかり閉じないかたは、指でくちびるを閉じるように押さえて飲んでください。焦らずゆっくり確実に飲み込めるようになったら、次のステップに進みましょう。

ステップ

3 やわらかいものを食べてみましょう

ごはんや煮込みうどん、フレンチトーストなど**やわらかいものを味わって食べてみましょう。そうやって総入れ歯の使い方、飲み込み方のコツを覚えましょう。**

ごはんはやわらかいものですが、心配なかたは、もっとやわらかいごはんにしてもいいですね。1人分だけ作るのがめんどうなときには、炊飯器でごはんを炊くときに、中央に耐熱のカップなどを置いて多めに水加減した米を入れていっしょに炊きます。もっと手抜きをしたいときには、ごはんを茶わんにとり、水を大さじ1杯くらいふりかけてかき混ぜ、ふんわりラップをかけて電子レンジで1～2分加熱します。加熱が終わったら上下をかき混ぜて、ラップをして数分間蒸らすとよいでしょう。

雑炊やおじや、卵かけごはん、リゾット（西洋雑炊）など目先を変えて作っても楽しめるでしょう。

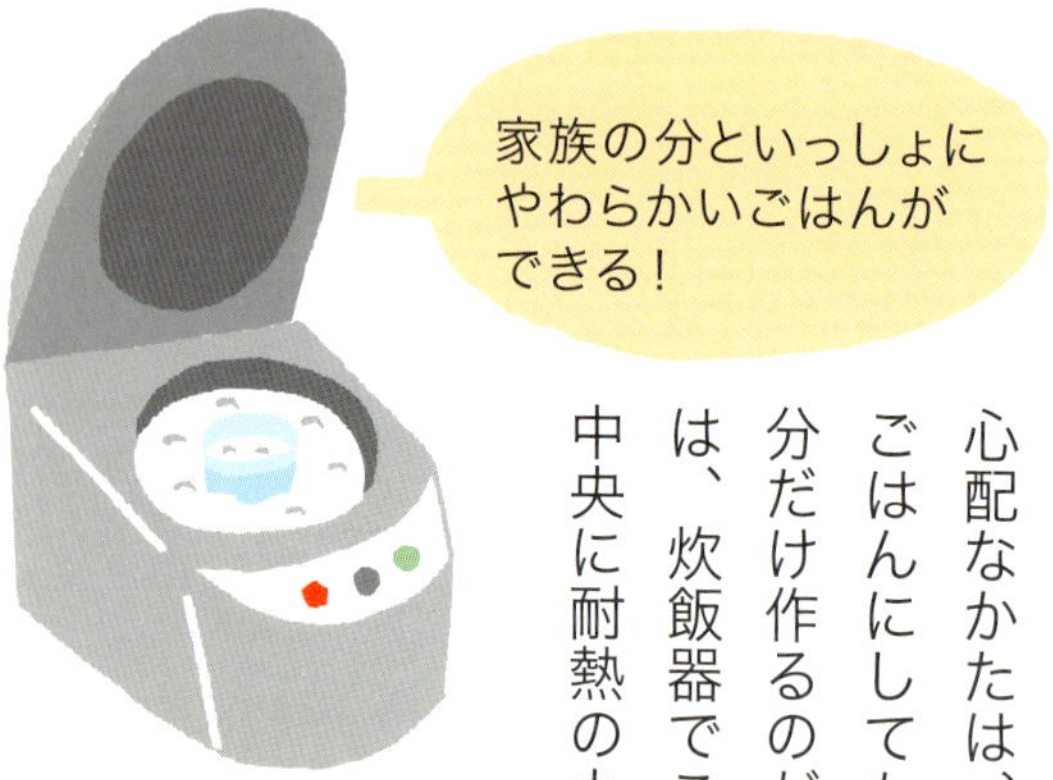
家族の分といっしょに
やわらかいごはんが
できる！

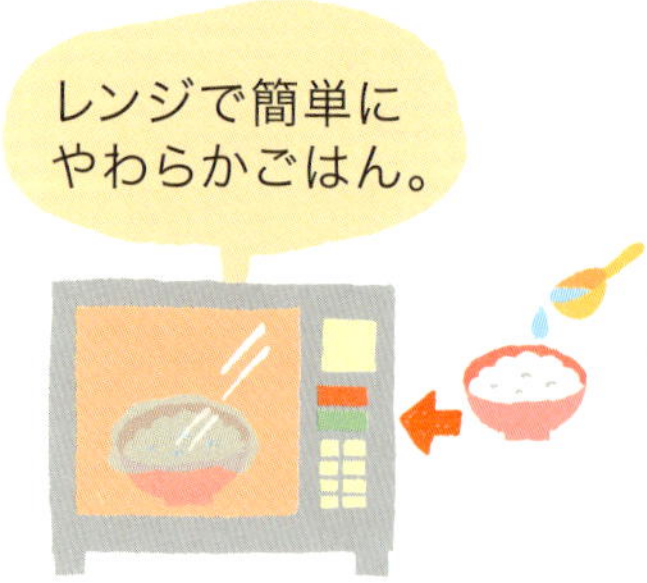
レンジで簡単に
やわらかごはん。

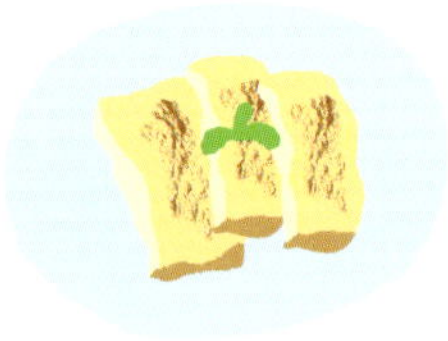

やわらかい食事に慣れましたか？

いいえ

うまく噛めない、
飲み込めないかたは、
次のことをしてみましょう。

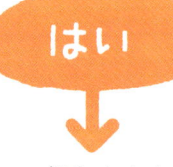

はい

慣れたかたは、
最終ステップ
④徐々にかたいものを食べてみましょう
に進みましょう。

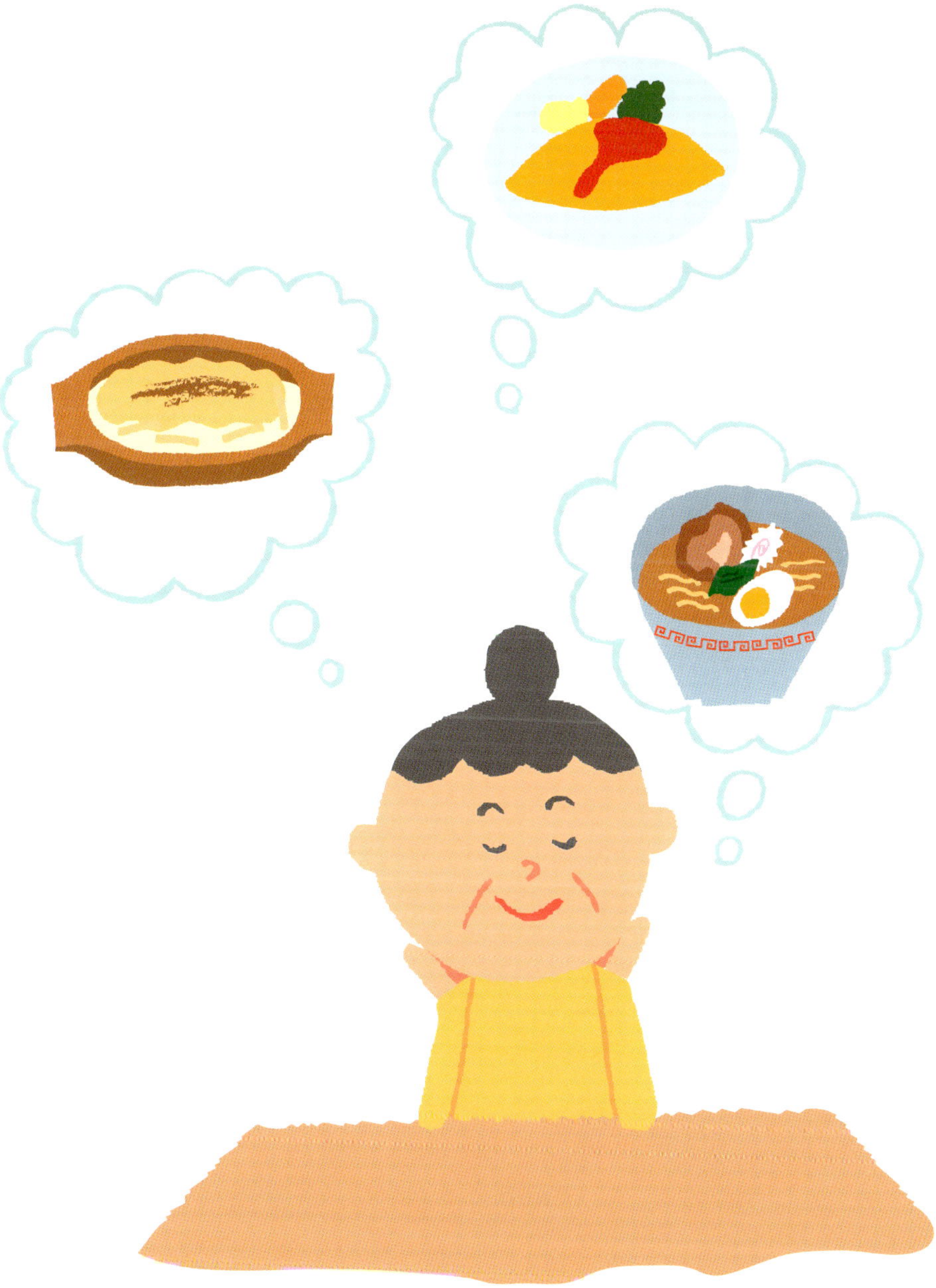

やわらかい食事に慣れないかたへ

好きな料理を食べてみましょう

この段階まで進めば、自分の好きな料理ならいろいろ食べられます。やわらかい料理に自分の好物を組み合わせて食べてみてください。いかがですか。好きなものは少しくらいかたくても食べられるのではありませんか。**好物を食べながら、舌の動かし方、食べ物の噛み切り方などを体に覚えさせましょう。**ゆっくり慣らしていけばいいのです。

それでは、最終ステップ④に進みましょう。

ステップ 4

徐々にかたいものを食べてみましょう

かたい食べ物といっても、いきなりかた焼きせんべいを食べるのはいきすぎです。**適度に噛みごたえのある食べ物に慣れるようにしましょう。**ごはんに焼きザケ、ほうれん草のお浸しなどが食べられるかどうか試してみましょう。ハンバーグはどうでしょう。もしかしてステーキまで食べられるかもしれませんね。

少しずつ食べたかった料理に挑戦してみましょう。イカ刺しだって隠し包丁を入れるだけで食べられるかたもいます。うまく食べられなければ、入れ歯にもっと慣れたころに挑戦し直してください。

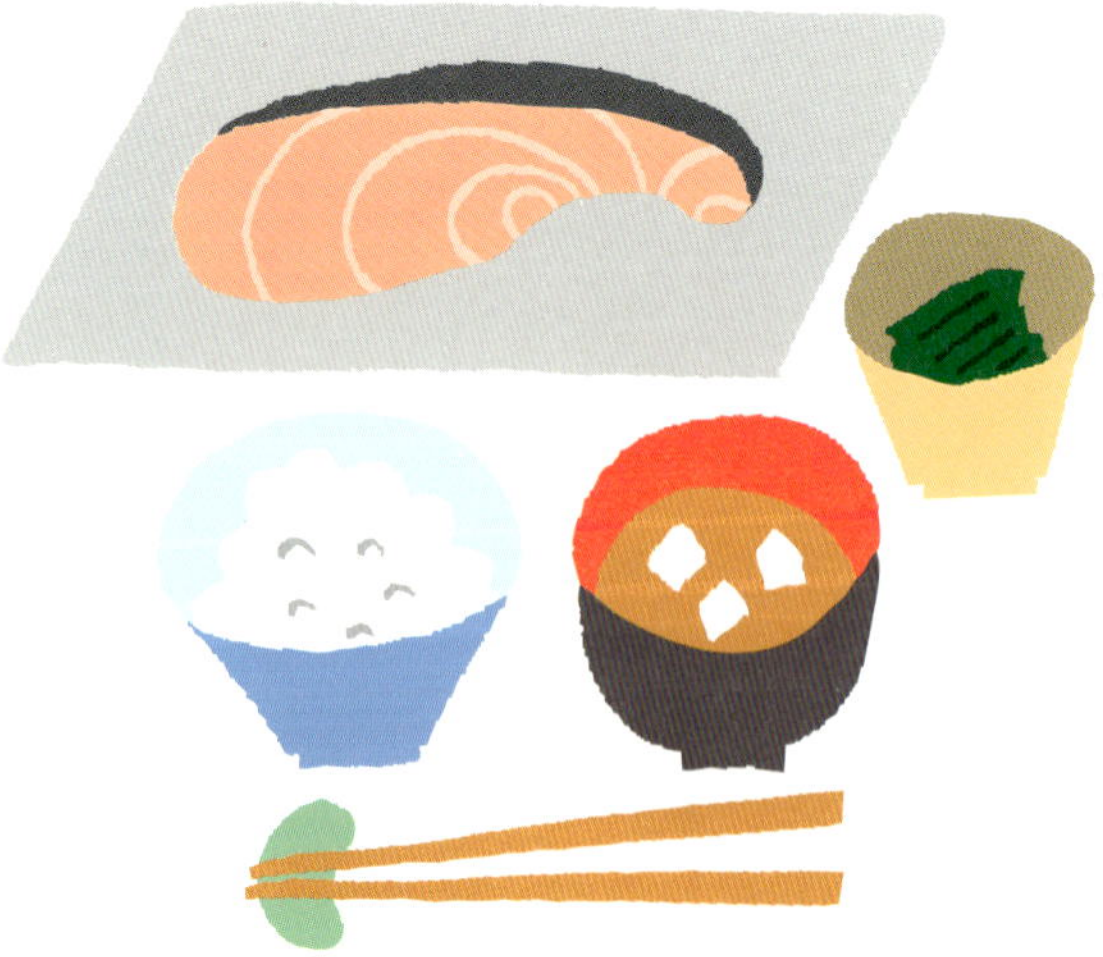

ただし、魚の小骨などは舌でよけにくいので、食べる前に注意してとり除きましょう。

うまく食べられましたか？

いいえ

うまく食べられなかったかたは、
次のことをしてみましょう。

はい

もうだいじょうぶです。これから使っていくうちに、
なにか症状が出てきたときには、
14ページや2章（18ページ）をご覧ください。
定期検診も忘れずに受けるようにしましょう。

かたいものを噛めなかったかたへ

調理をくふうして、焦らず、ゆっくり、よく噛んで食べましょう

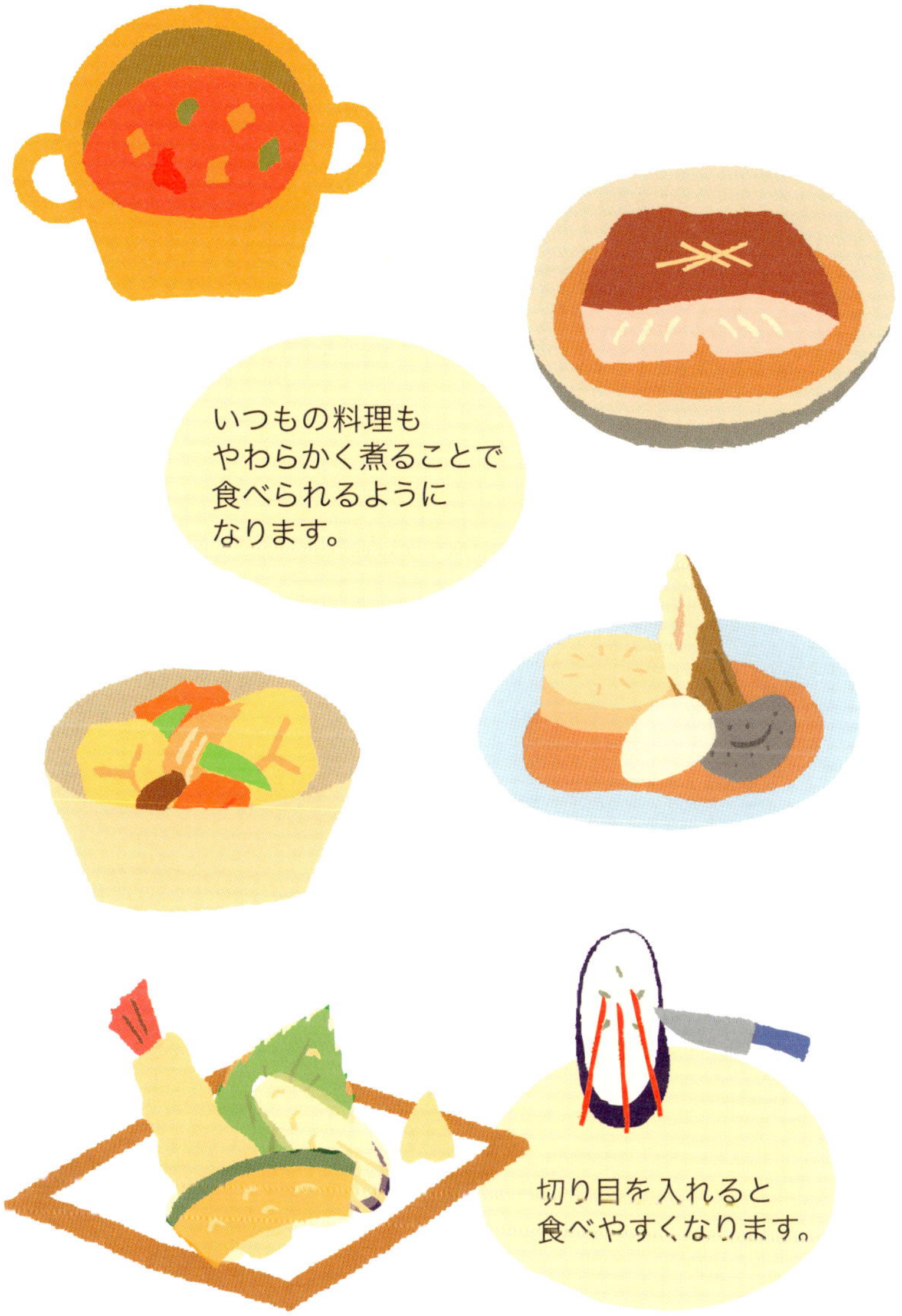
いつもの料理も
やわらかく煮ることで
食べられるように
なります。
切り目を入れると
食べやすくなります。

焦らずゆっくり食べ慣れることが肝心です。**なによりたいせつなことは、「よく噛んで食べる」ことです。**魚や肉、野菜、豆などをやわらかく煮たものが食べられるように練習しましょう。

なるべく栄養バランスがとれるように、主食（ごはんやめんやパン）と主菜（肉か魚のおかず）、副菜（野菜のおかず）、汁物（海藻や豆の入ったもの）などを組み合わせてとるとよいでしょう。

慣れてきたら、家族と同じ料理を食べてみましょう。食べにくいときは、調理のくふうをすることで、食べやすくなります。４章の料理集（76ページ）で紹介していますので、お試しください。

こんな症状が出たら

入れ歯を使っているうちに、痛くなってきたり、不ぐあいが出てきたりすることがあります。よくある症状をあげてみました。どのように対処したらよいかは、2章のQ&Aで紹介していますので、参考にしてみてください。

噛み切れなくなった

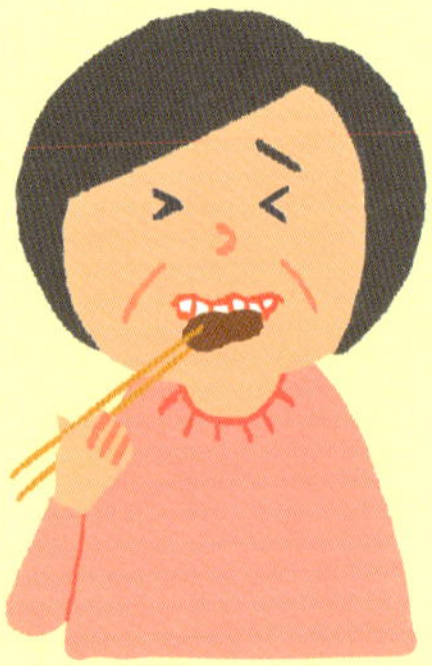

入れ歯は長く使っていくうちに、噛み合わせの部分がすり減って平らになってしまうので、レタスや青菜などが噛み切りにくくなります。

↓2章　Q17（52ページ）参照

粒状の食べ物がはさまるようになった

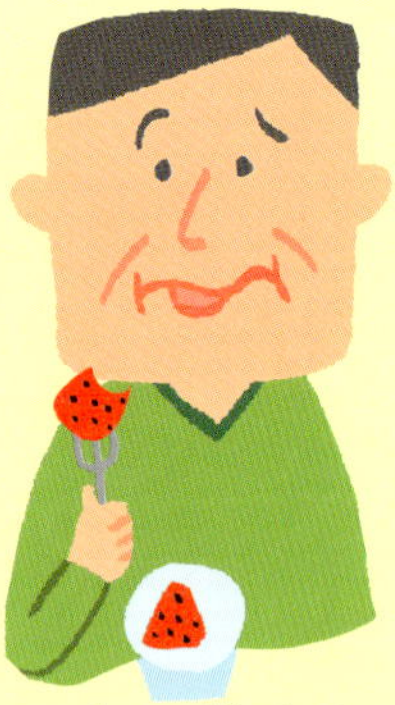

いちごやキウイの種、噛んでかけらになった落花生やフライの揚げたパン粉などが入れ歯と歯ぐきの間にはさまって、飛び上がるほど痛い思いをすることがあります。

↓2章　Q15（48ページ）参照

はずれやすくなった

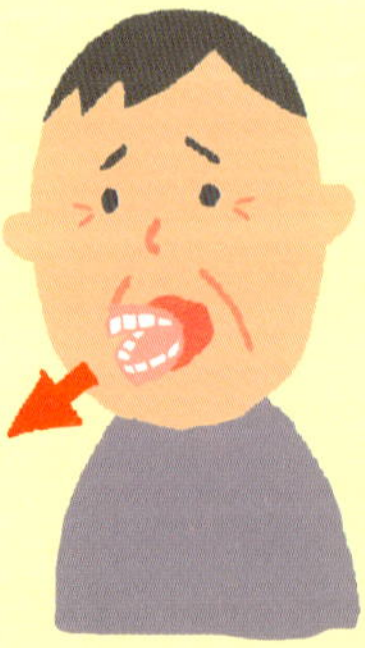

歯ぐきやあごの骨は、だんだんとやせていきます。そのため、入れ歯が合わなくなり、はずれやすくなります。

↓2章　Q4（26ページ）、Q16（50ページ）、Q17（52ページ）参照

噛むときに痛むようになった

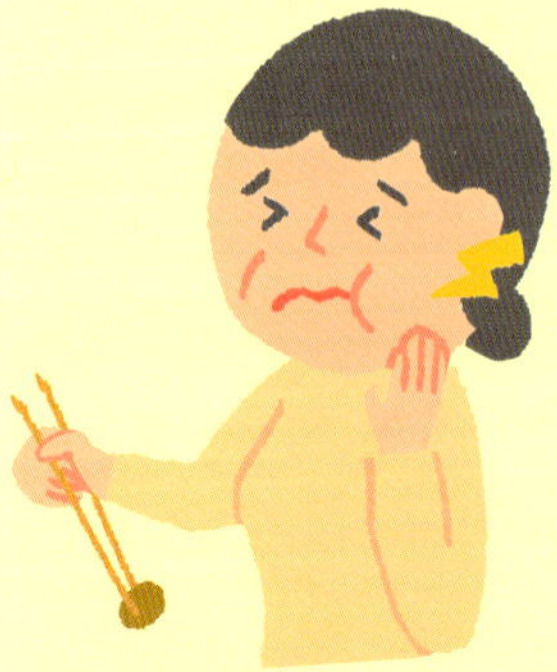

歯ぐきやあごの骨がやせていくことなどで、入れ歯が合わなくなってくるのが原因です。

↓2章　Q16（50ページ）、Q17（52ページ）、Q18（54ページ）参照

定期的に歯科検診を受けましょう

自分では問題がないと思っていても、入れ歯がすり減っていたり、口の中に傷ができていたりすることがあります。歯医者さんで定期的にチェックと調整をしてもらうと、入れ歯を快適に使い続けることができます。

すり減って噛み切りにくい入れ歯をそのまま使っていると、肩こりや偏頭痛など、体のあちこちにトラブルが起きてくることもあります。入れ歯のせいだとはなかなか気づかず、つらい思いをしているかたも多いものです。

入れ歯に慣れているからと過信せず、定期的に検診を受けるようにしましょう。入れ歯を長もちさせることにもつながります。

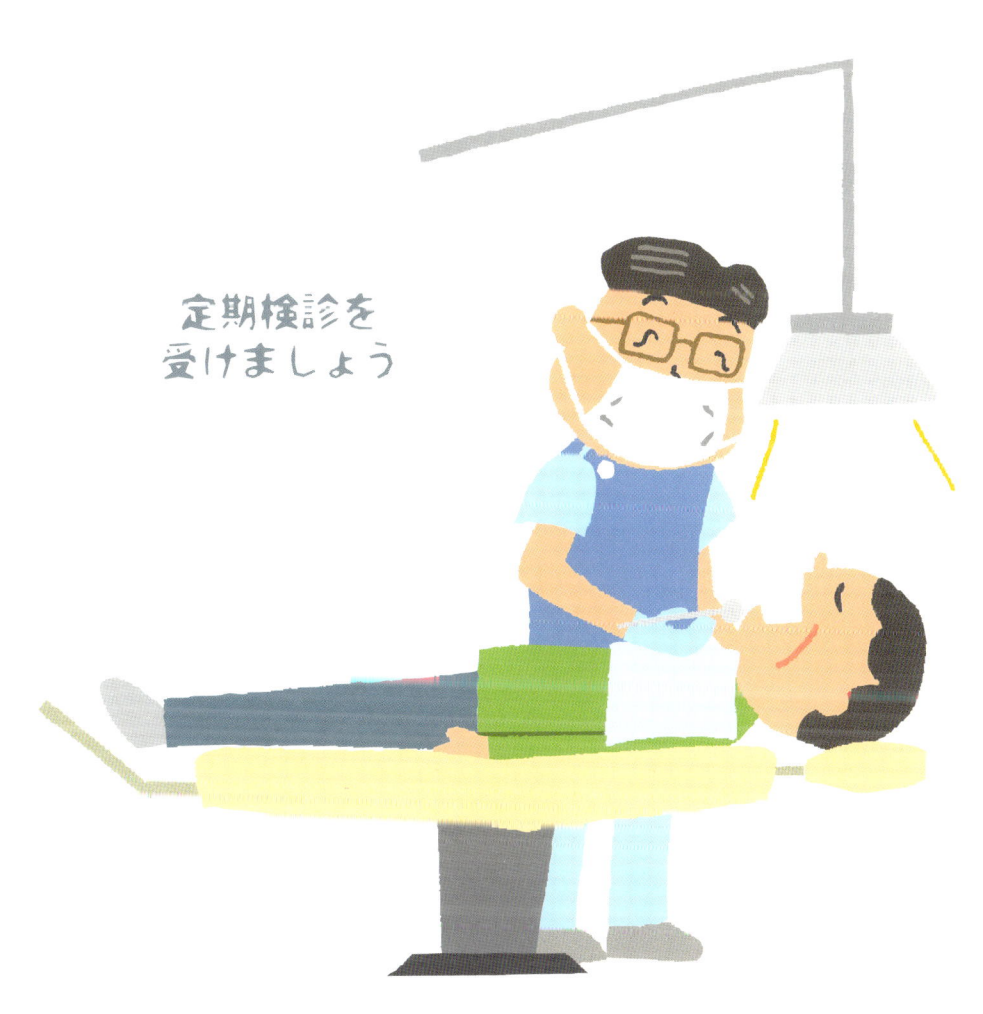

慣れるまでは気長に

入れ歯に慣れるまでの期間は個人差が大きいものです。焦らず、ゆっくり気長に進めていきましょう。

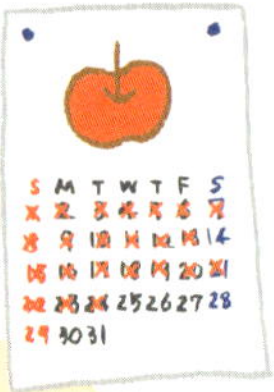

1 鏡の前でお話ししてみましょう

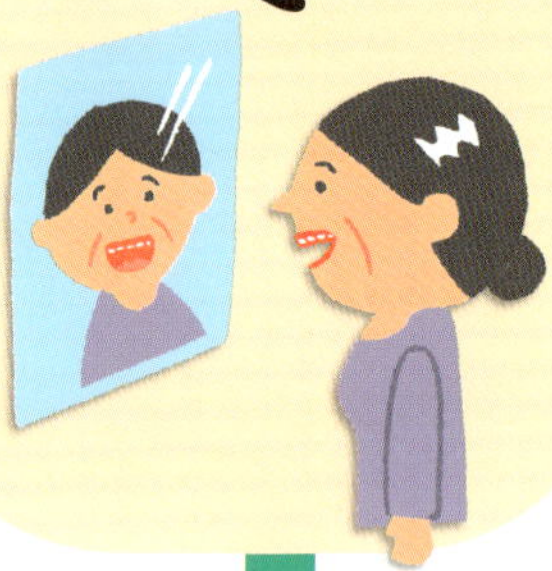

慣れないときは

声を出して新聞を読んでみましょう

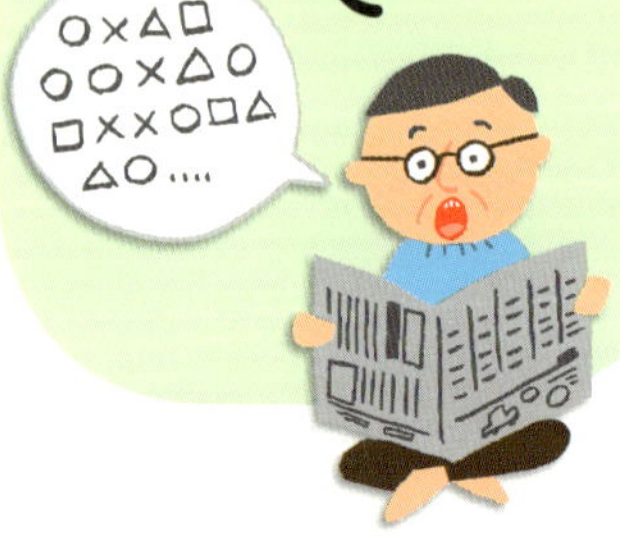

2 水を飲んでみましょう

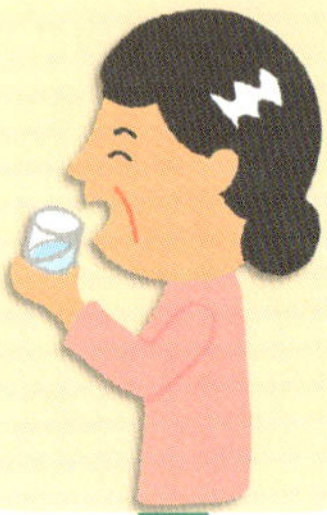

うまく飲めないときは

アイスクリームやヨーグルトで練習しましょう

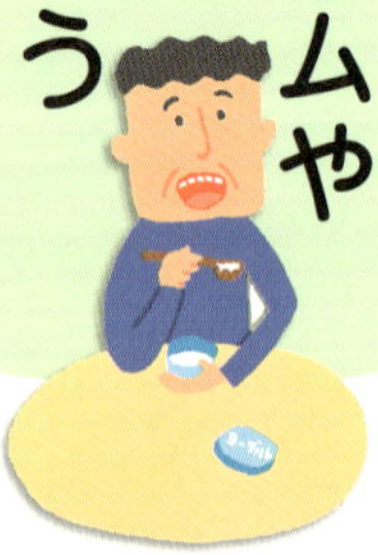

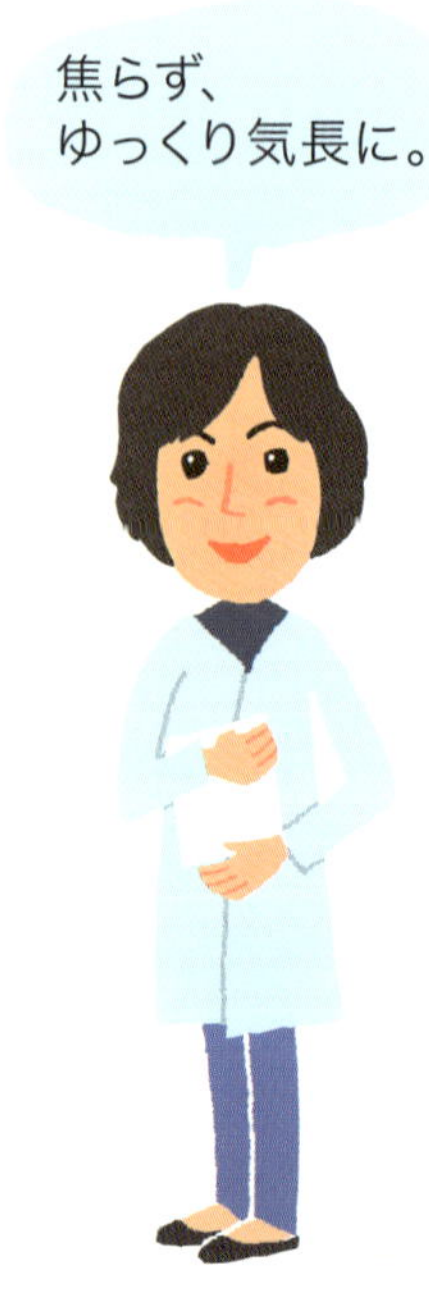

3
やわらかいものを食べてみましょう

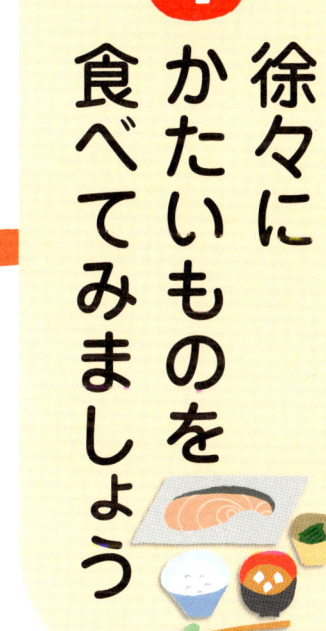

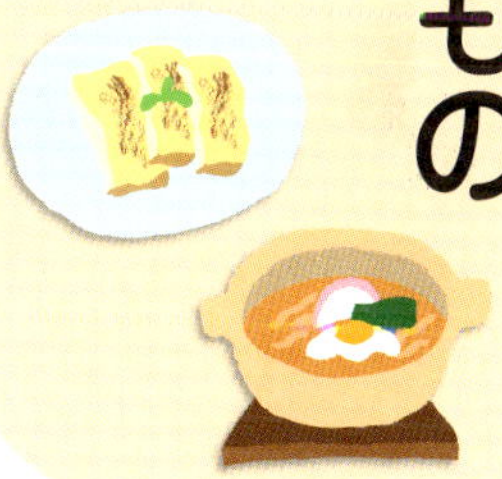

慣れないときは

好きな料理を食べてみましょう

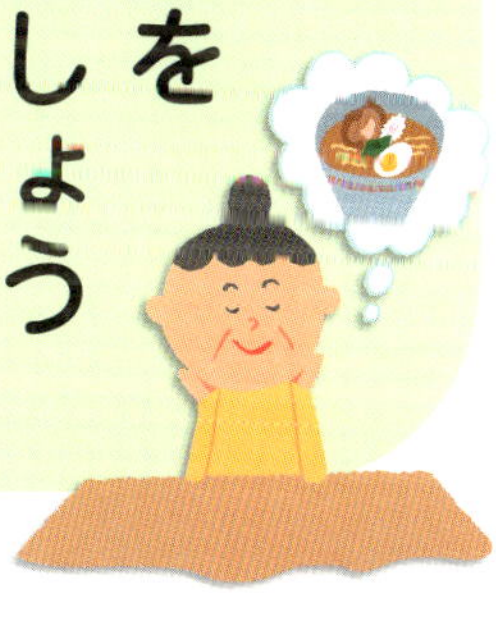

4
徐々にかたいものを食べてみましょう

噛めないときは

調理をくふうして、焦らず、ゆっくり、よく噛んで食べましょう

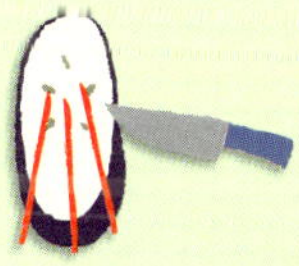

定期的に歯科検診を受けましょう

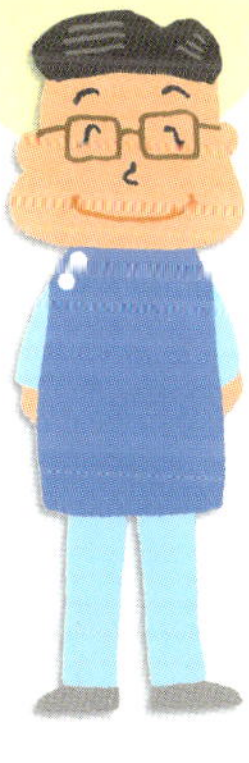

第2章

歯医者さんに聞けない 入れ歯のQ&A

山田晴子

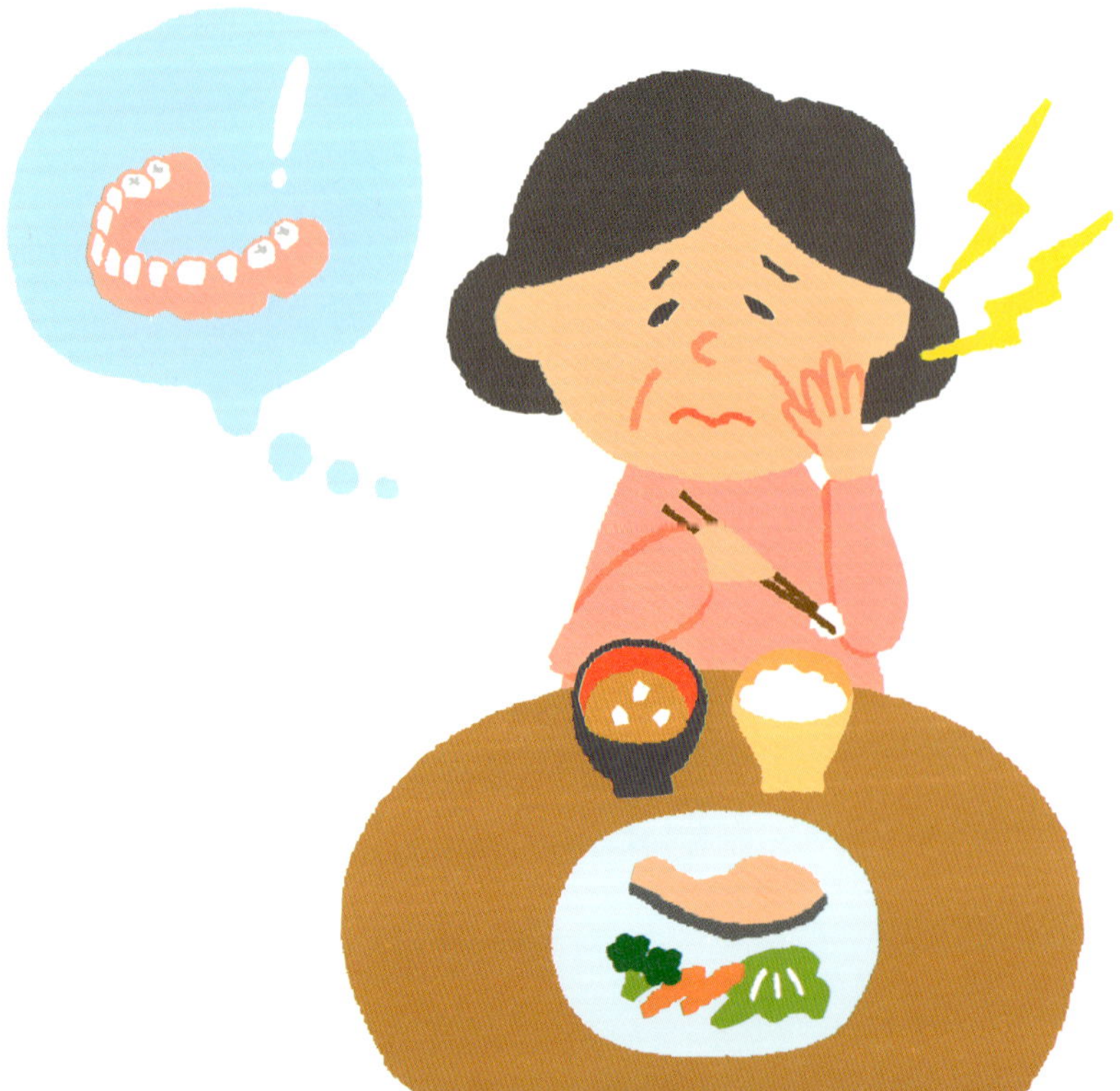

入れ歯を**入れたばかり**のかたに

初めて入れ歯を入れてどんな感じでしょう。慣れるまでは痛かったり、思ったように食べられなかったりしていませんか。おいしく食べられなくてがっかりすることもあることでしょう。入れ歯初心者のかたからよく寄せられる相談にお答えします。

Q1〜Q10

これから入れ歯を入れるかたに

とうとう入れ歯を入れることになってしまったと、ショックを受けているかたも多いでしょう。そんなかたの不安にお答えします。

Q11〜Q14

長年入れ歯を使っているかたに

入れ歯に慣れたかたでも、少しずつ不ぐあいが出てくることがあります。たとえば、加齢や病気のためにあごの形が変わってくると、入れ歯が合わなくなってきます。快適に使うためのヒントをご紹介します。

Q15〜Q20

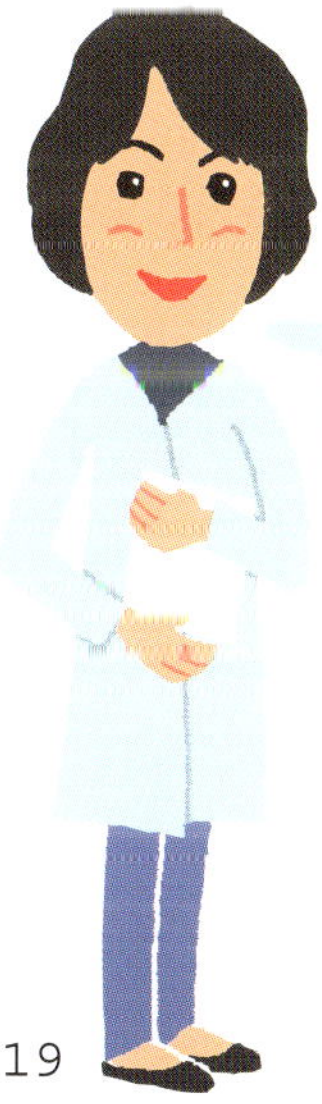

歯科で栄養相談を
行なっていると、
歯医者さんには
なかなか相談できない
入れ歯の疑問や不安を
お聞きすることが
あります。
あなたのお悩みは
なんでしょうか。

入れ歯を入れたばかりのかたに

Q1

入れ歯を入れたときは
ぴったり合っていると
思ったのに、
家で食べようとすると
カタカタ音がします。
入れ歯が合っていない
のでしょうか。

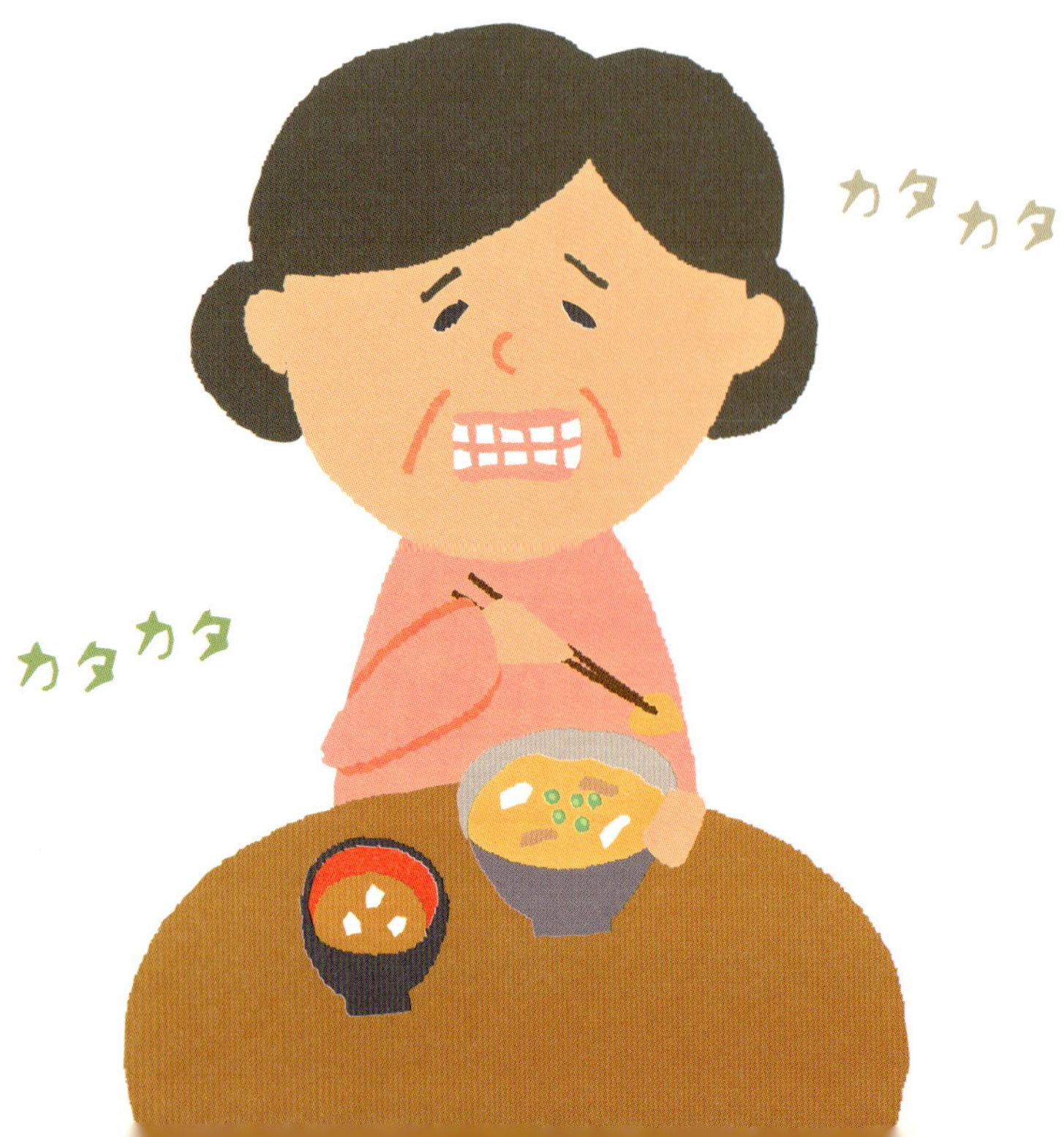

A

正面を向いて食べましょう。

　姿勢よく食べていますか。うつむいて食べていると、入れ歯が浮き上がって歯ぐきと入れ歯が密着しにくくなります。この状態で噛むとカタカタ音がすることがあります。歯医者さんで新しい入れ歯を入れたとき、最後に「正面を向いて歯をカチカチ」と噛み合わせた、あのときの姿勢が入れ歯がぴったり合う姿勢です。

　口に食べ物を入れたら、顔を上げていっしょに食べる人の顔を見ながら噛んでみてください。ひとり暮らしのかたなら、顔を上げてテレビを見るとよいでしょう。ただし、テレビに見とれて飲み込みがおろそかにならないように注意しながら食べてください。その姿勢で食べてもやっぱりカタカタするときは、歯医者さんに相談しましょう。

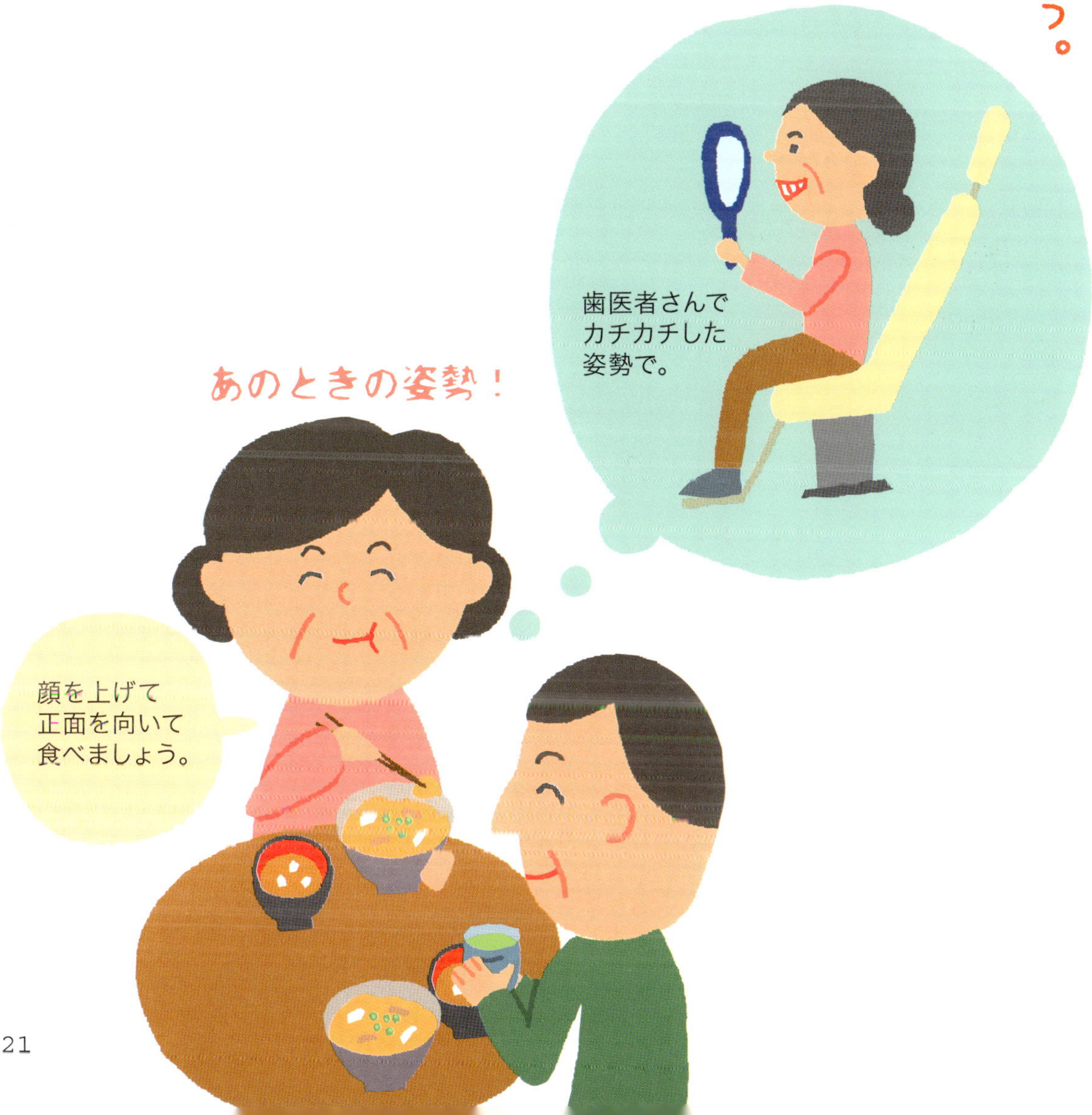
歯医者さんで
カチカチした
姿勢で。
あのときの姿勢！
顔を上げて
正面を向いて
食べましょう。

Q2

入れ歯を入れたときは
痛くなかったのに、
家で食事をしたら
痛みを感じました。
そのうち慣れますか。

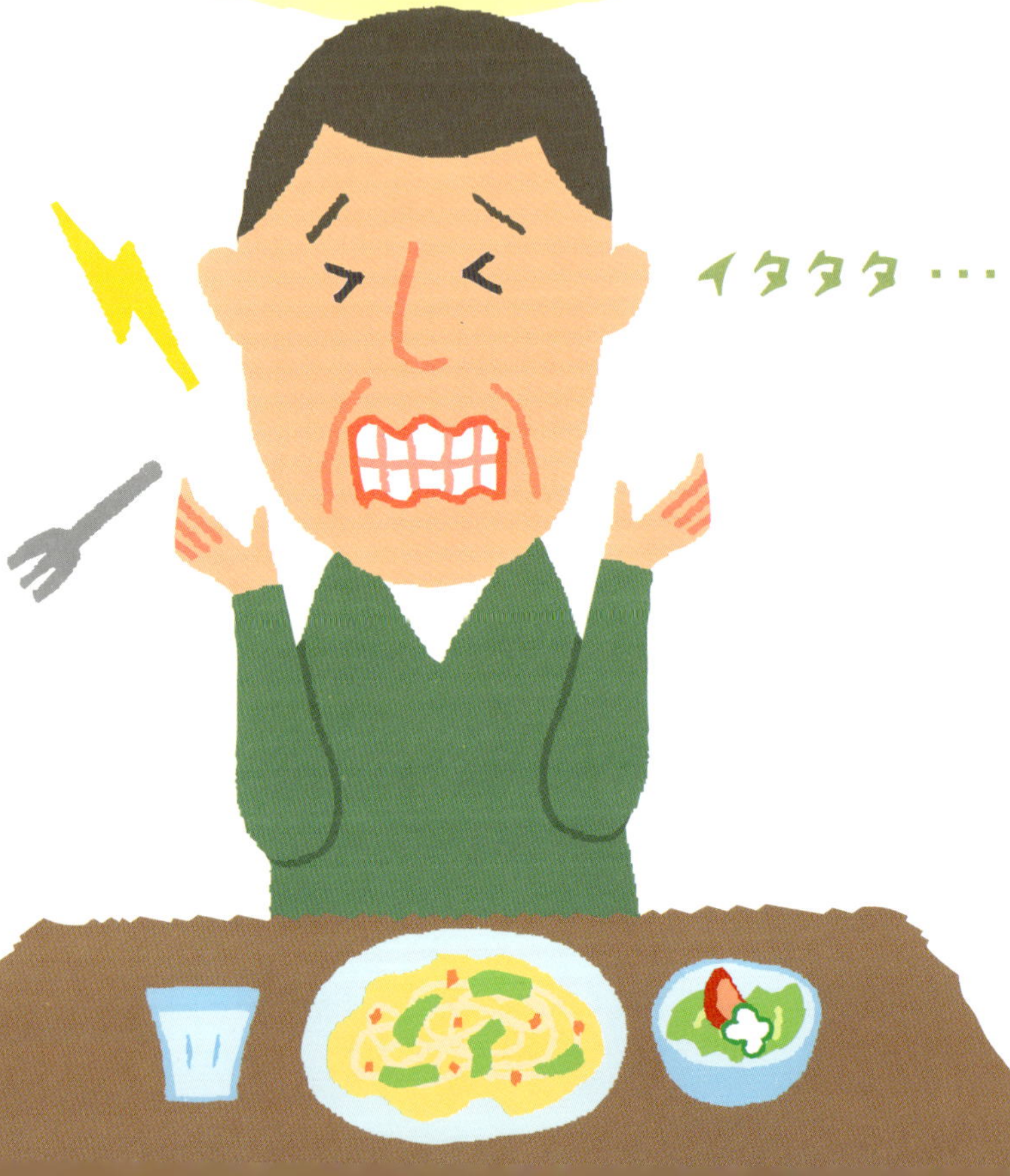

A

歯医者さんで調整してもらいましょう。

実際に食べてみると痛みを感じることはよくあります。食べるときにはそうとうな力がかかるからです。

また、抜歯してすぐに入れ歯を入れることがありますが、抜歯のときの麻酔がまだ効いているときには痛みを感じなくても、麻酔がさめると痛みを感じることがあります。しばらくすると、通常は抜歯の痛みが消えて痛まなくなります。しかし、抜歯によってゆっくりとあごの骨の形が変わり、入れ歯が当たって痛くなることがあります。

痛みがあるときには、がまんしないで早めに歯医者さんで調整してもらうことがたいせつです。調整をくり返して、ぴったりと合った入れ歯になっていくのです。

痛みがつらいときは、歯医者さんに行くまでの間、入れ歯をはずしておいてもかまいません。はずした入れ歯は、乾燥を防ぐために水を入れた容器の中に入れておきましょう。

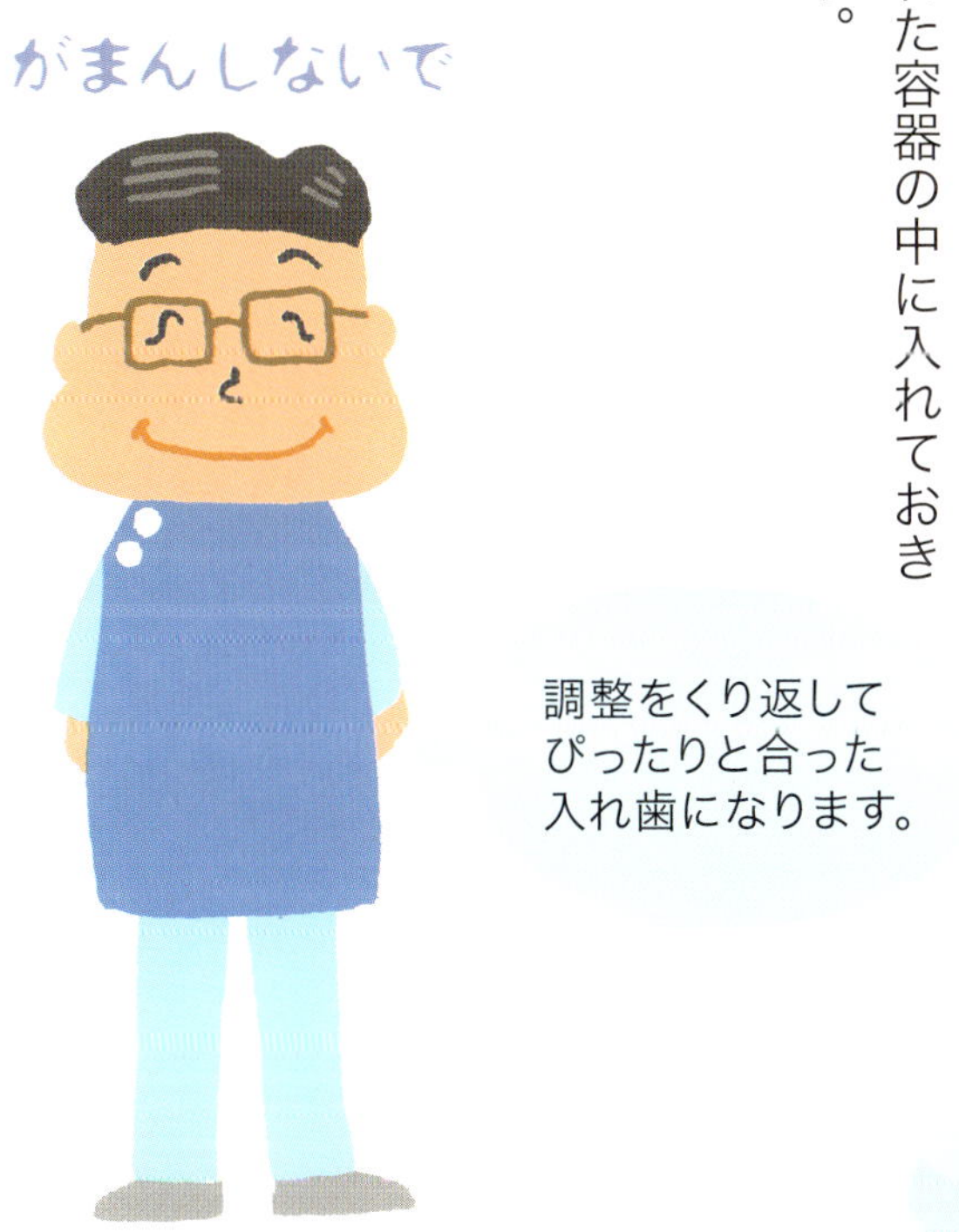
がまんしないで
調整をくり返して
ぴったりと合った
入れ歯になります。

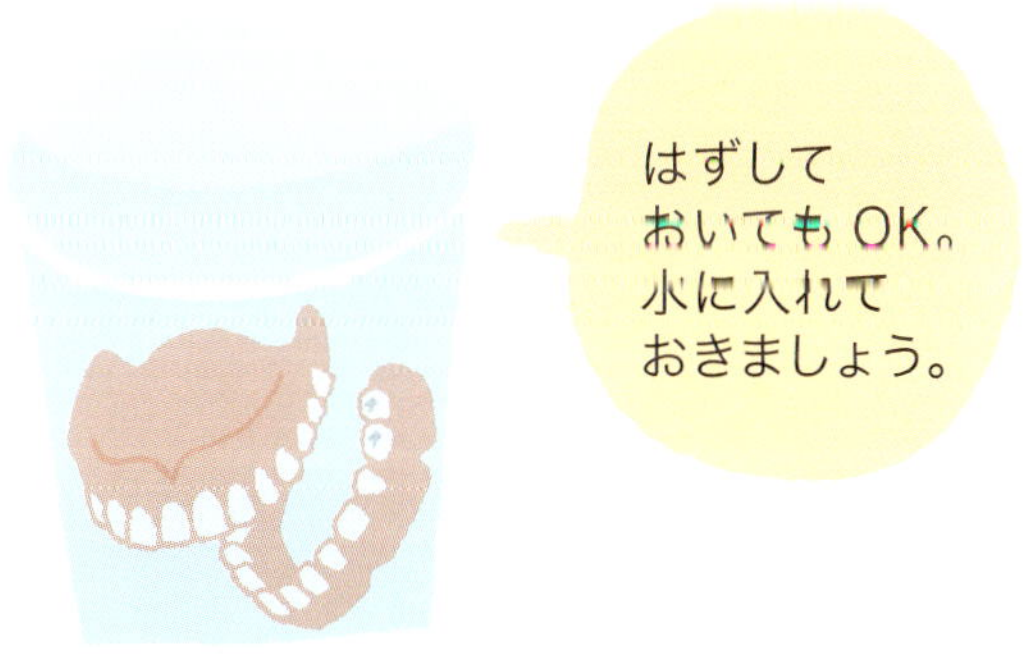
はずして
おいても OK。
水に入れて
おきましょう。

Q3

入れ歯を入れて1週間たっても痛みがあります。慣れるまでがまんしたほうがいいですか。

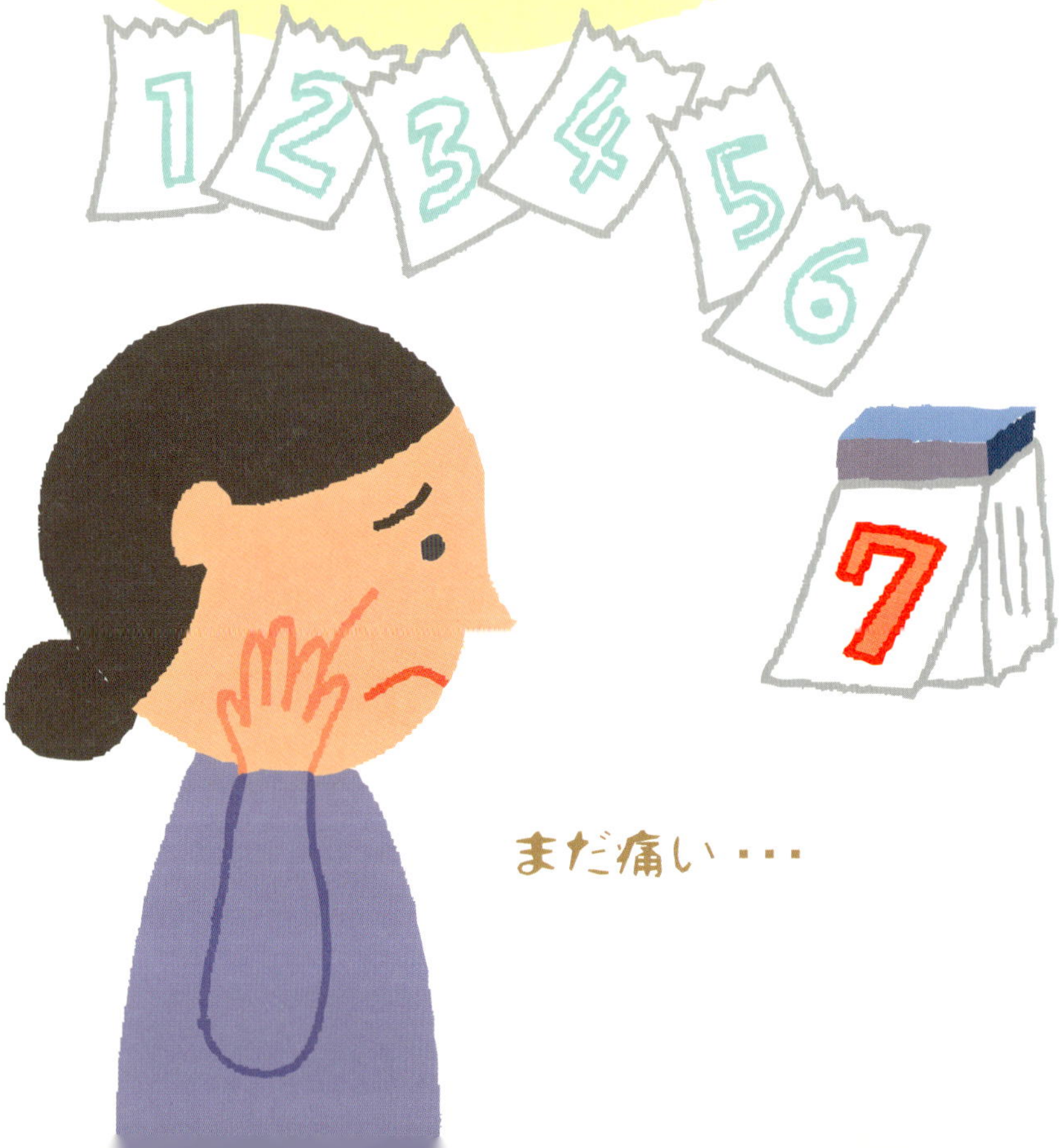

A

がまんは禁物です。

痛みをがまんして使い続けていると、入れ歯がこすれてできる口内炎の原因になってしまいます。がまんは禁物。すぐに歯医者さんに入れ歯を調整してもらいましょう。たびたび調整に行くのは歯医者さんに申しわけないと遠慮されるかたもいますが、がまんしすぎると傷はどんどん広がり、調整はたいへんになります。

痛むからとやわらかい食事ばかりにして、あまり噛まないでいると、好きな食べ物が食べられなくなってしまいます。また噛むことがおっくうになって食欲がなくなることもありますので、早めに調整することをおすすめします。

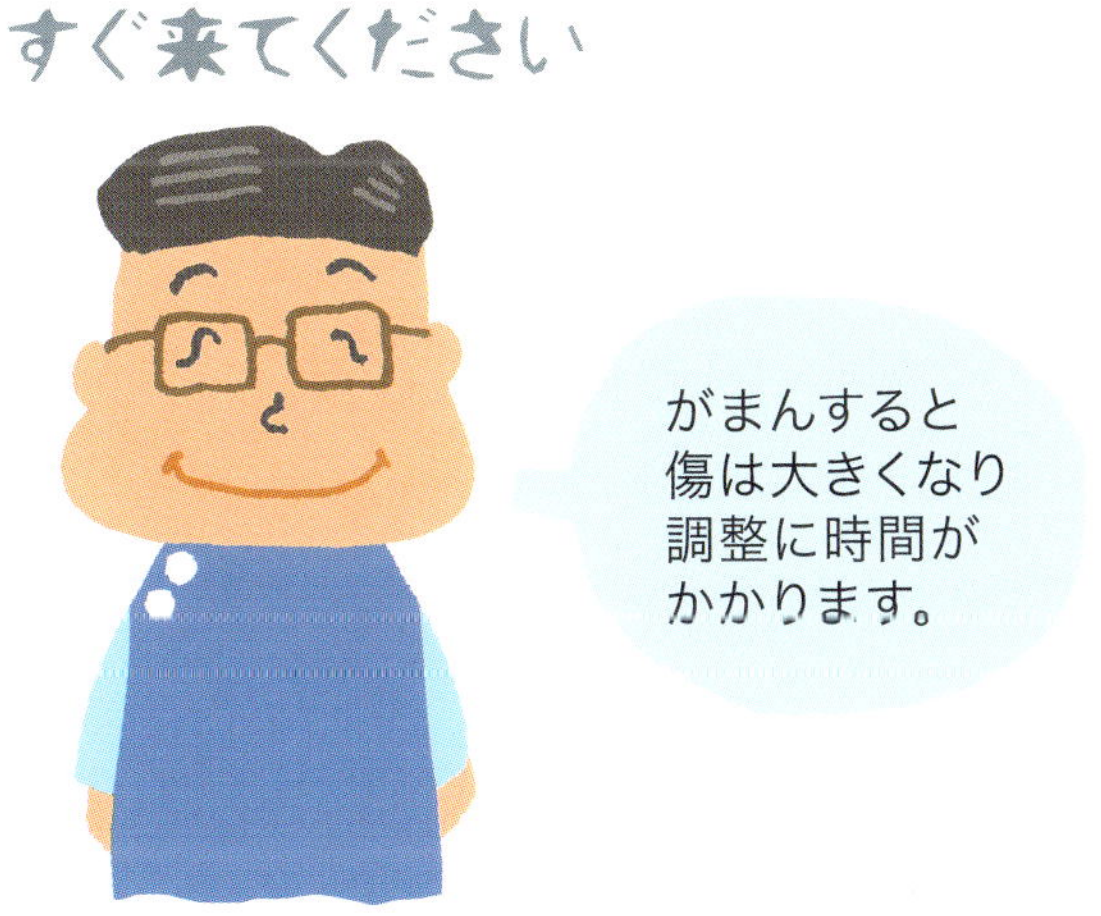
すぐ来てください
がまんすると傷は大きくなり調整に時間がかかります。

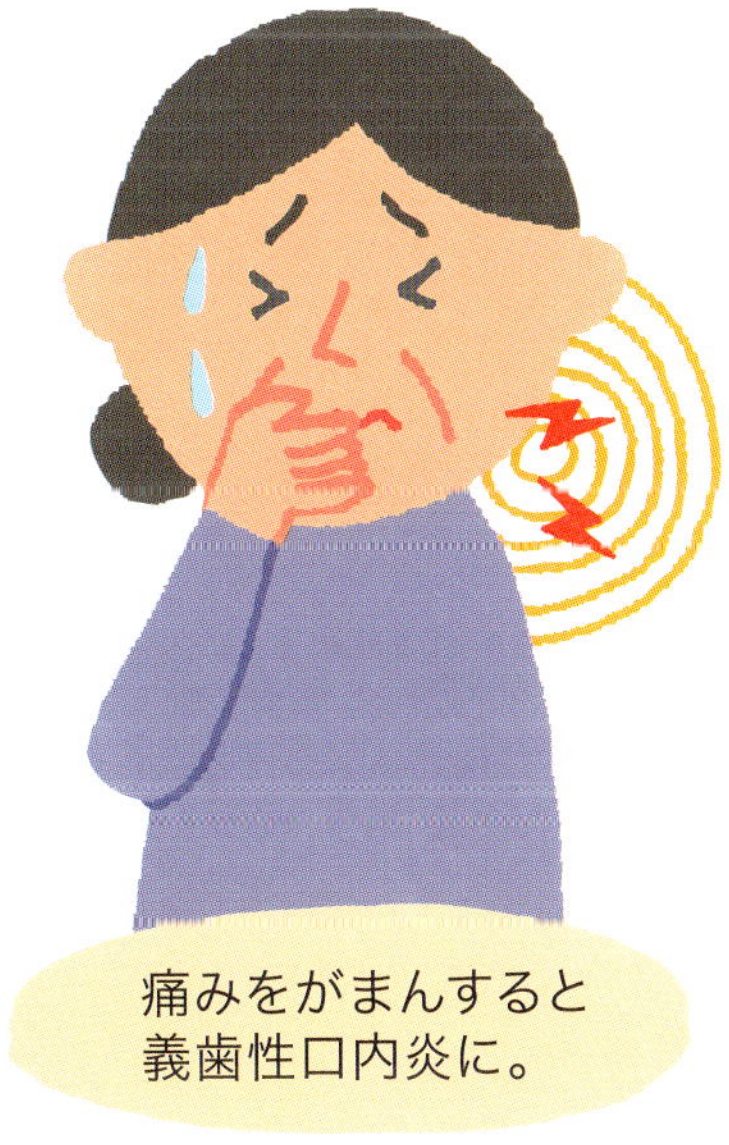
痛みをがまんすると義歯性口内炎に。

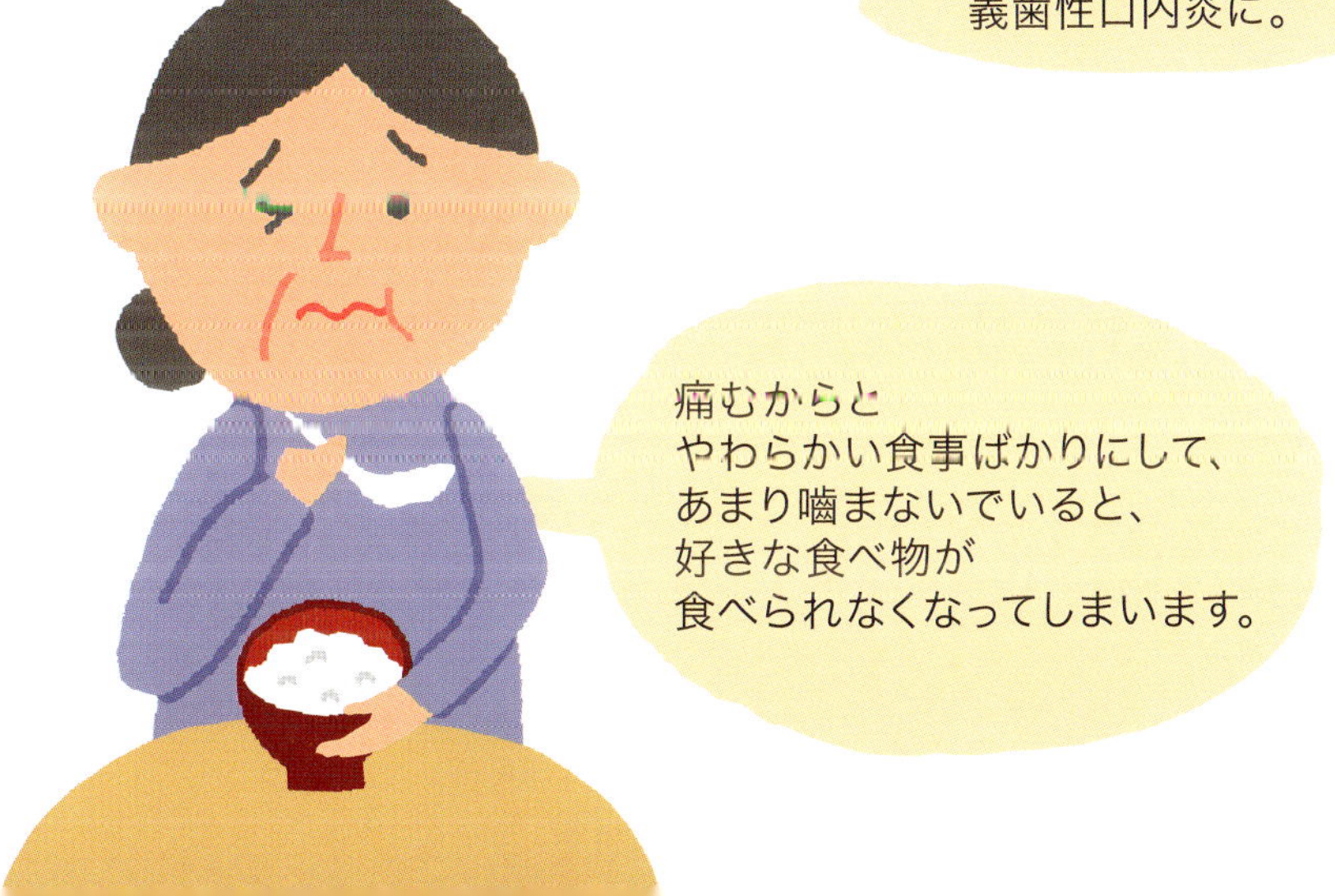
痛むからとやわらかい食事ばかりにして、あまり噛まないでいると、好きな食べ物が食べられなくなってしまいます。

Q4

大きく口をあけて
食べると入れ歯が
はずれてしまいます。
はずれないような
よい方法はありませんか。

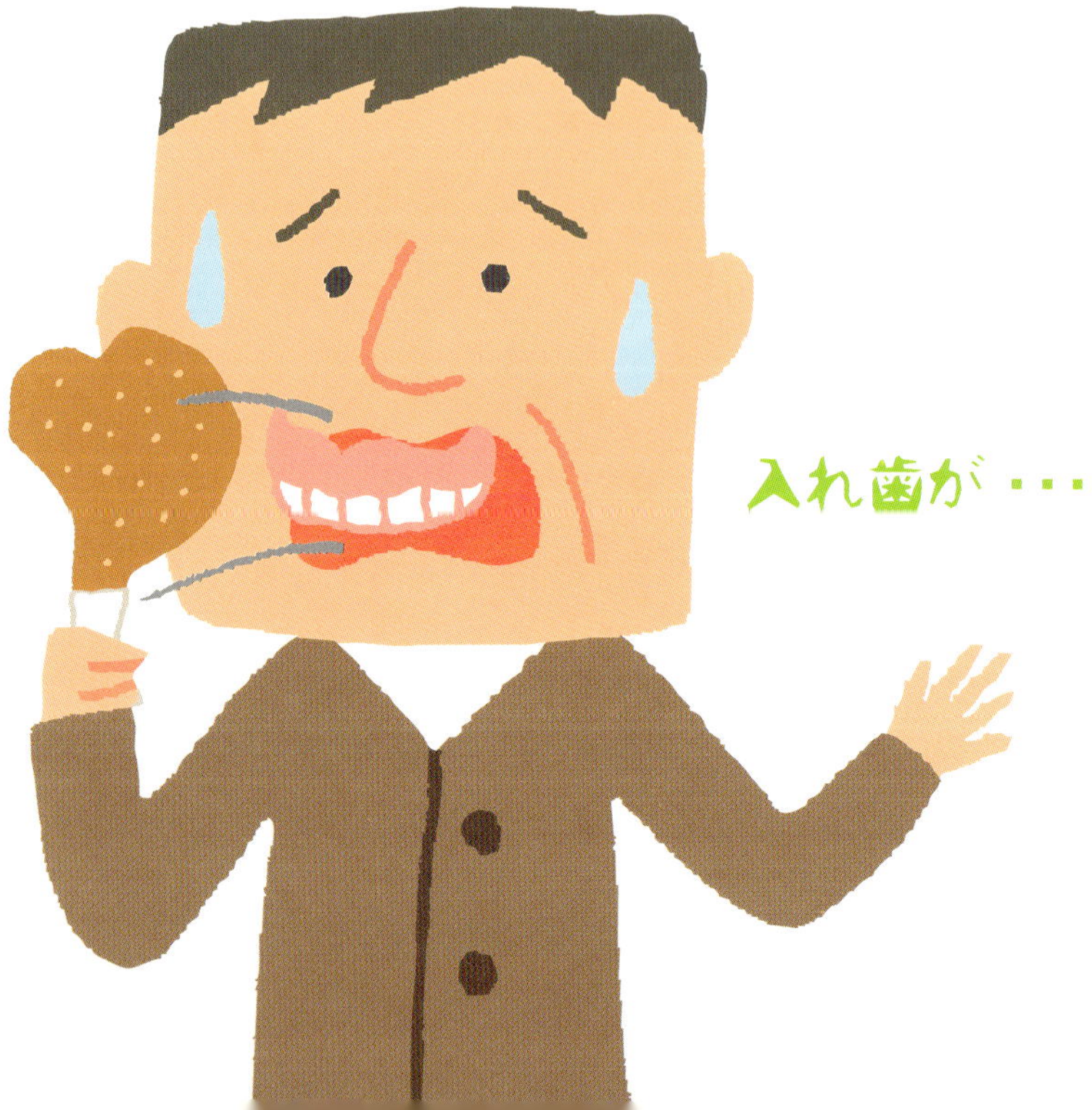

A

犬歯（糸切り歯）より奥の歯で噛みましょう。

入れ歯は、はめたりはずしたりができるような構造になっています。そのため、大きく口をあいて前歯でものを噛むと、上の入れ歯は落ち、下の入れ歯は浮き上がってくることがあります。入れ歯を長く使って慣れてくると、噛むたびに上の入れ歯を舌の奥でおさえ、下の入れ歯を舌の先でおさえることができるようになります。初めのうちは、上品に口をあけて、犬歯より奥の歯で噛むようにしてください。きっと入れ歯がはずれずに食べられるでしょう。それでもはずれるときは、歯医者さんに相談してみてください。

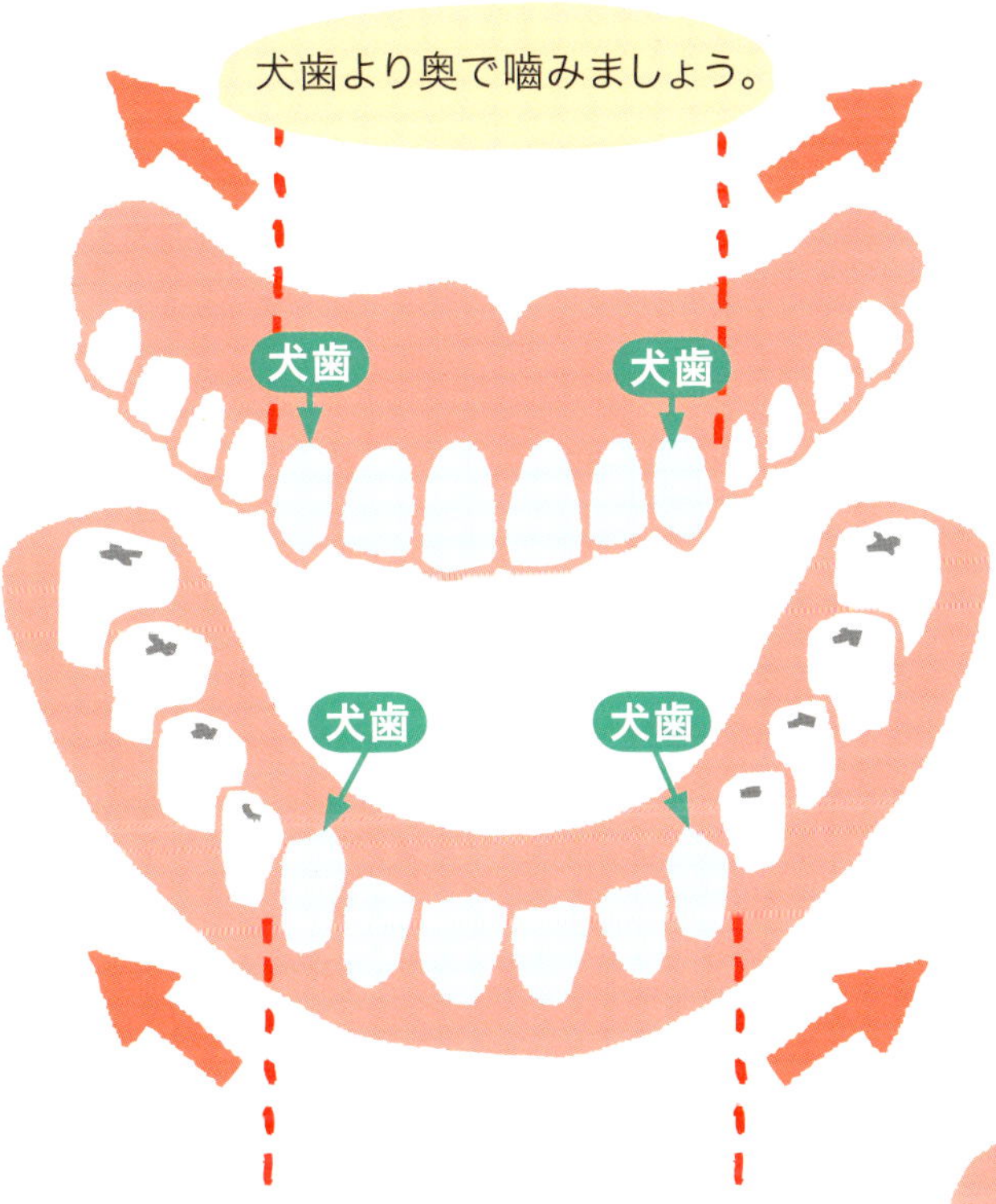
犬歯より奥で噛みましょう。
犬歯
犬歯
犬歯
犬歯

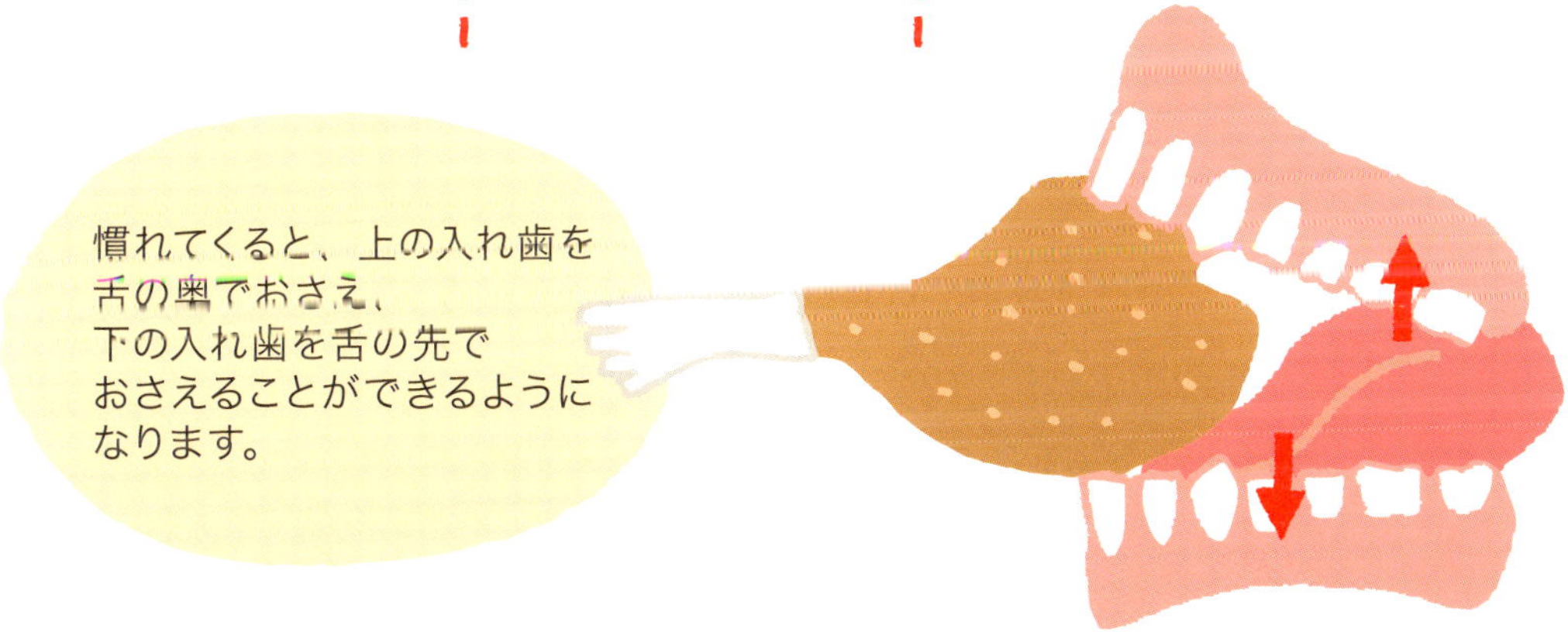
慣れてくると、上の入れ歯を
舌の奥でおさえ、
下の入れ歯を舌の先で
おさえることができるように
なります。

Q5

痛くてもすぐに歯医者さんに行けないときはどうすればいいですか。

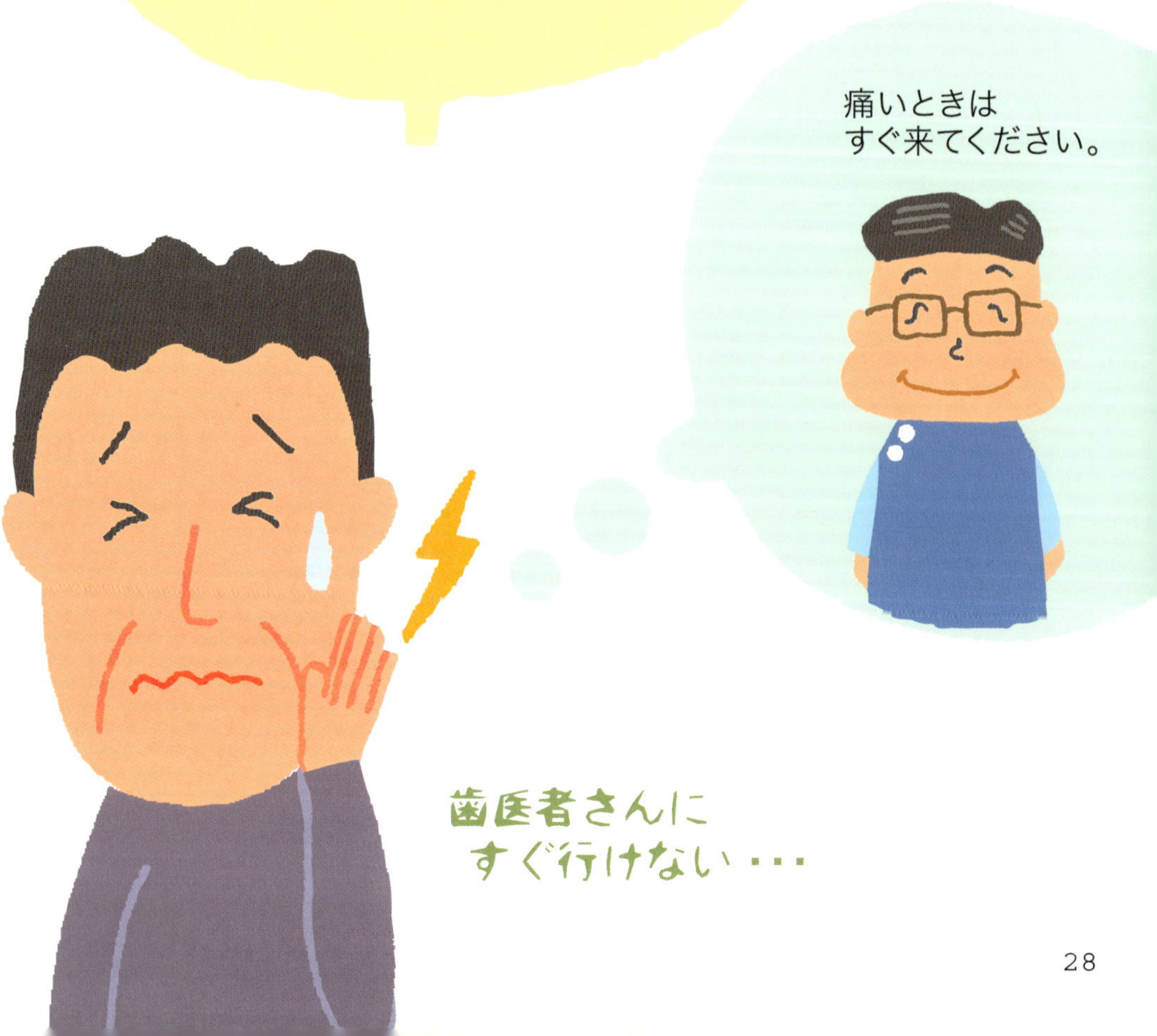
痛いときは
すぐ来てください。
歯医者さんに
すぐ行けない・・・

A

入れ歯ははずしておいてもかまいません。

　歯医者さんの予約の日までに間があるときは、入れ歯をはずして食事をしてもかまいません。食べやすい食べ物を選び、栄養バランスにも気をつけましょう。はずした入れ歯は水の入った容器に入れて乾燥を防ぎます。乾燥すると割れやすくなるからです。

　そして、歯医者さんに行く前に、1〜2食くらいがまんして入れ歯で食事をしてみてください。歯ぐきがこすれて少し赤くなると、歯医者さんは入れ歯が当たる所を見つけやすくなります。調整しやすくなり、すぐに痛む所を治してもらえるはずです。

　また、どの歯で噛んだら痛いのか、なにを食べたときに痛いのかなどを調べ、痛みの情報を歯医者さんに的確に伝えることもたいせつです。

乾燥を防ぐために
水に入れておきます。

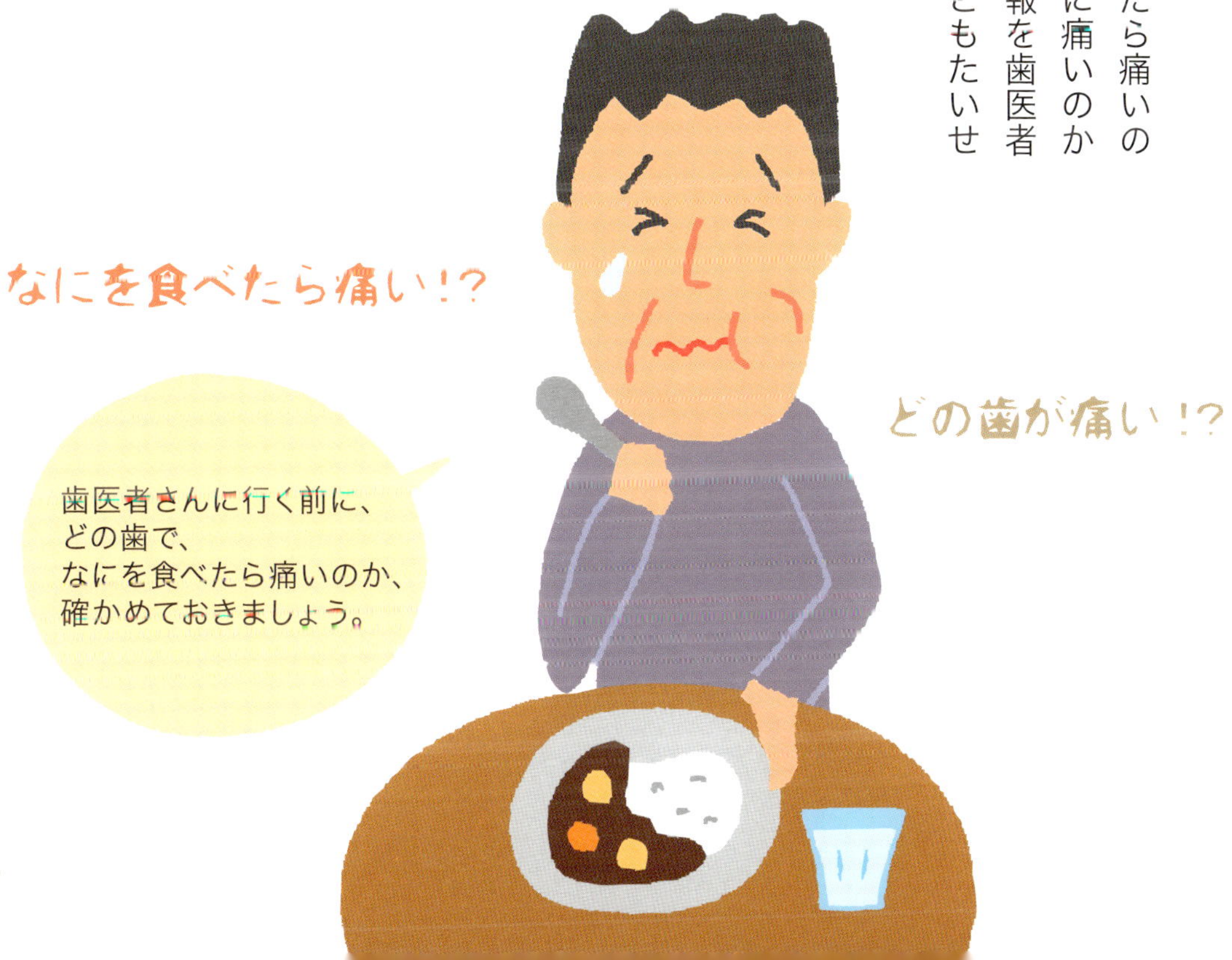
なにを食べたら痛い!?
どの歯が痛い!?
歯医者さんに行く前に、
どの歯で、
なにを食べたら痛いのか、
確かめておきましょう。

Q6

入れ歯で食べると、
噛むときに力が入らず
噛み切れません。

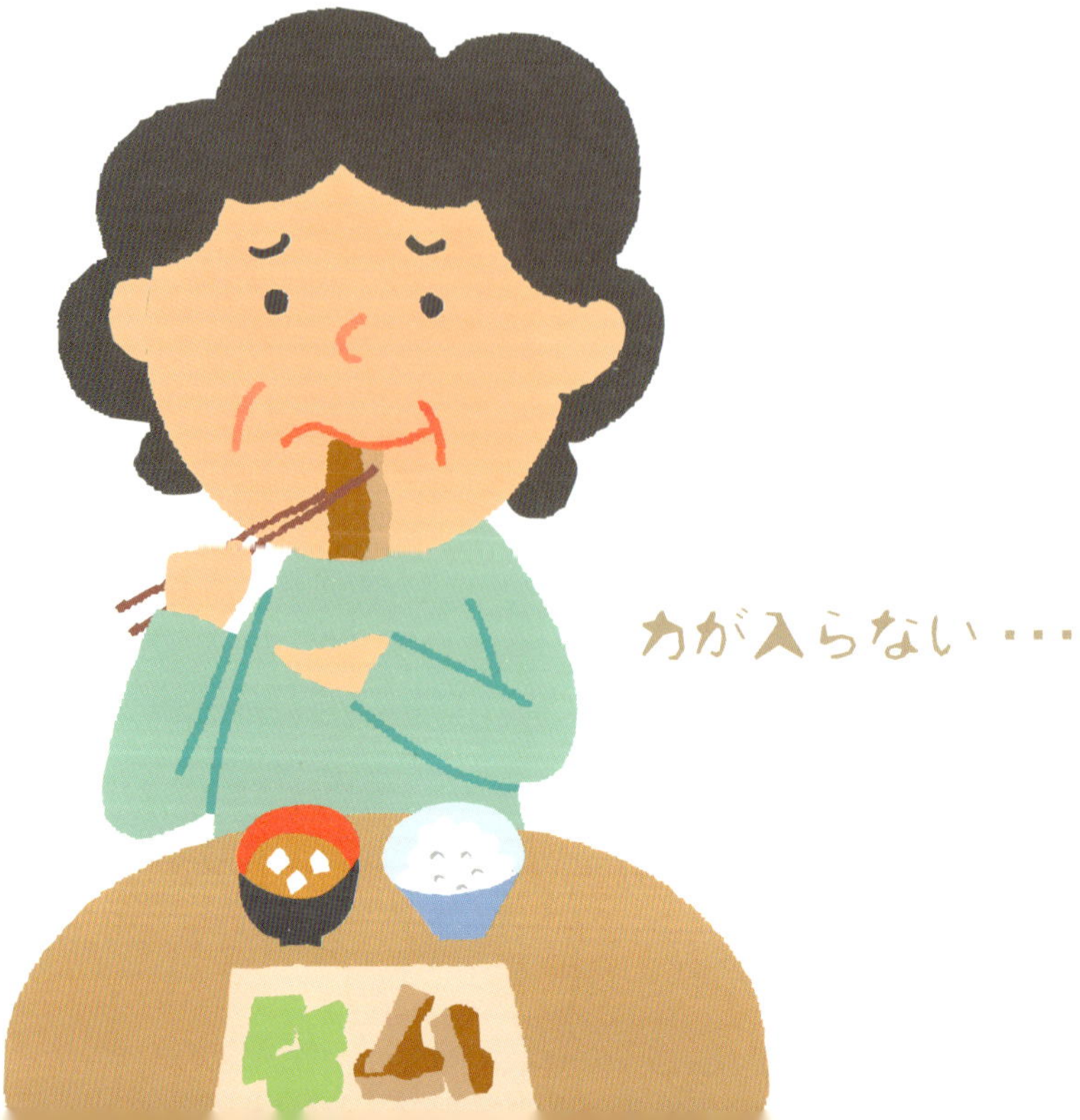

A
料理のくふうで食べやすくなります。

自分の歯と違って、入れ歯は歯ぐきの上に乗っている状態なので、どうしても自分の歯のようには力が入りません。ぴったり合っている入れ歯でも、噛む力は自分の歯と比べると大きな差があります。ですが、少しずつ慣れて噛むコツを覚えると、今よりもう少し食べやすくなるでしょう。自分の歯とまったく同じにはいきませんが、料理に隠し包丁を入れるなど、噛みやすくするくふうをすることによって、かなり食べやすくなるでしょう。4章の料理集（76ページ）を参考にしてみてください。

一度食べられなかったものも、入れ歯に慣れると食べられることがありますからときどき試してみてください。特に好物は食べられることが多いものです。

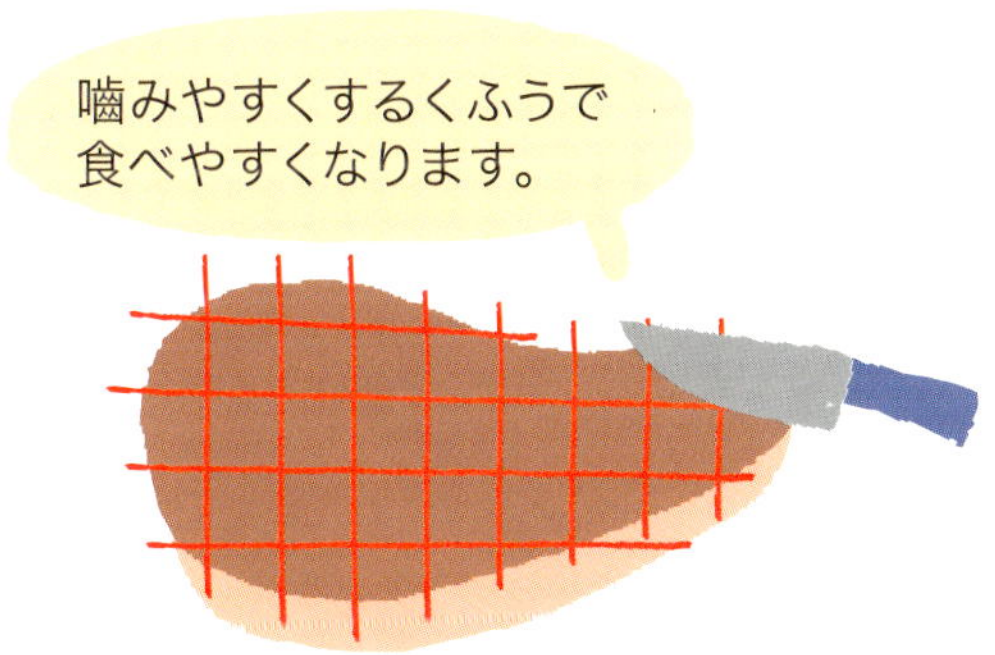
噛みやすくするくふうで
食べやすくなります。

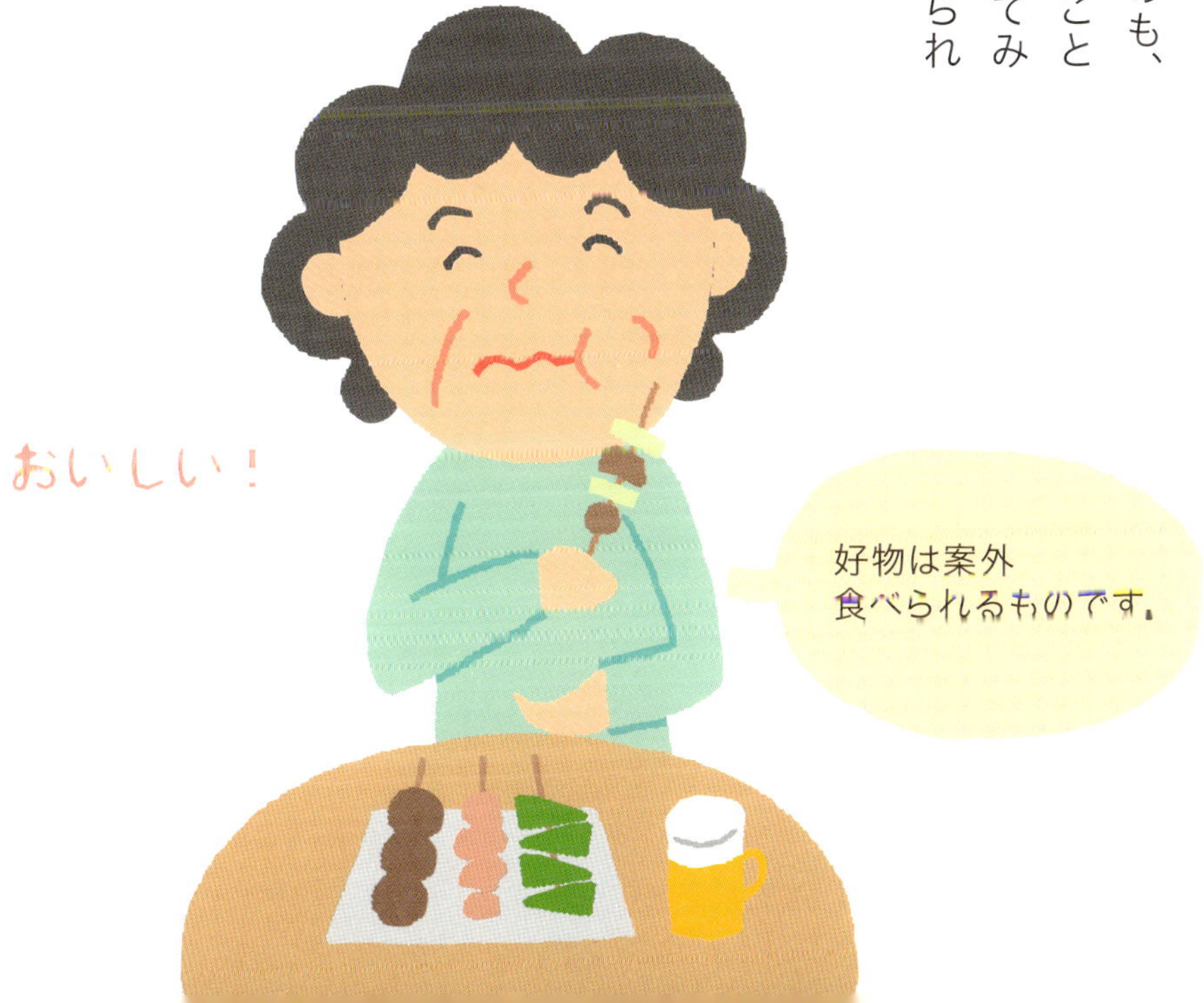
おいしい！
好物は案外
食べられるものです。

Q7

歯みがきはどうしたらいいですか。

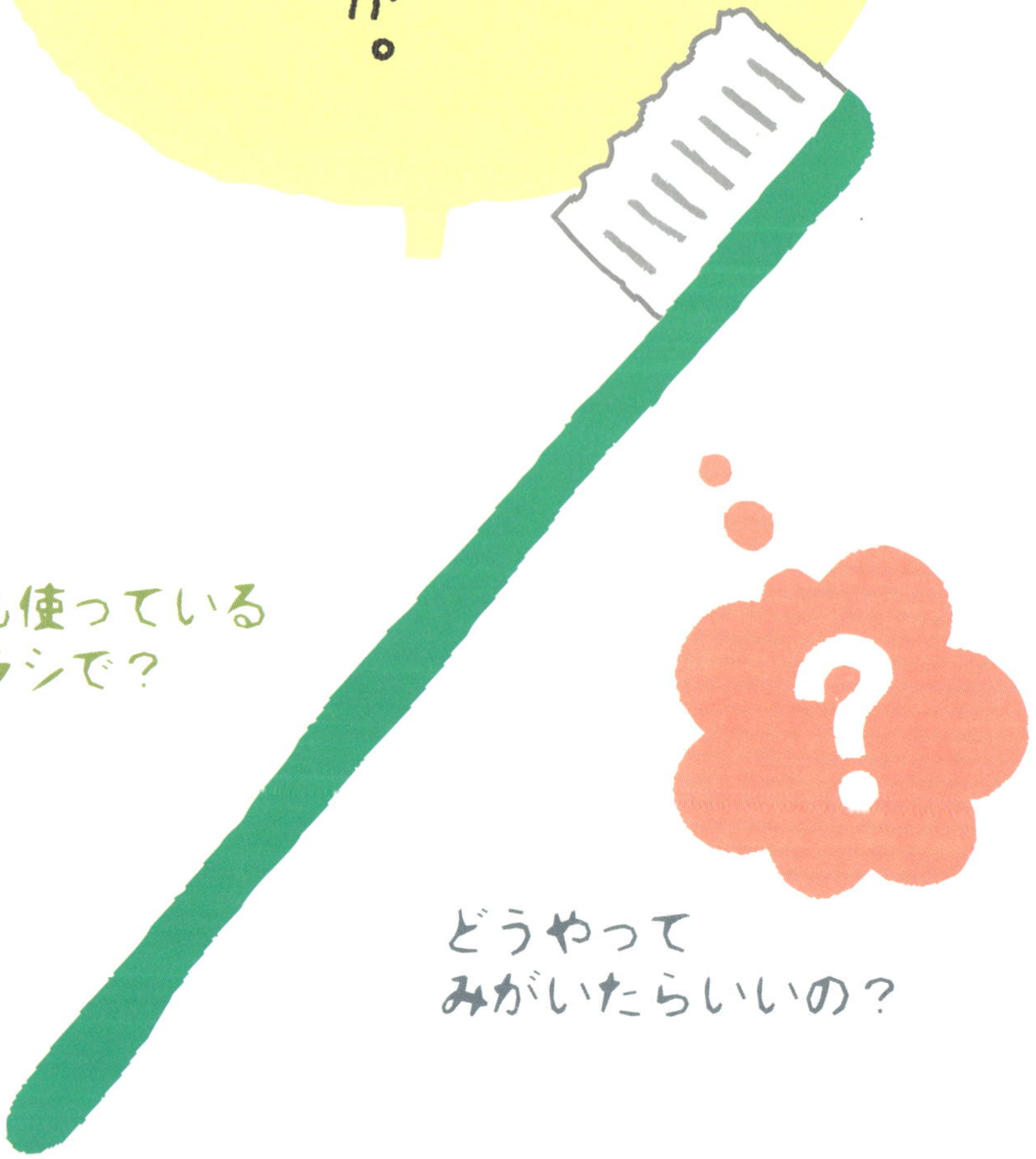

いつも使っている
歯ブラシで？

どうやって
みがいたらいいの？

A

入れ歯は、はずして洗いましょう。

総入れ歯でも部分入れ歯でも、かならずはずして洗いましょう。水をチョロチョロ流しながら歯ブラシでみがいてください。義歯用の歯ブラシを使うと、細かい所のよごれも効率よく落とせます。部分入れ歯は、金属のバネ（クラスプ）の所がよごれやすいので、しっかり歯ブラシを当てましょう。

入れ歯をはずしたあと自分の口をきれいにすることも忘れないようにしましょう。部分入れ歯の人はクラスプをかけている自分の歯がよごれやすいので、ていねいにみがいてください。

舌のよごれは食べ物の残りかすや細菌でできています。よごれがひどいときは専用の舌ブラシで舌みがきをしましょう。口内の細菌が原因で起こる肺炎の危険性を減らすことができます。

入れ歯のはめ方、はずし方のコツは歯科衛生士さんが教えてくれます。

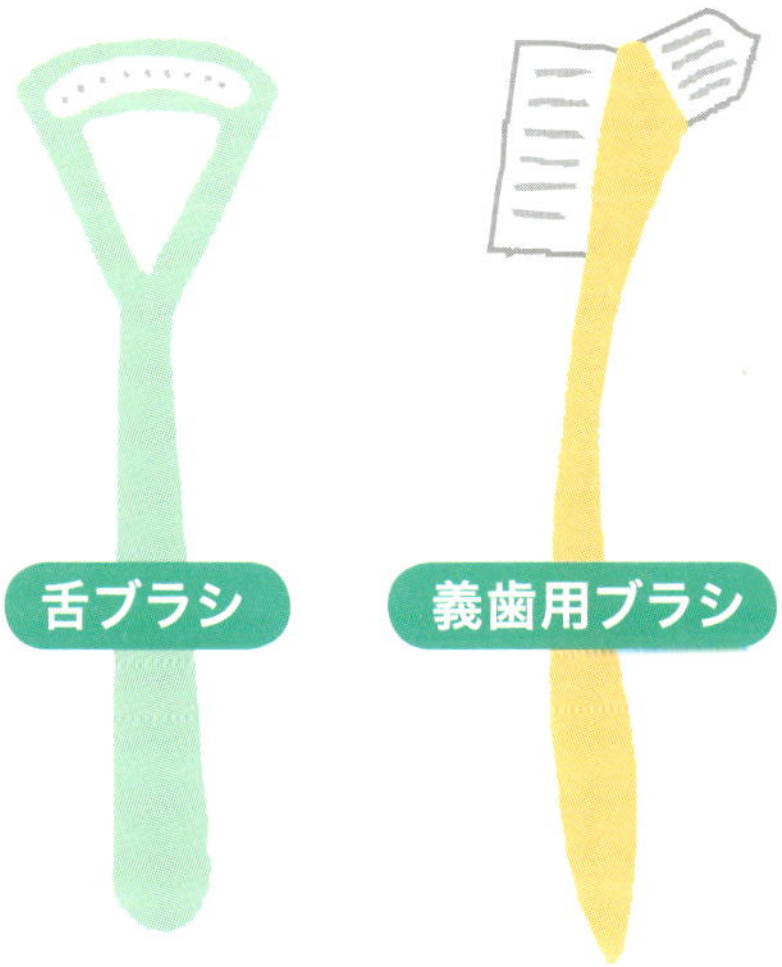
舌ブラシ
義歯用ブラシ

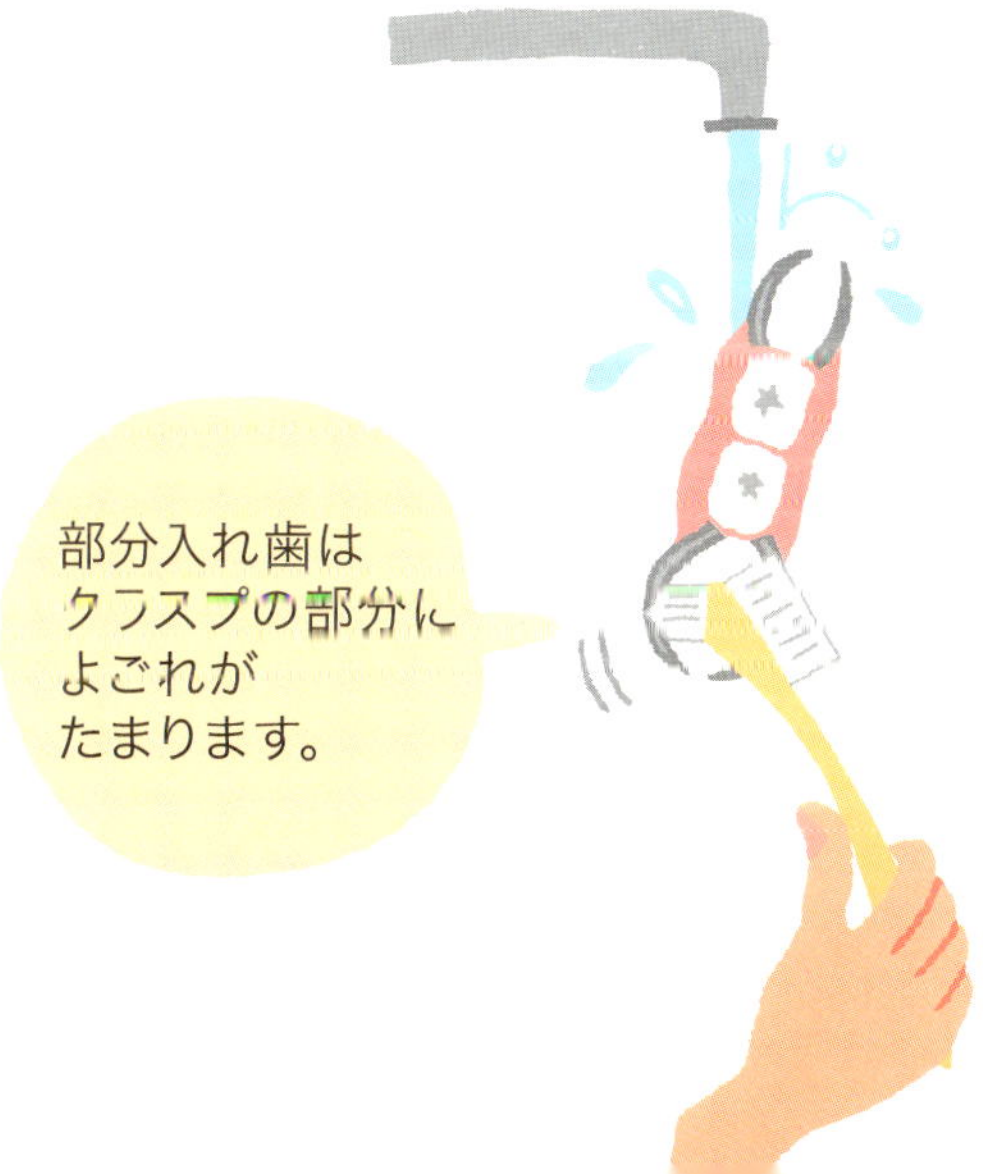
部分入れ歯はクラスプの部分によごれがたまります。

流水下で歯ブラシを使って洗います。

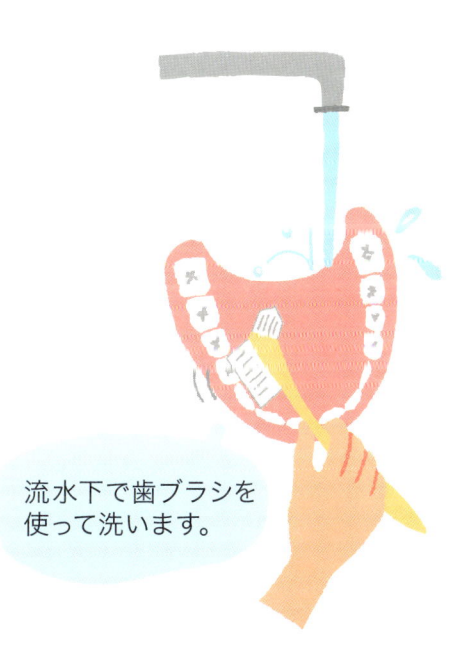

Q8

入れ歯は
寝る前にはずしたほうが
いいですか。

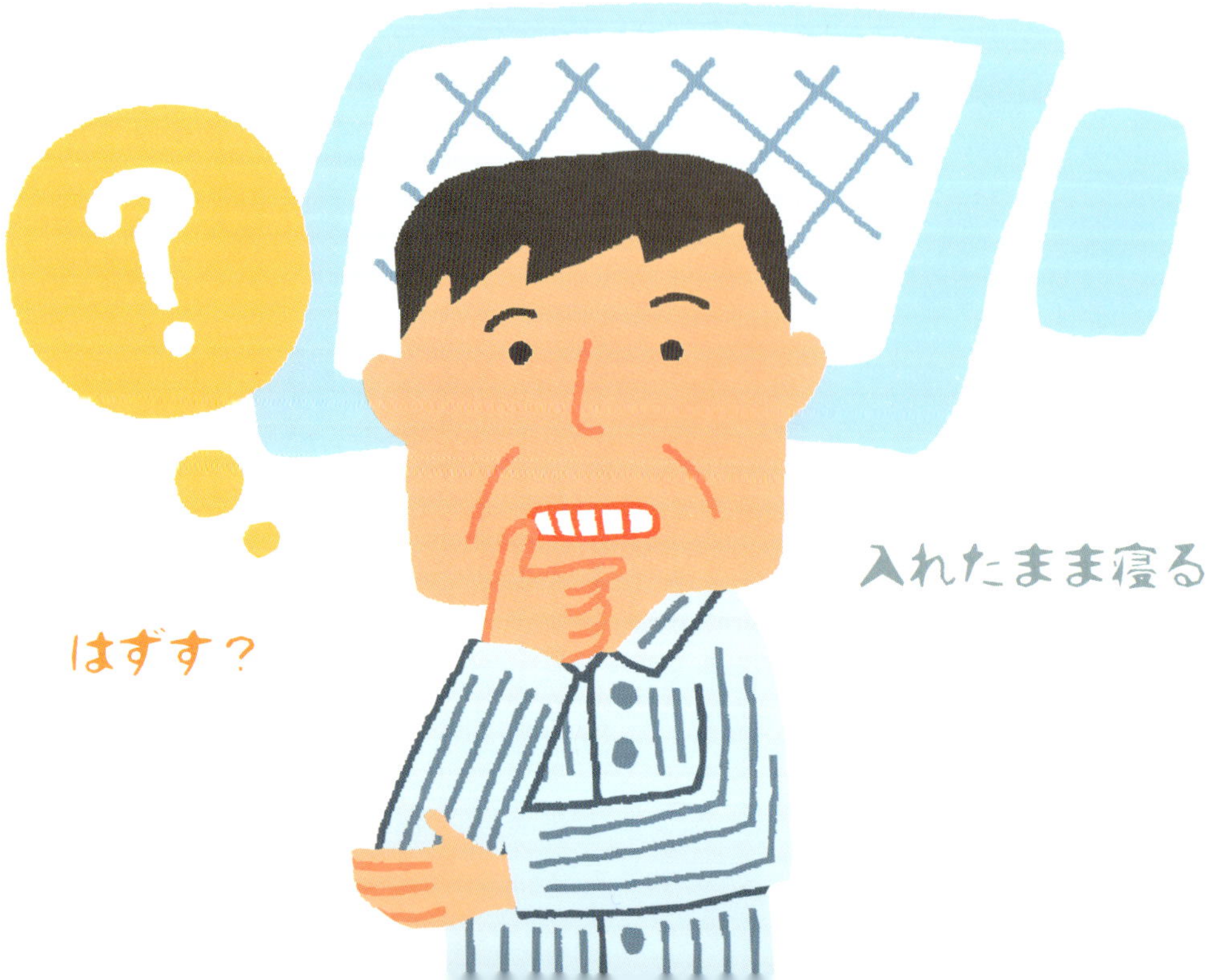

A

はずすのが基本ですが、清潔に保てるならはめて寝てもOK。

入れ歯と自分の口をきれいに清掃できているなら、入れたまま寝てもかまいません。大震災のときに入れ歯をはずしたまま逃げて避難所で食事に困ったという話も聞きます。入れていたほうが安心というかたも多いかもしれませんね。

かならず、寝る前にはていねいに入れ歯を洗い、自分の口の中も清潔にしましょう（Q7参照）。

入れ歯をはずして寝るときは、水または入れ歯洗浄剤の中に入れて、乾燥を防ぐようにしてください。乾燥は変形や破損の原因になるからです。

入れ歯洗浄剤を使うときは、歯ブラシでよごれを落としてから入れ、はめるときには流水下でこすり洗いしてください。

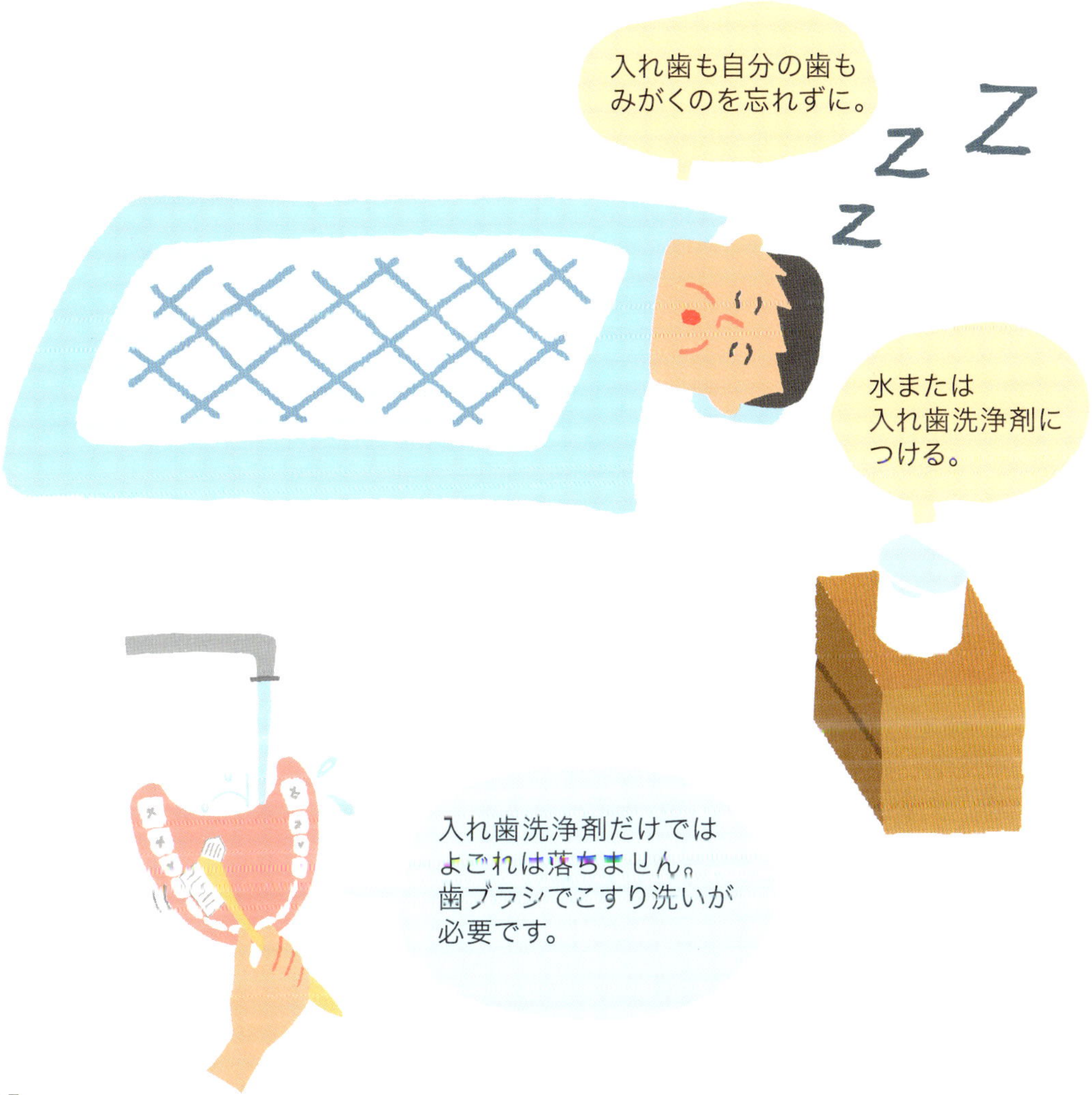
入れ歯も自分の歯もみがくのを忘れずに。
Z Z Z
水または入れ歯洗浄剤につける。
入れ歯洗浄剤だけではよごれは落ちません。歯ブラシでこすり洗いが必要です。

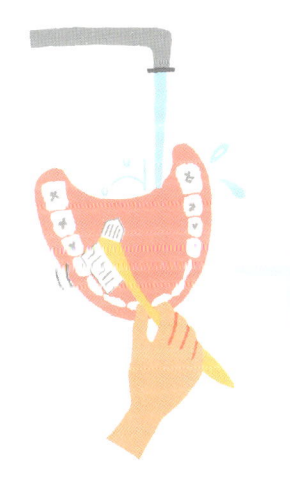

Q9

入れ歯安定剤は使わないほうがいいのでしょうか。

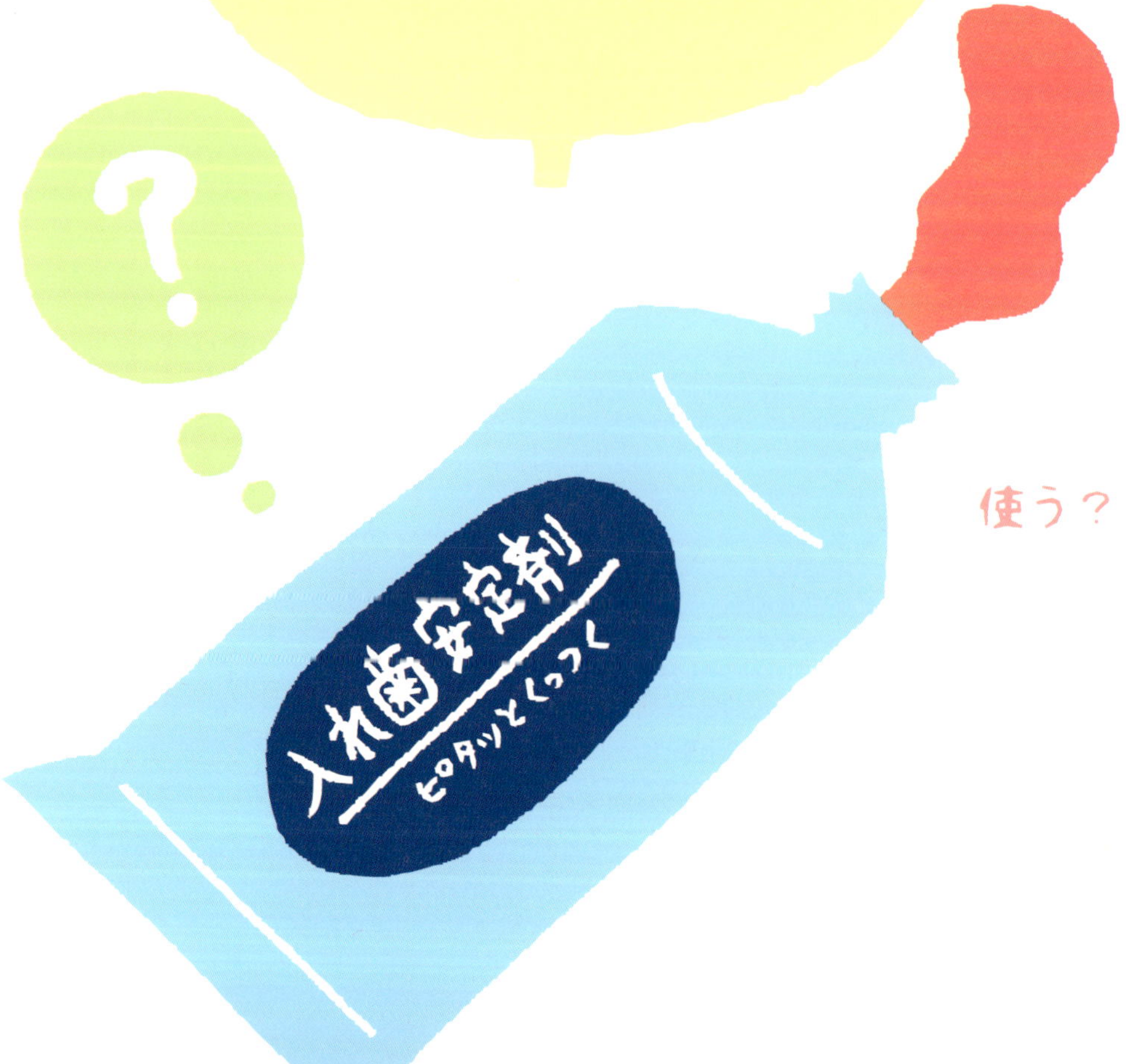
使う？
入れ歯安定剤
ピタッとくっつく

A

おすすめはしません。あくまでも一時しのぎにとどめてください。

　入れ歯が合わず、歯医者さんに調整に行くまでの数日間、緊急避難的に使うのならかまいません。ただし、あくまでも一時しのぎにとどめましょう。入れ歯安定剤は一定の厚さに塗るのがむずかしく、分厚く塗られた所に圧力がかかってしまいます。上下どちらかのあごの骨の1か所に圧力がかかると、その部分の骨が吸収されて薄くなってしまうことがあります。長期間使っているとあごに変形が出るおそれがあります。
　また、1回塗ると食べ終わったあともはずさずに使い続ける人が多いようです。安定剤はよごれやすく細菌が繁殖するおそれもあります。そういった理由で、長期間の使用はおすすめしません。

　使用する場合は、説明書をしっかり読んで正しく使い、できるだけ早く歯医者さんで入れ歯の調整をしてもらいましょう。

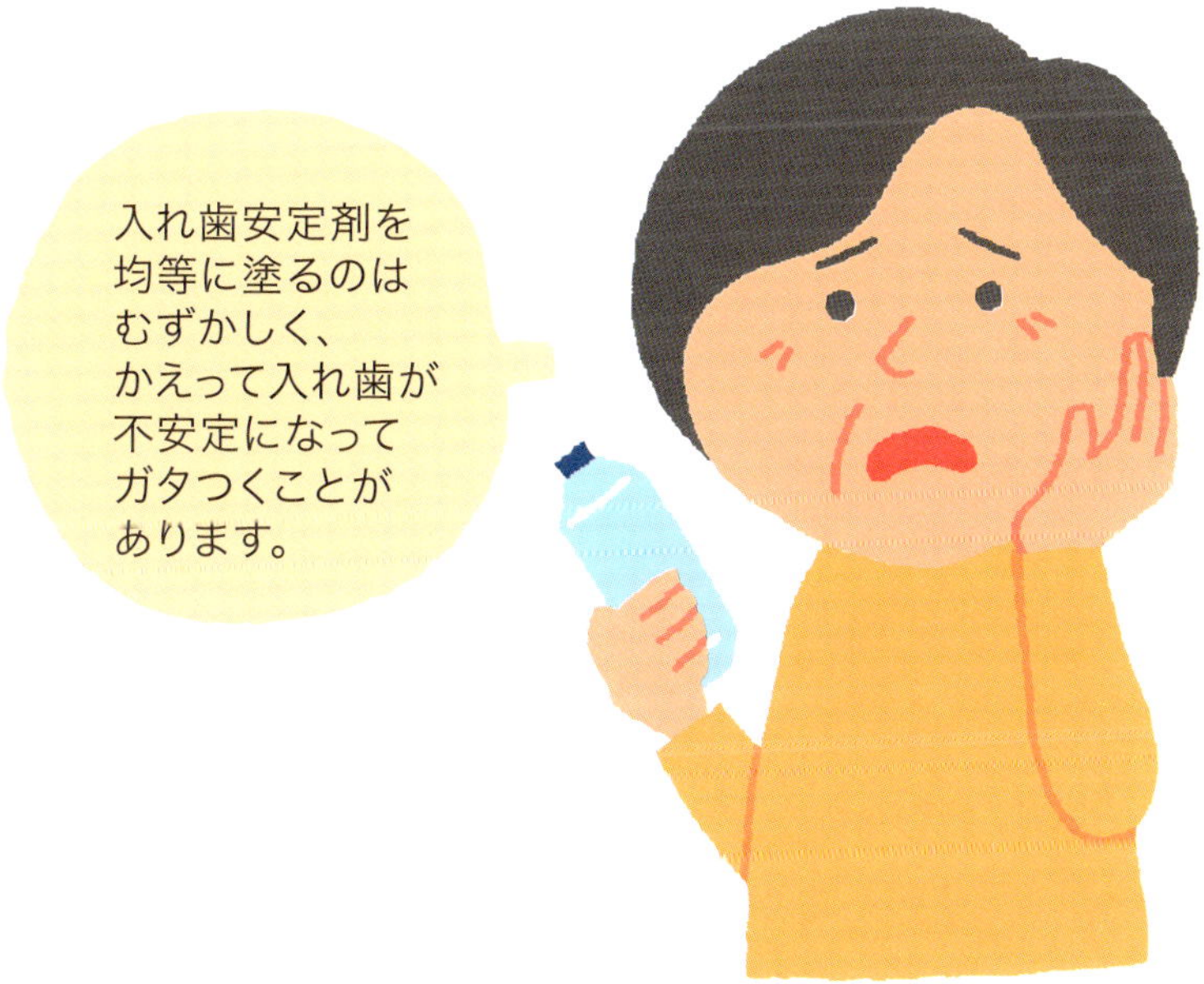
入れ歯安定剤を
均等に塗るのは
むずかしく、
かえって入れ歯が
不安定になって
ガタつくことが
あります。

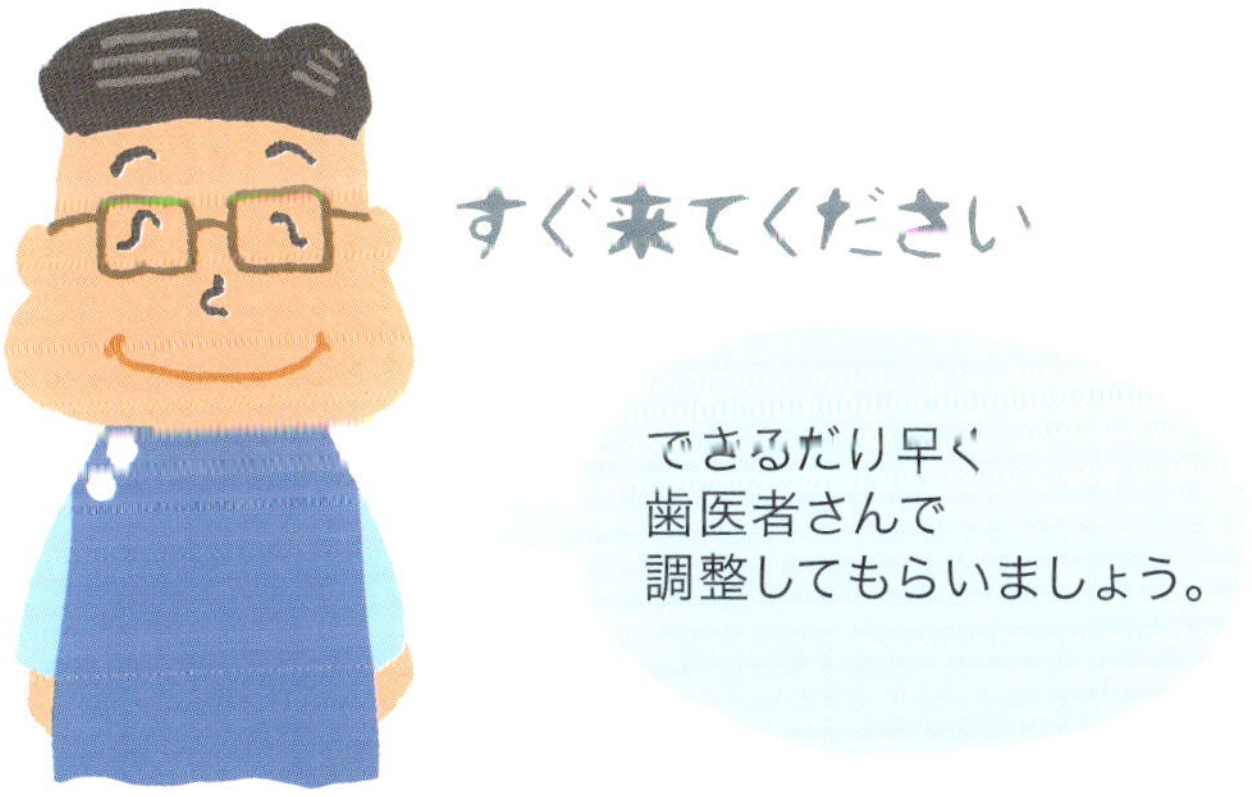
すぐ来てください
できるだけ早く
歯医者さんで
調整してもらいましょう。

Q10

入れ歯を入れたら
食欲が急激に落ちました。
入れ歯のせい？
それとも年のせい？

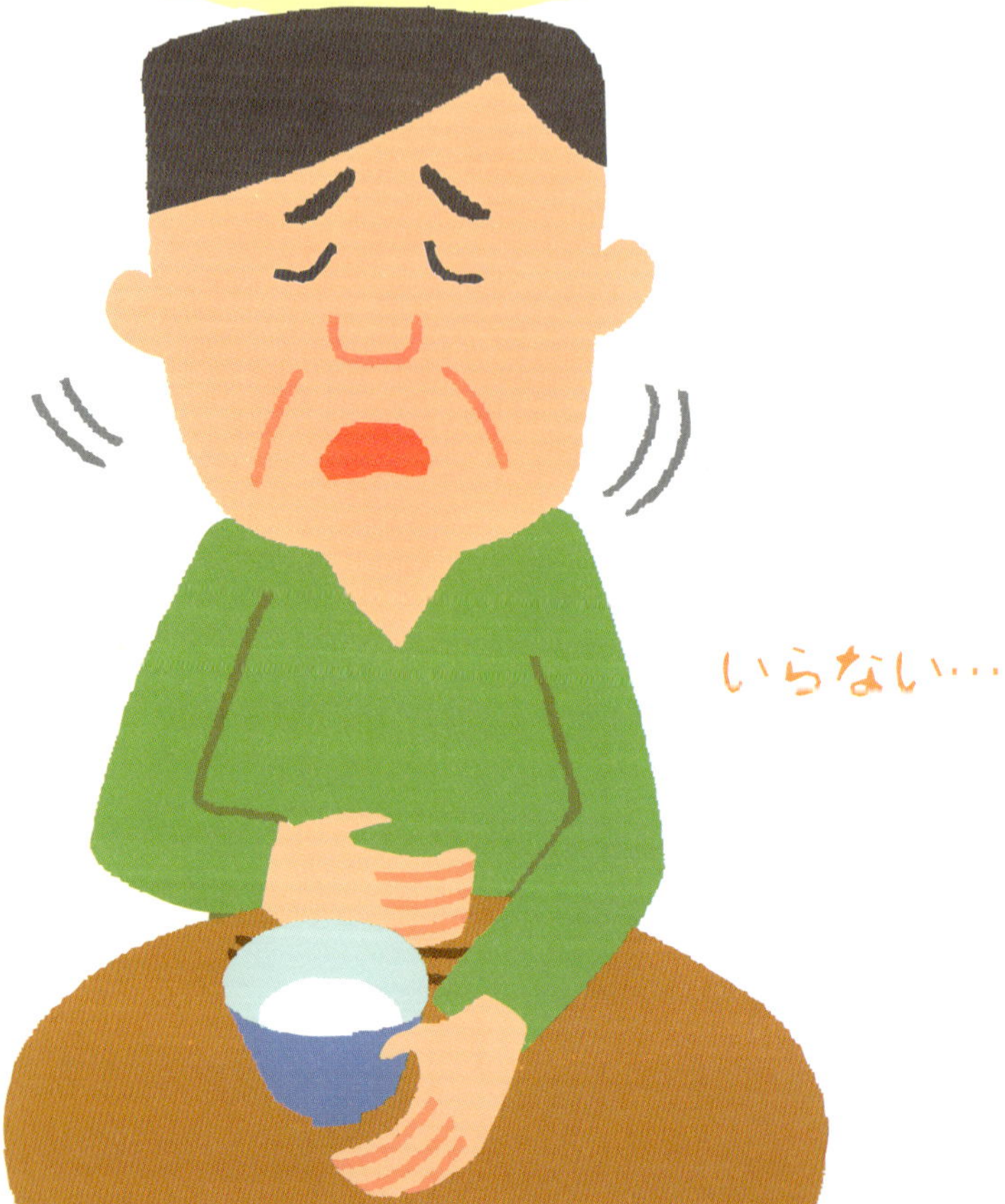

A 原因を考えてみましょう。

健康状態に変化はありますか？病気のせいかもしれませんし、気候の変化で疲れが出て食欲がないのかもしれません。もちろん入れ歯に慣れないために、食べるのがおっくうになっていることも考えられます。入れ歯を入れたせいで食欲が低下する原因をいくつかあげてみます。

①たくさんの歯を同時に抜いた
②噛み合う歯を抜いて噛み合わせが変わった
③新しく作った入れ歯が、前の入れ歯と大きく形が変わった

などが考えられます。

この場合、1章の①〜④のステップ〈**初めての入れ歯トレーニング**〉（6㌻）をもう一度くり返して、ゆっくり慣らしていきましょう。

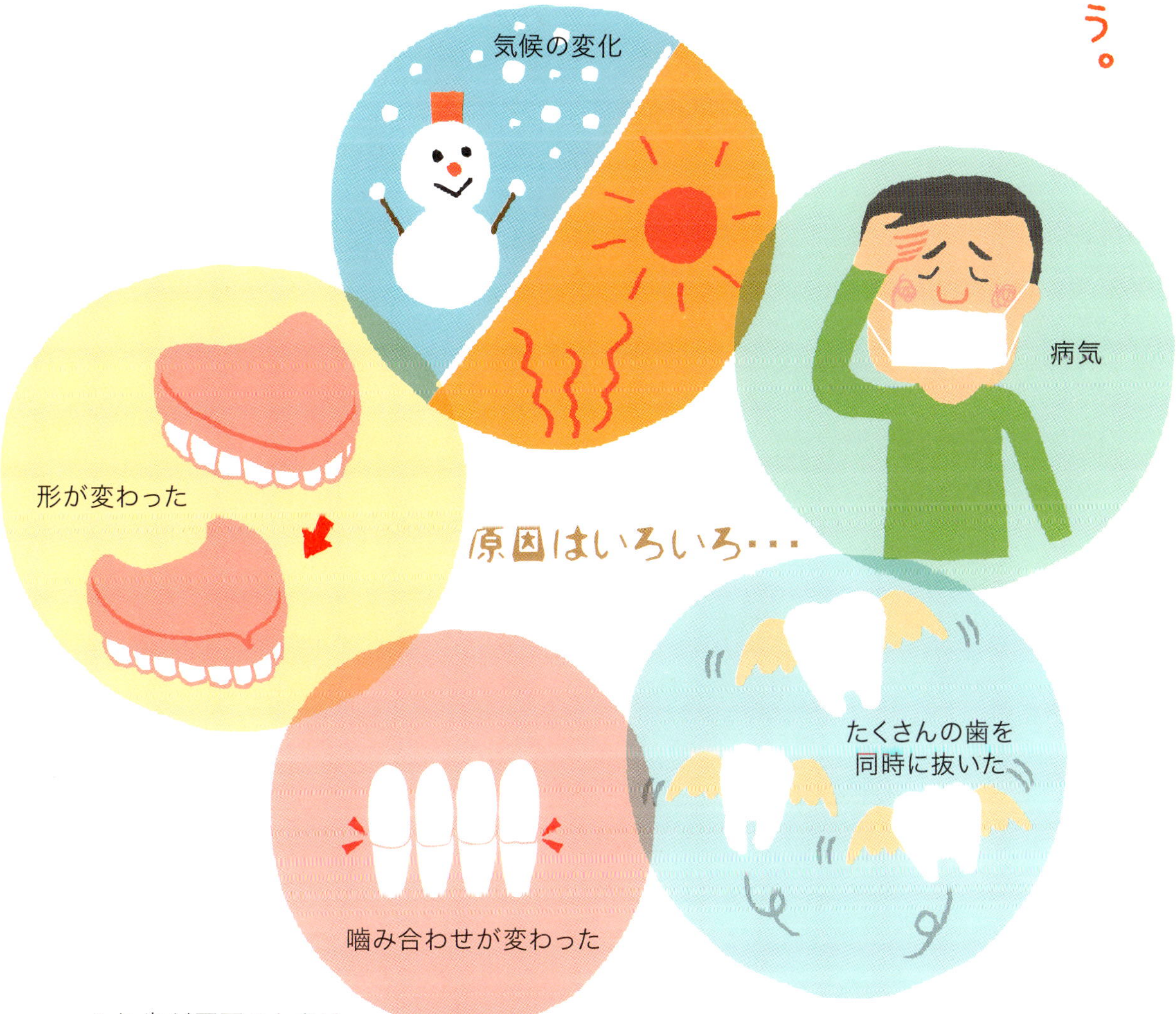

入れ歯が原因のときは、
1章の<**初めての入れ歯トレーニング**>を
参考にしてください。

これから入れ歯を入れるかたに

Q11

歯を抜いて、
部分入れ歯を入れるように
すすめられましたが、
不安です。
歯を抜いたままでは
だめでしょうか。

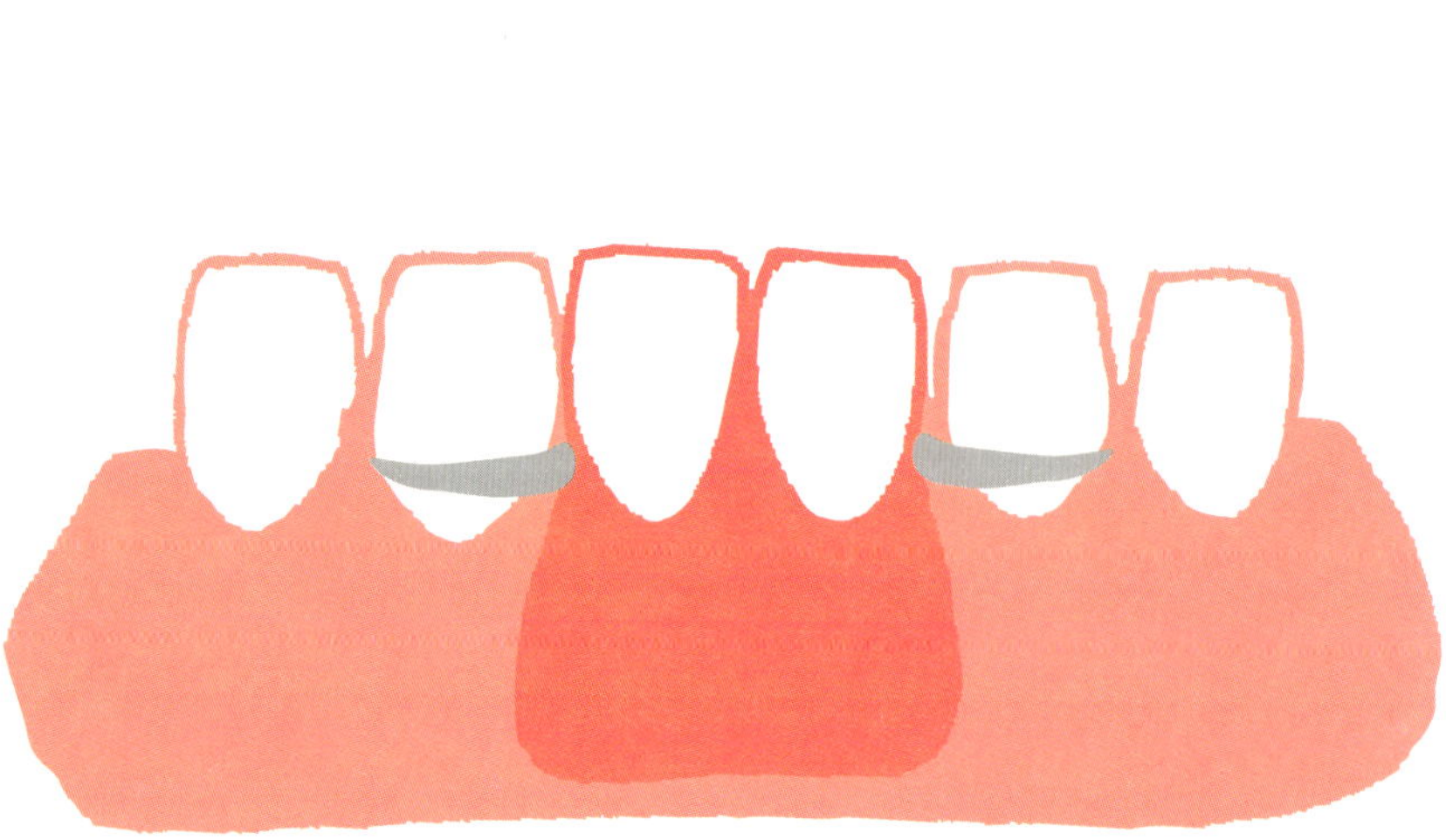

入れたほうがいいの？

A

歯が抜けたままにしておくと、噛み合わせが悪くなります。

「入れ歯」という言葉に抵抗があるかたもいるでしょう。けれど歯が抜けたままにしておくと、隣の歯が傾いてきたり、噛み合うもう一方の歯が移動したりして、噛み合わせが悪くなります。

また、歯が抜けていない側ばかりで噛んでいると、そちら側の歯を酷使するので、新たな不ぐあいが出てきてしまいます。

初めて部分入れ歯を入れると、歯ぐきが入れ歯に慣れていなくて痛みが出たりしますが、調整することでよくなります。むしろ入れ歯を入れたほうが、正しく噛めるようになるようです。ためらわずに、部分入れ歯に挑戦することをおすすめします。

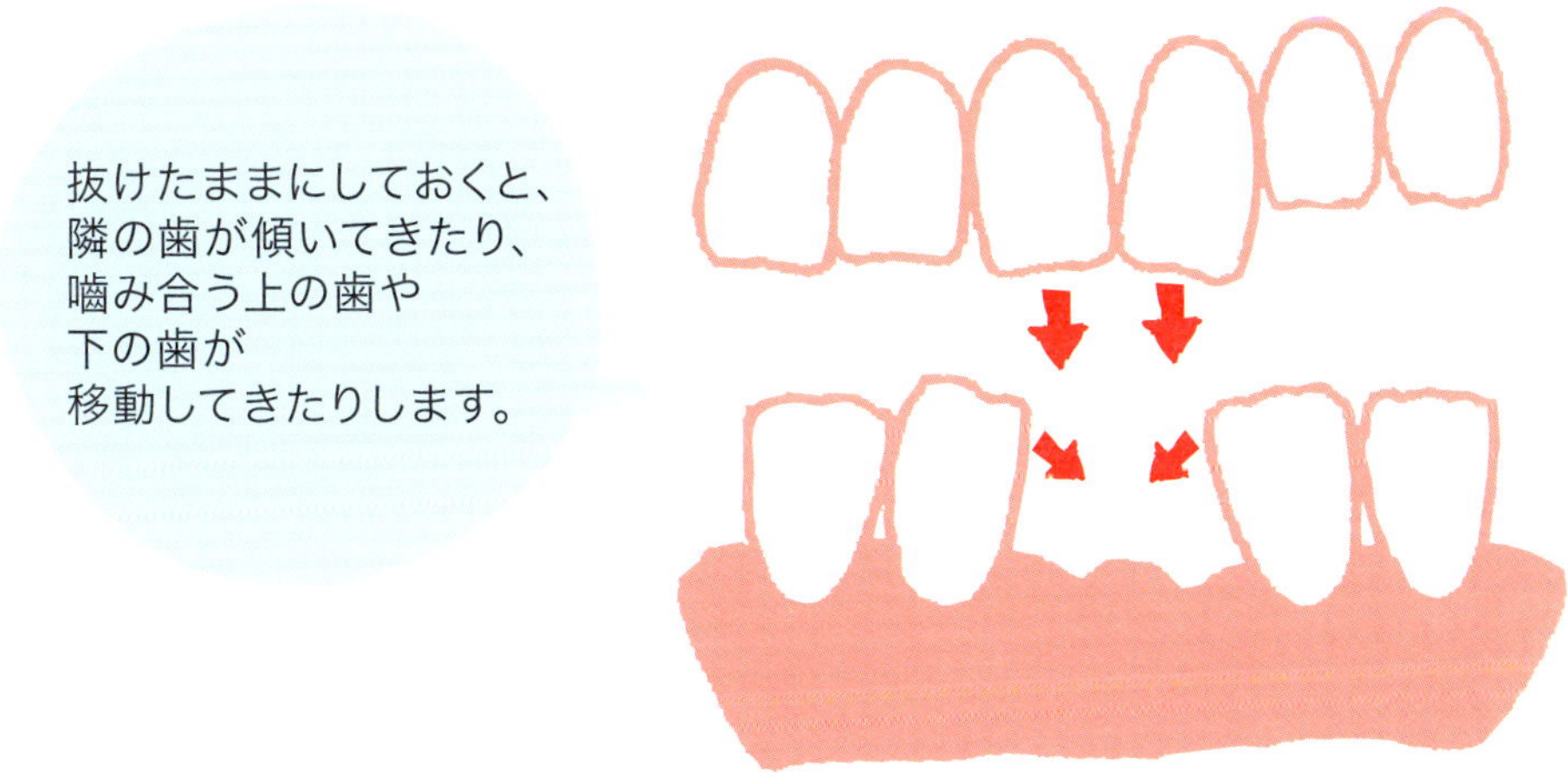
抜けたままにしておくと、
隣の歯が傾いてきたり、
噛み合う上の歯や
下の歯が
移動してきたりします。

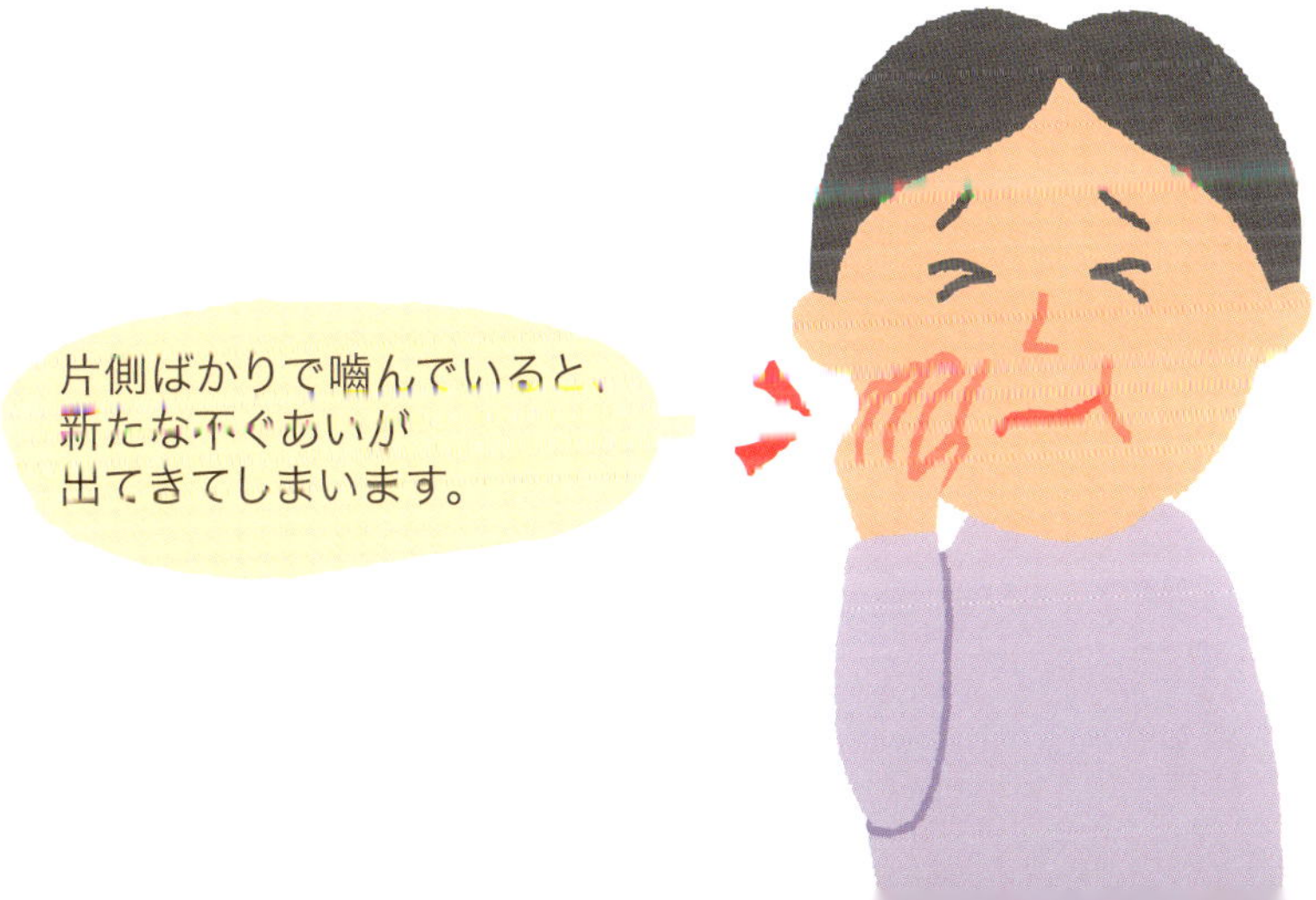
片側ばかりで噛んでいると、
新たな不ぐあいが
出てきてしまいます。

Q12

入れ歯を入れると
食事がおいしくなくなると
聞きますが、
これまでと同じように
おいしく食べられますか。

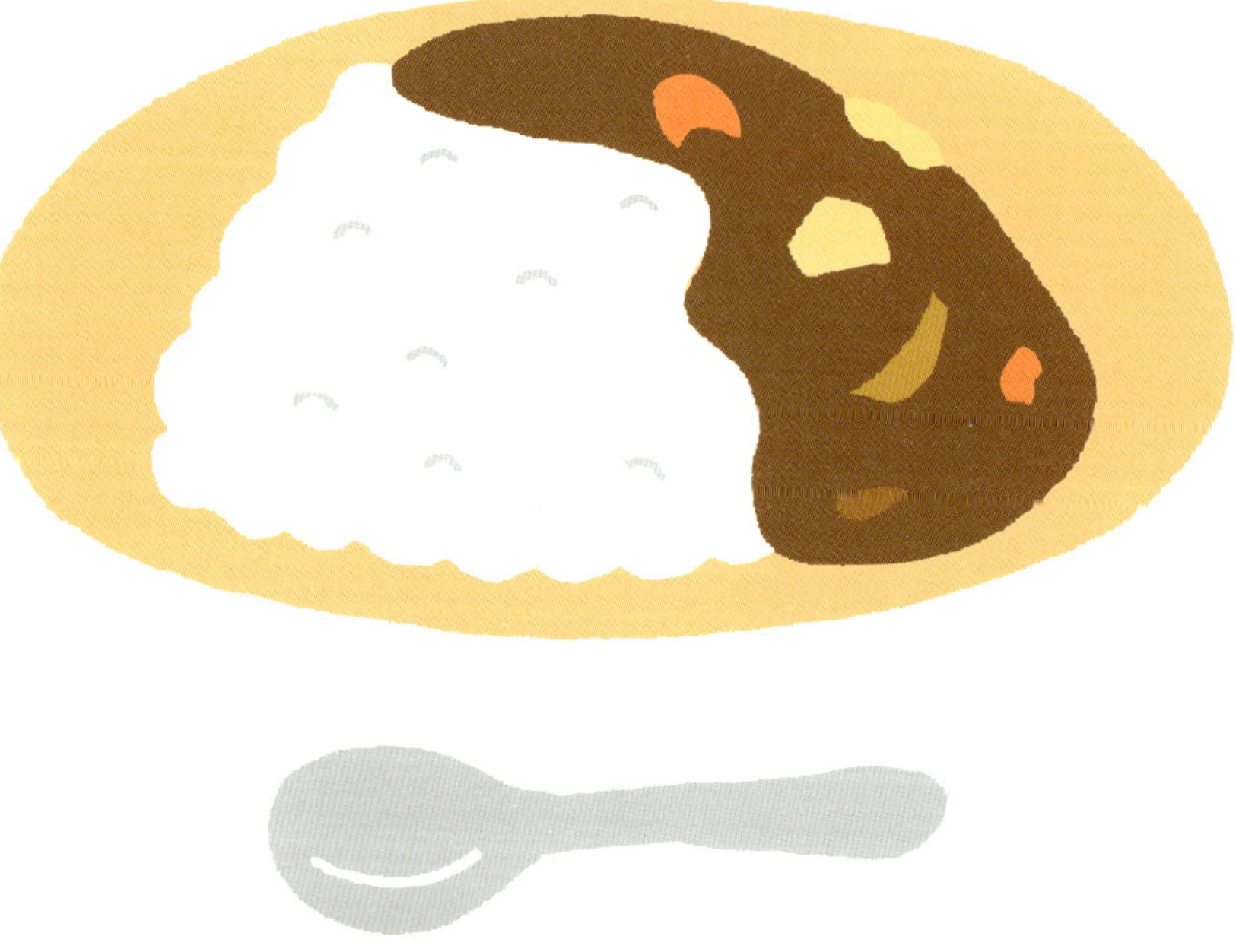

A

おいしく食べられるようになります。

総入れ歯の場合、上あごをおおうほどの装置が入るので、初めは圧迫感などの違和感があるでしょう。味を感じにくくなったという人もいます。しかし味を感じる味《み》蕾《らい》は90%が舌表面にあります。甘味・酸味・塩味・苦味は唾液《だえき》にとけて、味蕾から味の情報が大脳の味覚受容体に伝達します。入れ歯によっておおわれるのは上あごだけですから、慣れるにつれて舌から味の情報が伝えられるようになります。そうするうちに、少しずつ入れ歯に慣れておいしく食べられるようになっていきます。

自分の歯がある人でも、60歳以上になると味の感じ方が鈍くなってきます。おいしく食べるためには、味だけでなく香りや盛りつけなどの見た目、食事のだんらんなども関係してきます。肉体的にも精神的にも健康でいることがおいしく食べることに必要なのです。

味の情報のほとんどは、
舌から脳に伝えられます。

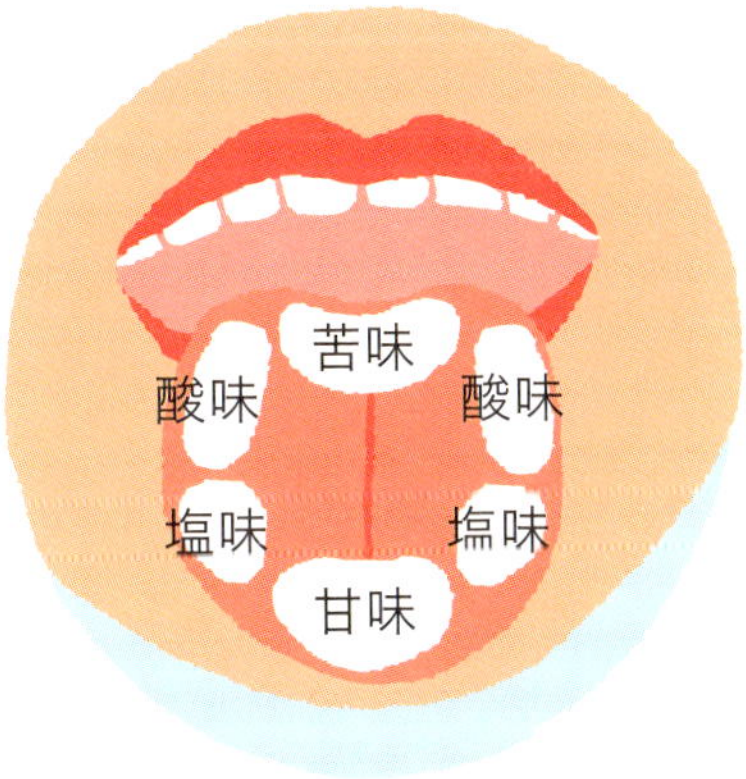
苦味
酸味
酸味
塩味
塩味
甘味

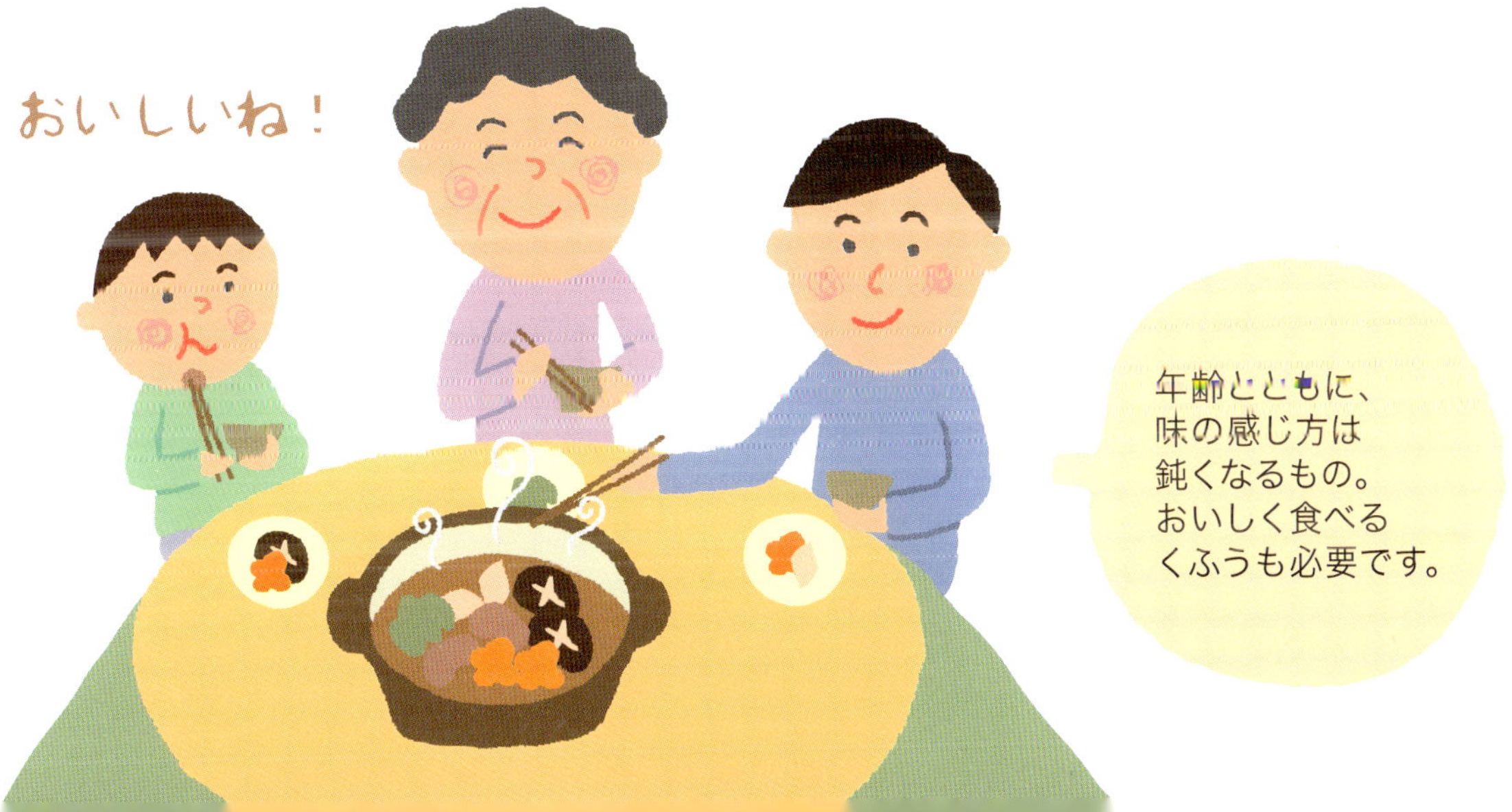
おいしいね！
年齢とともに、
味の感じ方は
鈍くなるもの。
おいしく食べる
くふうも必要です。

Q13

入れ歯で、
かた焼きせんべいや
イカの刺し身は
食べられますか。
かたいものや食べにくいものは
あきらめなくては
なりませんか。

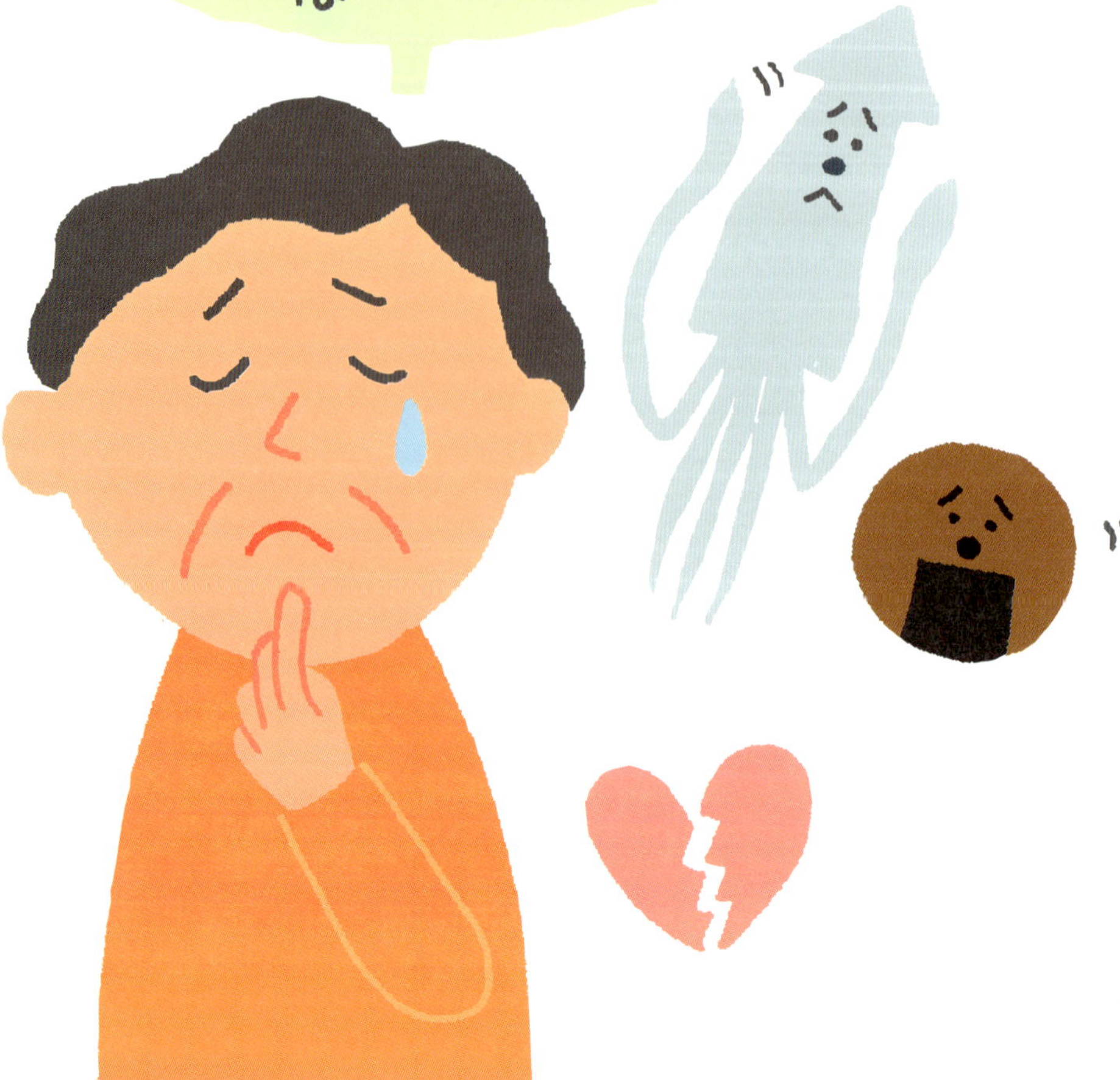

A 少しずつ慣らしていきましょう。

自分の歯と入れ歯とでは、噛む力はどうしても入れ歯のほうが低下します。

いきなりかた焼きせんべいを自分の歯と同じ力で噛むと、あごをいためたり、歯ぐきを傷つけたり、まれには入れ歯を折ってしまったりということもあります。1章の①～④のステップ＜**初めての入れ歯トレーニング**＞（6ページ）のとおりに順番を追って、少しずつかたい食べ物に慣らしていきましょう。

イカやタコは弾力があり、噛み切りにくい食品です。ですが、料理法でカバーすることができます。

隠し包丁を入れて噛み切りやすくすると食べやすくなります。4章の料理集（76ページ）では入れ歯でも食べやすい料理のくふうを紹介していますので、参考にしてみてください。

また好物は食べられることが多いので、好きなものから食べて慣らしていくのもいいですね。

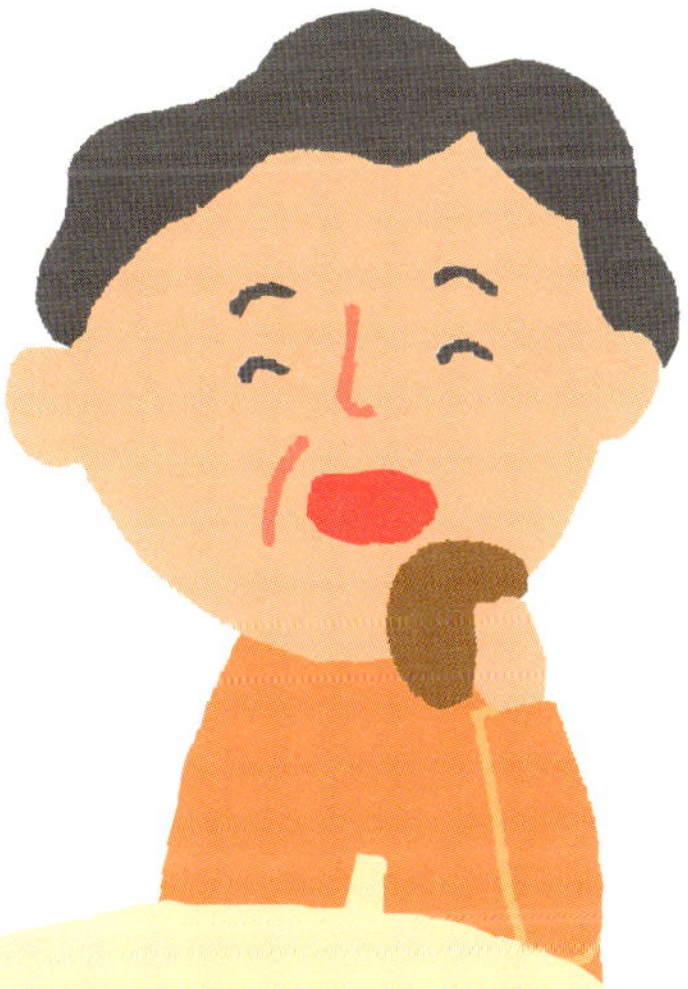

1章の＜**初めての入れ歯トレーニング**＞に沿って、少しずつかたい食べ物に慣らしていきましょう。

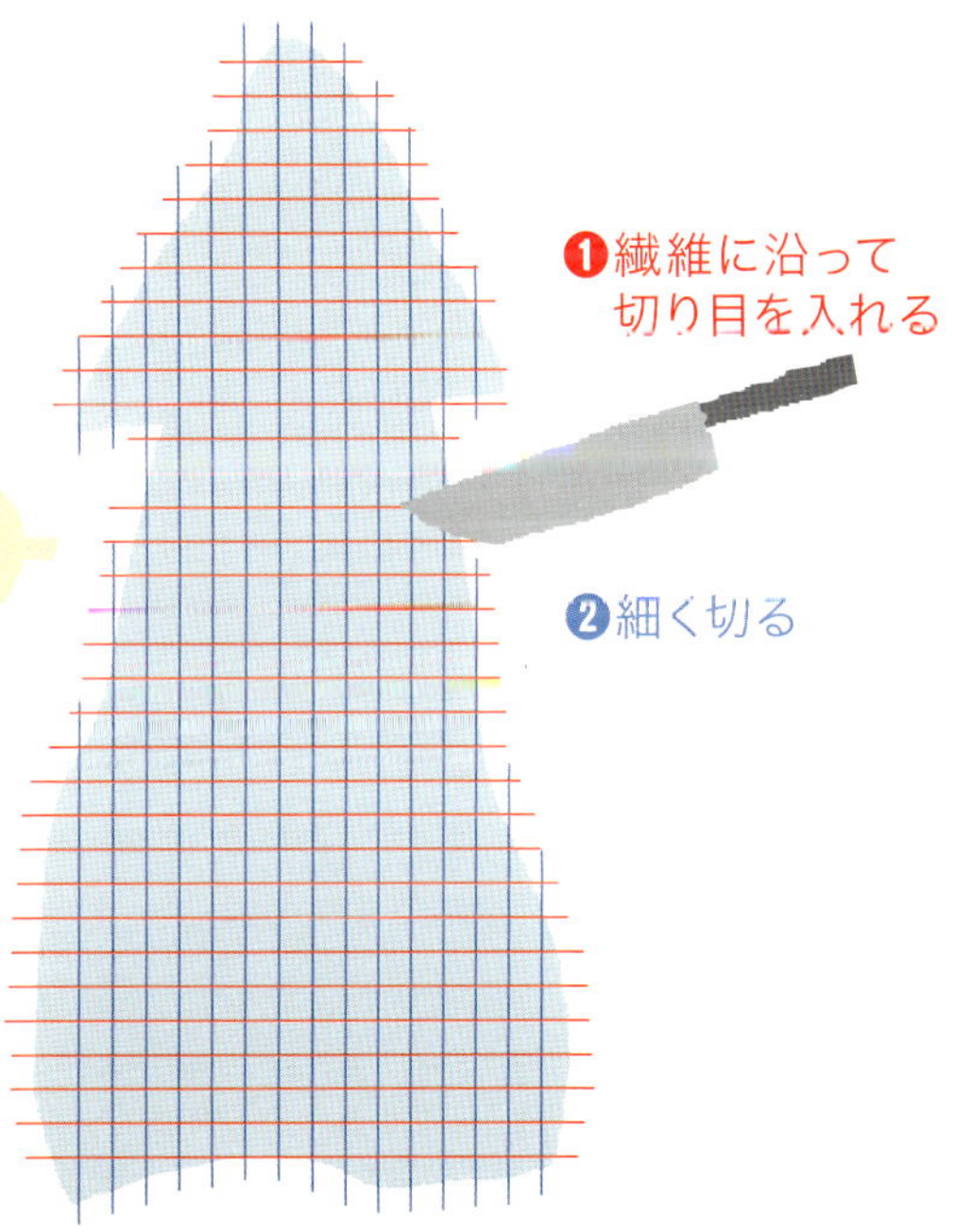
❶繊維に沿って切り目を入れる
❷細く切る

調理のくふうで食べやすくなります。

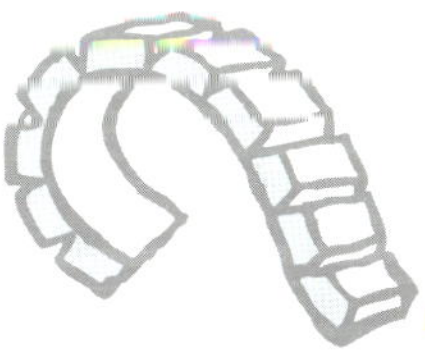

5㎜幅くらいに切ります。

Q14

総入れ歯にしたら、熱い飲み物や食べ物でやけどする心配はないのでしょうか。

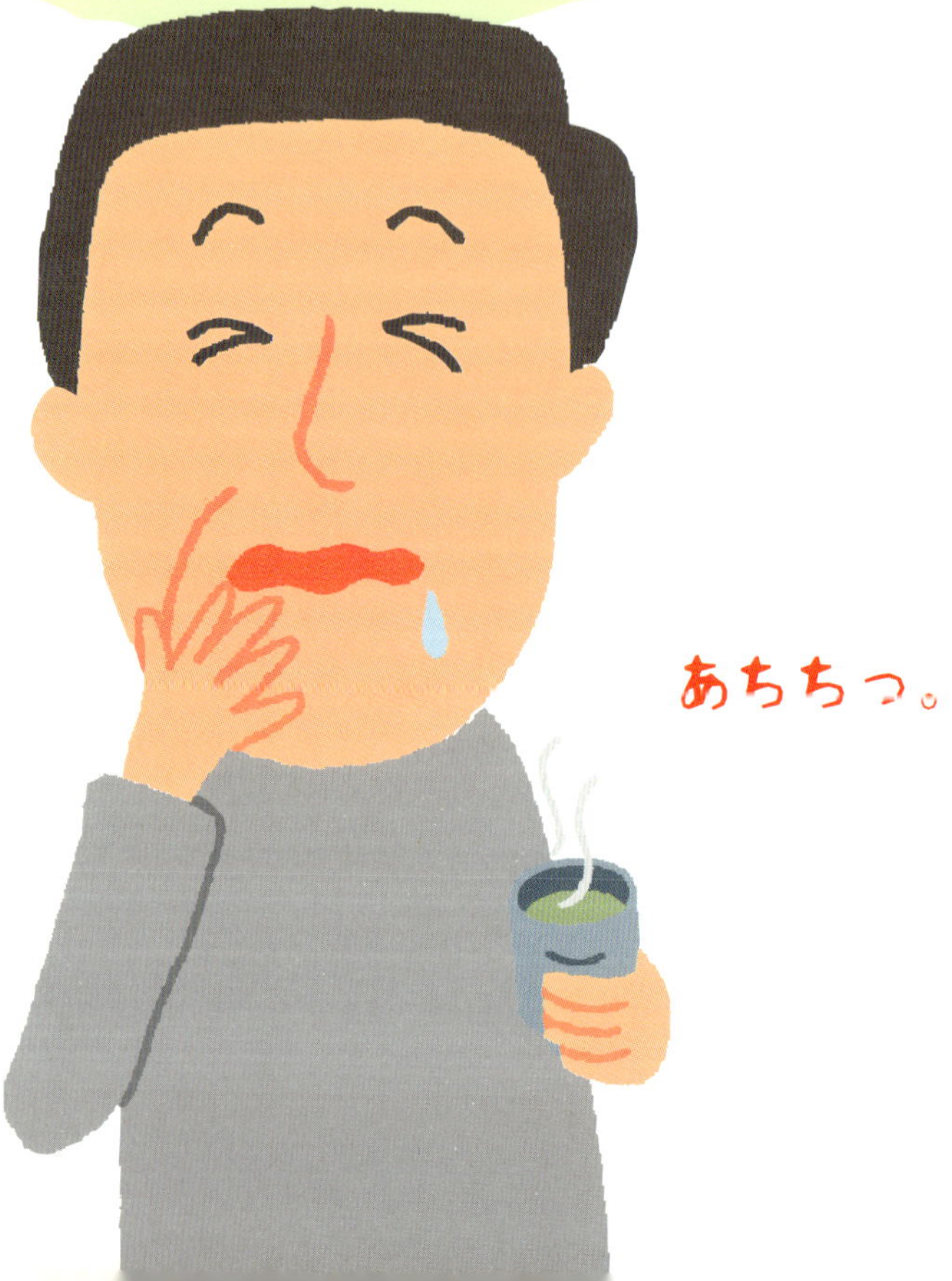

A あまり心配はいりません。

熱い飲み物がいきなり上あごと歯ぐきのすき間に入るのではなく、くちびる（最も温度に敏感です）に触れてから飲み込むので、やけどをすることはあまり多くありません。

しかし入れ歯に慣れないうちはいきなり熱い飲み物をガブッと飲むのではなく、さましながら注意して飲むとよいでしょう。入れ歯に慣れていくうちに、どのくらいさませばよいかわかるようになるので心配はご無用です。

介助して食べさせてあげるときは、介助者が相手の食べる様子をさりげなく観察しながら適切な温度であるか注意をしましょう。

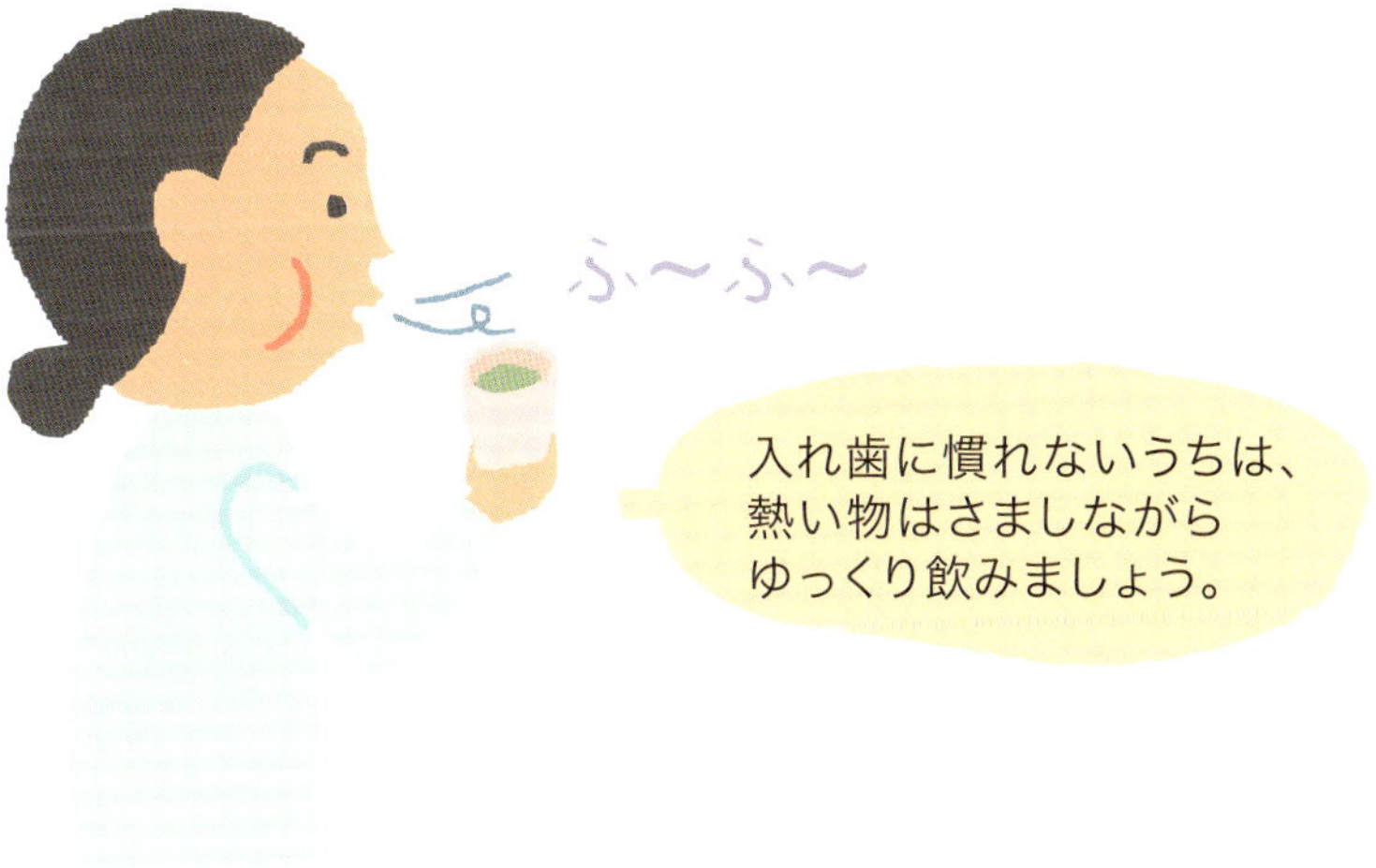
ふ〜ふ〜
入れ歯に慣れないうちは、熱い物はさましながらゆっくり飲みましょう。

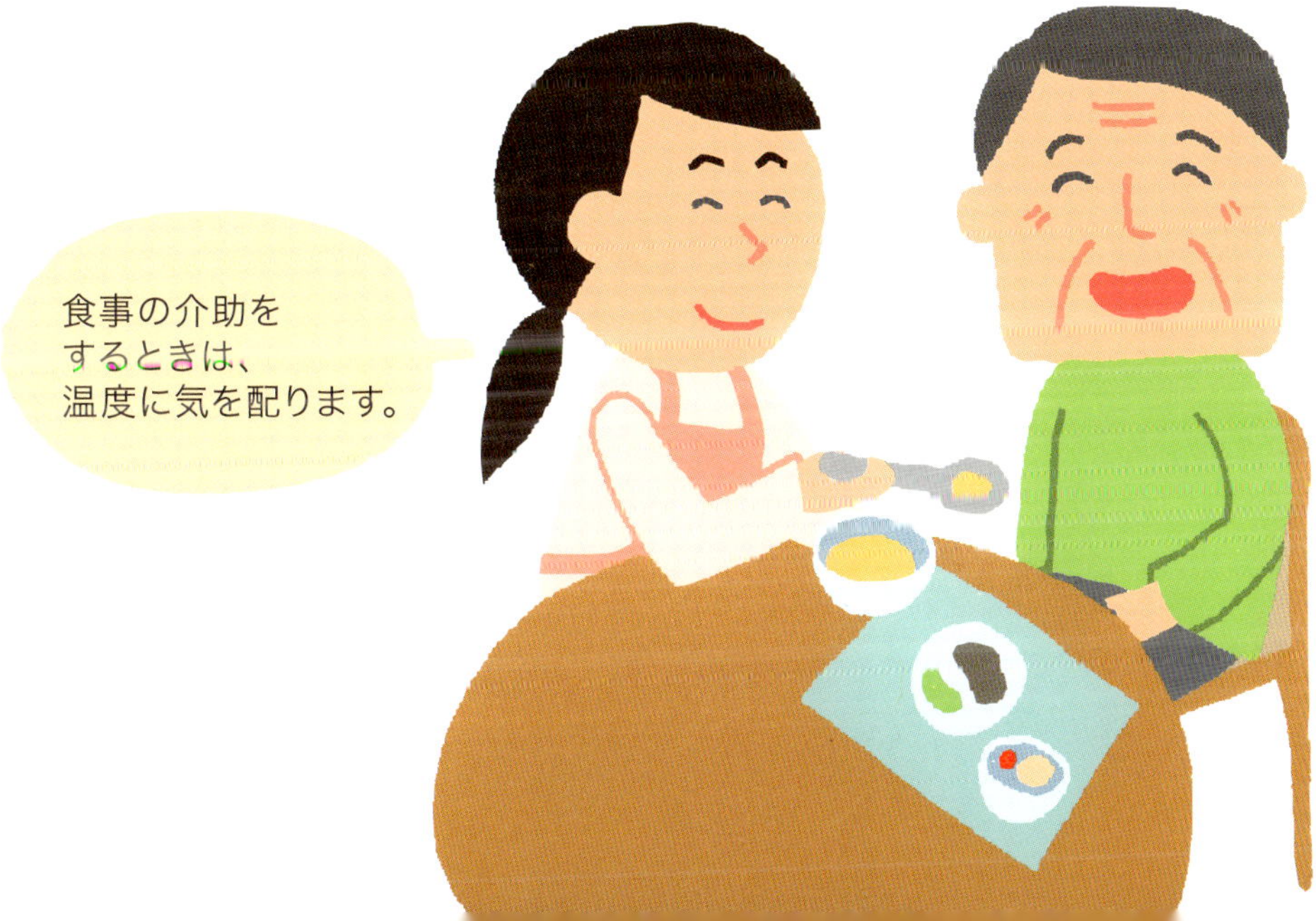
食事の介助をするときは、温度に気を配ります。

長年入れ歯を使っているかたに

Q15

最近、いちごやキウイの
種が入れ歯の
すき間に入って
痛くて飛び上がるほどです。
どうすれば入らなく
なりますか。

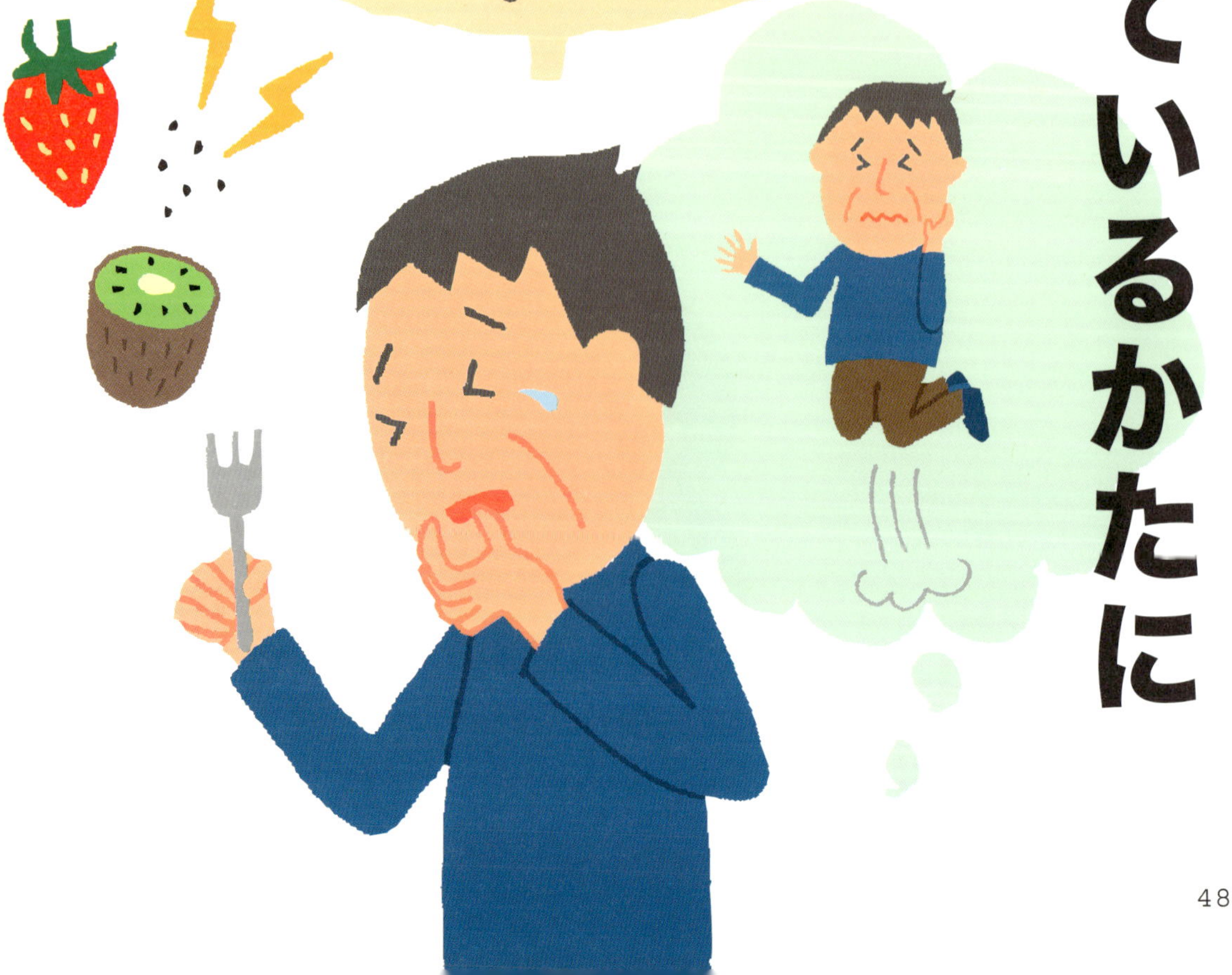

A

まずは、正しい姿勢で食べてみてください。

姿勢よく食べていますか。うつむき加減で食べていると入れ歯と歯ぐきのすき間に食べ物が入り込んで痛むことがあります。猫背でもすき間ができるので、口に食べ物を入れたら正面を見て食べてください。向かい合った家族の顔を見ながら食べるとか、テレビを見るように顔を上げましょう。ただテレビに見とれて飲み込みに注意がいかないとむせることがあるので気をつけてください。

それでも粒々したかたいものが入れ歯のすき間に入るようでしたら、入れ歯が合っていないことが考えられますので、歯医者さんに相談してください。調整をすることで、飛躍的によくなることもあります。定期的に検診を受けて、つねにしっかり噛めるようにしておきましょう。

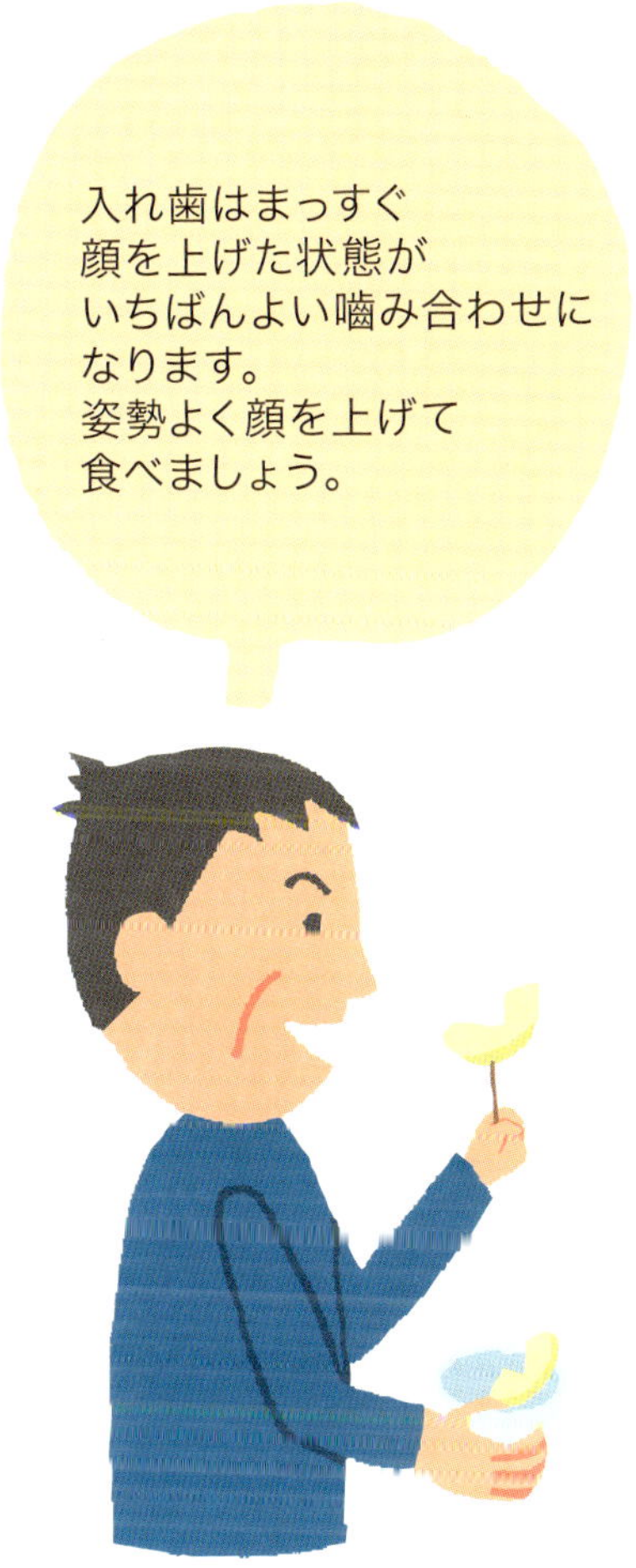
入れ歯はまっすぐ
顔を上げた状態が
いちばんよい噛み合わせに
なります。
姿勢よく顔を上げて
食べましょう。

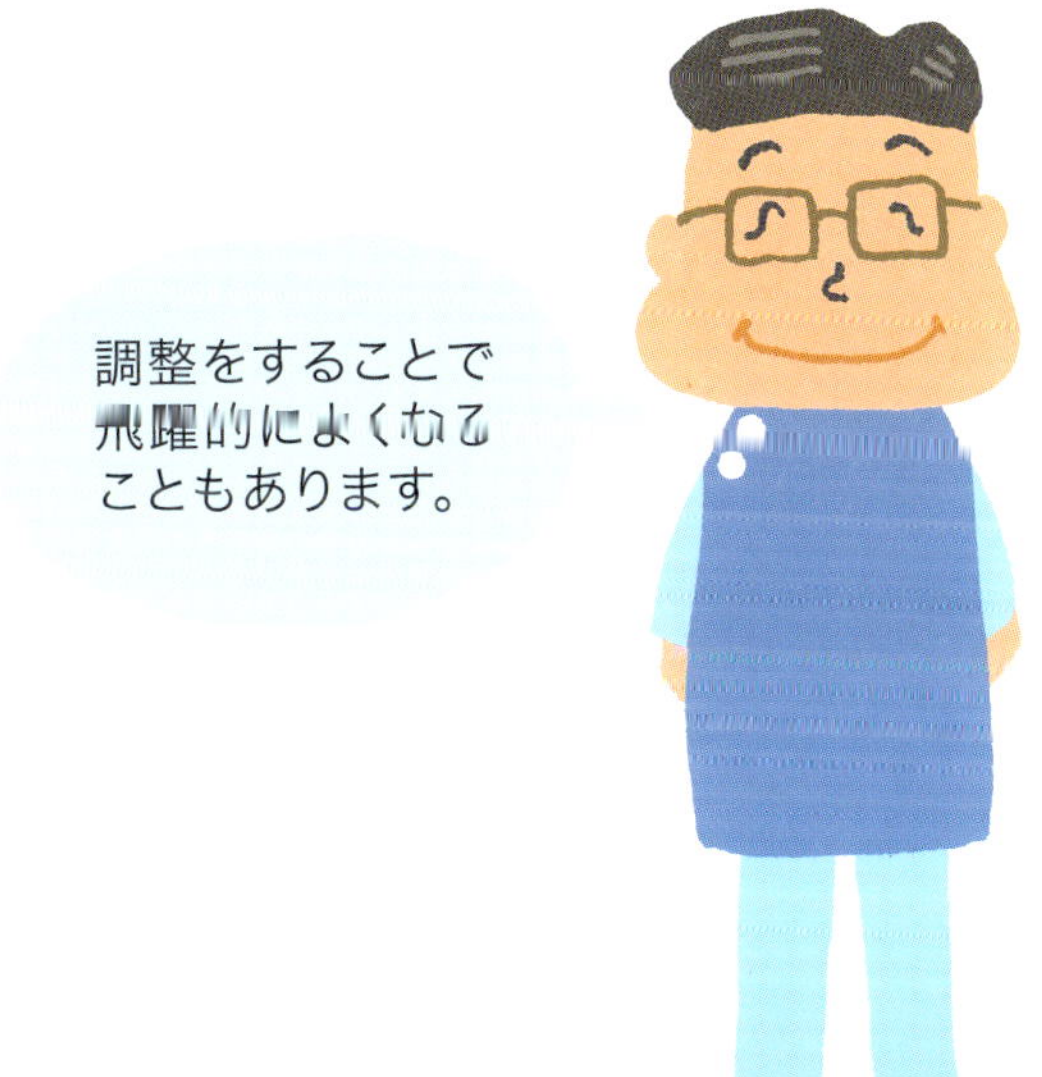
調整をすることで
飛躍的によくなる
こともあります。

Q16

上の入れ歯は
いいのですが、
下の入れ歯の調子が
いまひとつです。
すっきり食べたいのですが。

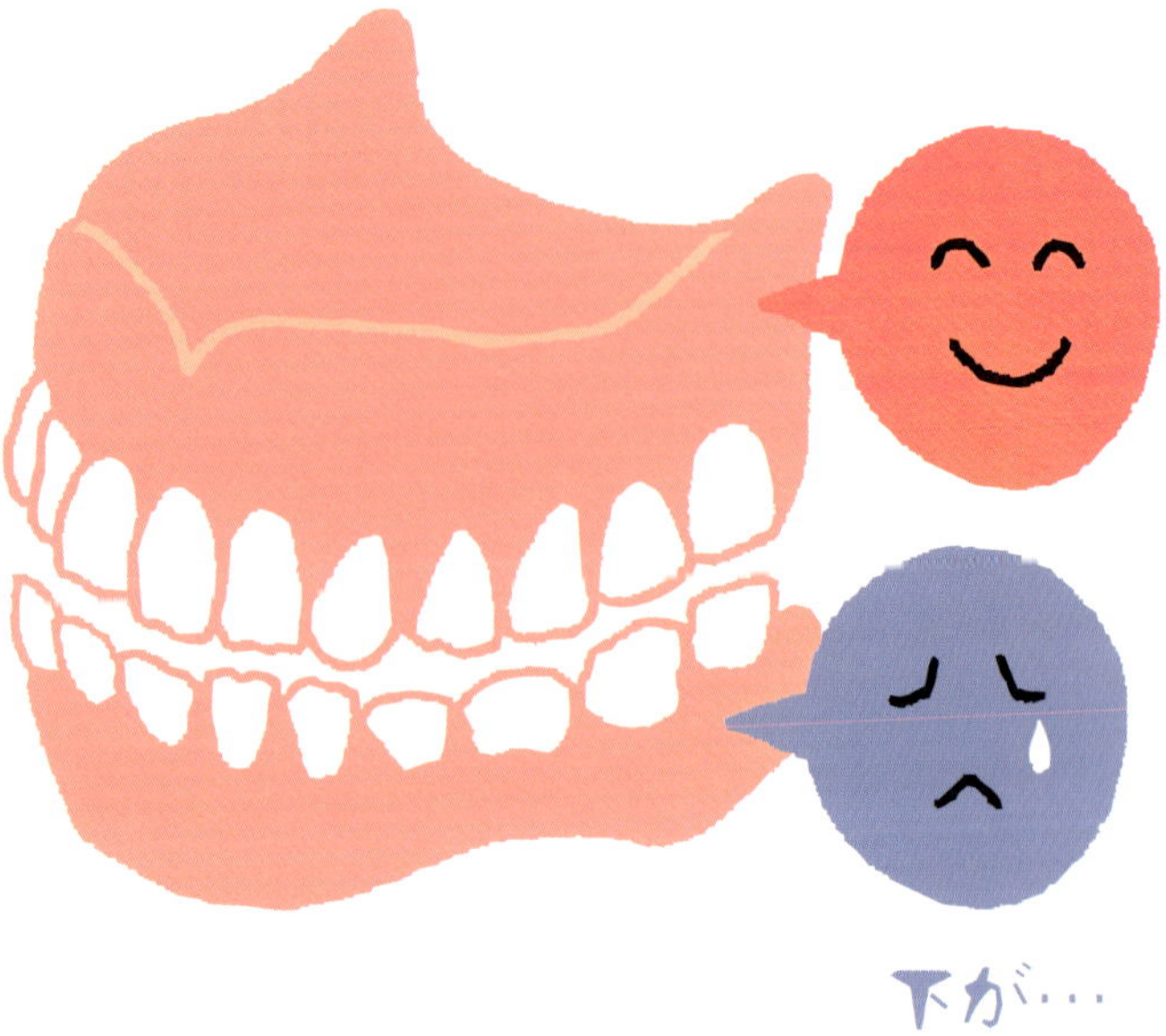

A 上の入れ歯と下の入れ歯とでは、違いがあるのです。

総入れ歯は、唾液《だえき》という水分によって上の入れ歯は上あごと歯ぐきに、下の入れ歯は歯ぐきにぴったりくっついています。上の入れ歯は接する面積が大きいので比較的安定がよいのですが、下の入れ歯は接する面積が小さく、上ほど安定性がよくありません。さらに舌で入れ歯を動かしてしまうこともあります。また、あごの骨は歯を失うと役目を終えてだんだんとやせてきますが、下のあごの骨のほうが上の骨よりもやせやすい傾向があるようです。こういった理由から、「下の入れ歯は調子が悪い」と感じてしまうようです。

　よく「上の入れ歯は今回作ったものがよいけれど、下の入れ歯は前に作ったもののほうがよいのでそれで食べている」というかたがいます。上下別々でも、噛み合わせをきちんと調整することが可能な場合がありますから、両方の入れ歯を持って歯医者さんに相談してください。それですっきり食べられることもあります。

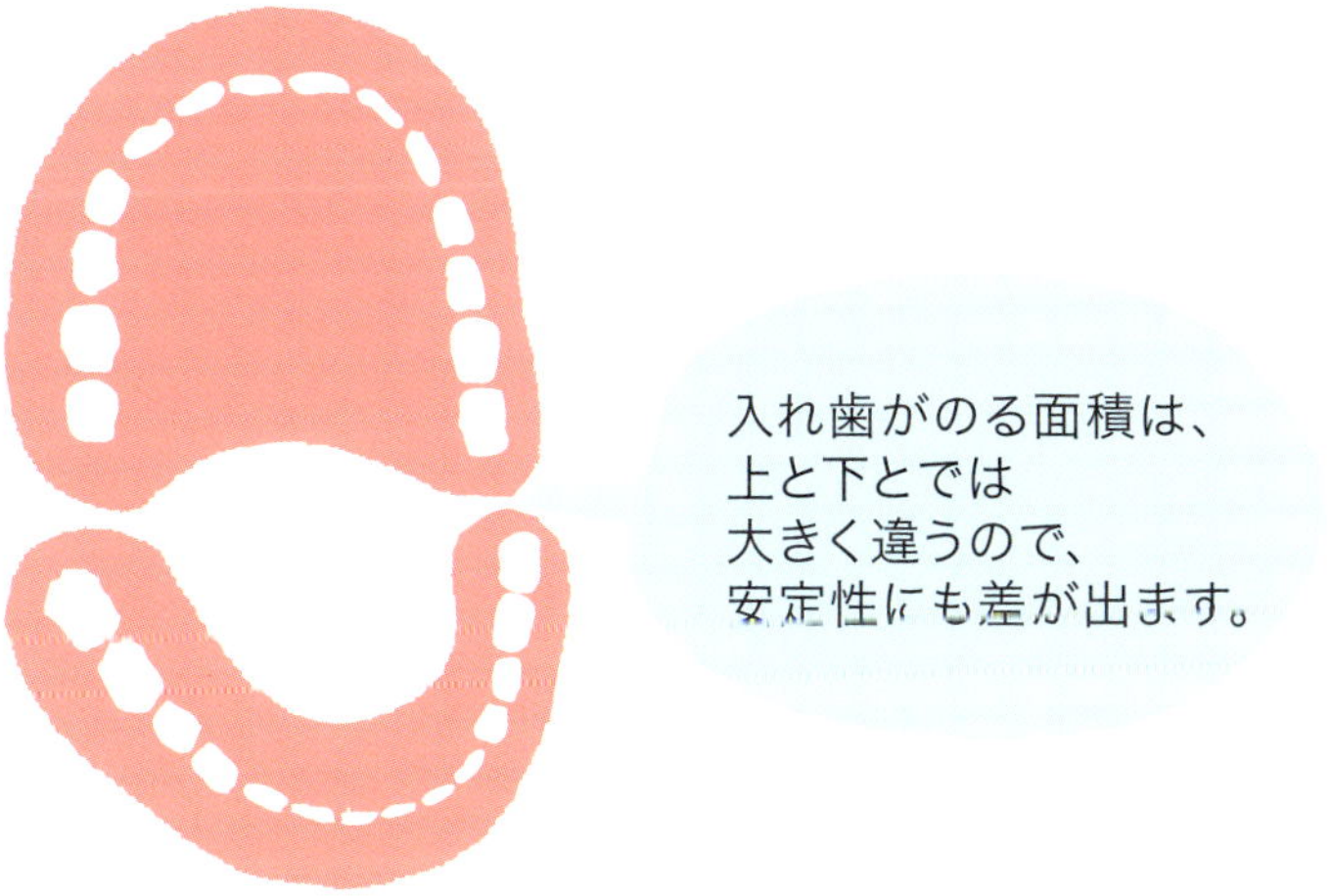
入れ歯がのる面積は、
上と下とでは
大きく違うので、
安定性にも差が出ます。

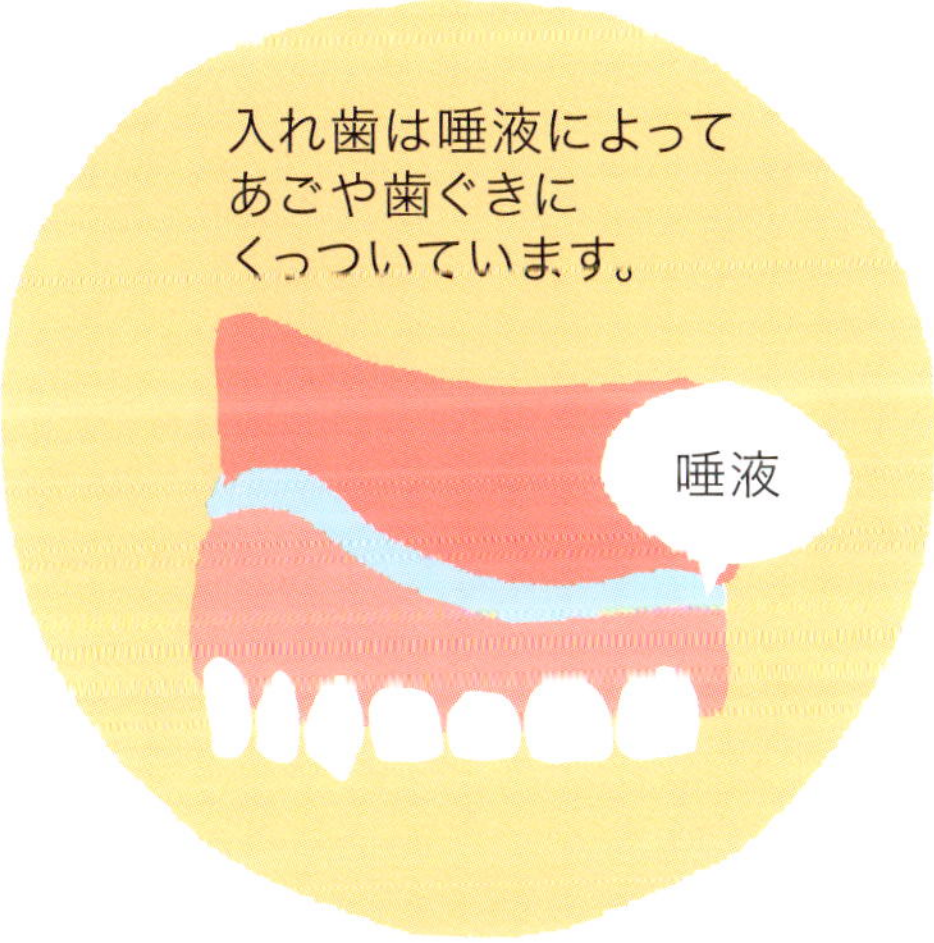
入れ歯は唾液によって
あごや歯ぐきに
くっついています。
唾液

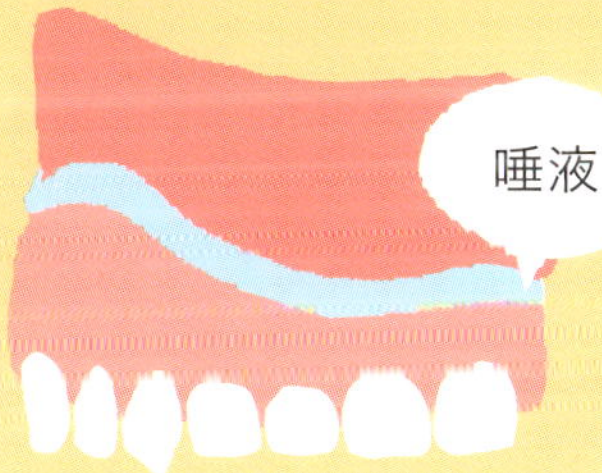

下の入れ歯は、舌の運動で
動かしてしまうことがあります。

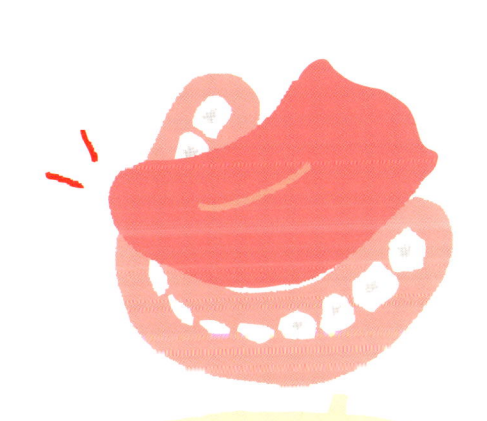

Q17

入れ歯は1度作れば一生ものでしょうか。

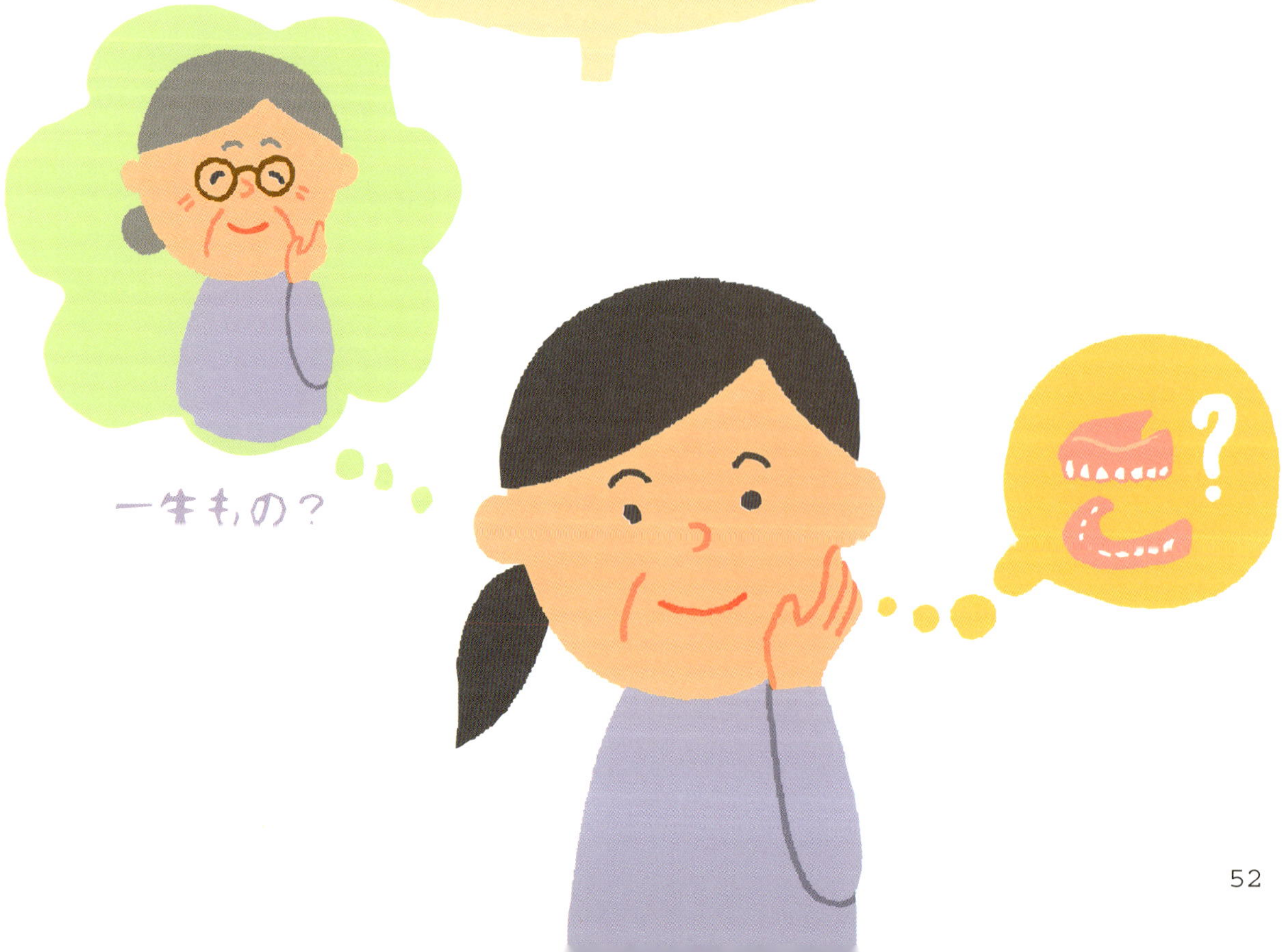

A

あごの骨がやせて、合わなくなることも多いようです。

あごの骨や歯ぐきは、年齢とともに、また歯を失うことでゆっくりとやせていきます。病気などで体重が著しく減少したときも、あごがやせてしまうので入れ歯が合わなくなります。

入れ歯の素材によっては、長く使っていると、噛み合わせの部分がすり減って噛み切りにくくなることもあります。以前食べられたものが最近食べられなくなった場合、すり減ったことが原因かもしれません。また、入れ歯にも歯石がつき、自分ではなかなかとれません。

こうした不ぐあいは、歯医者さんで治してもらえることもありますので、相談してみましょう。一般的には、入れ歯を快適に使うためには3～4年に1度くらいは作りかえたほうがいいようです。

長もちさせるには、定期的に歯の検診を受けるとよいでしょう。検診の間隔は歯医者さんと相談して決めてください。

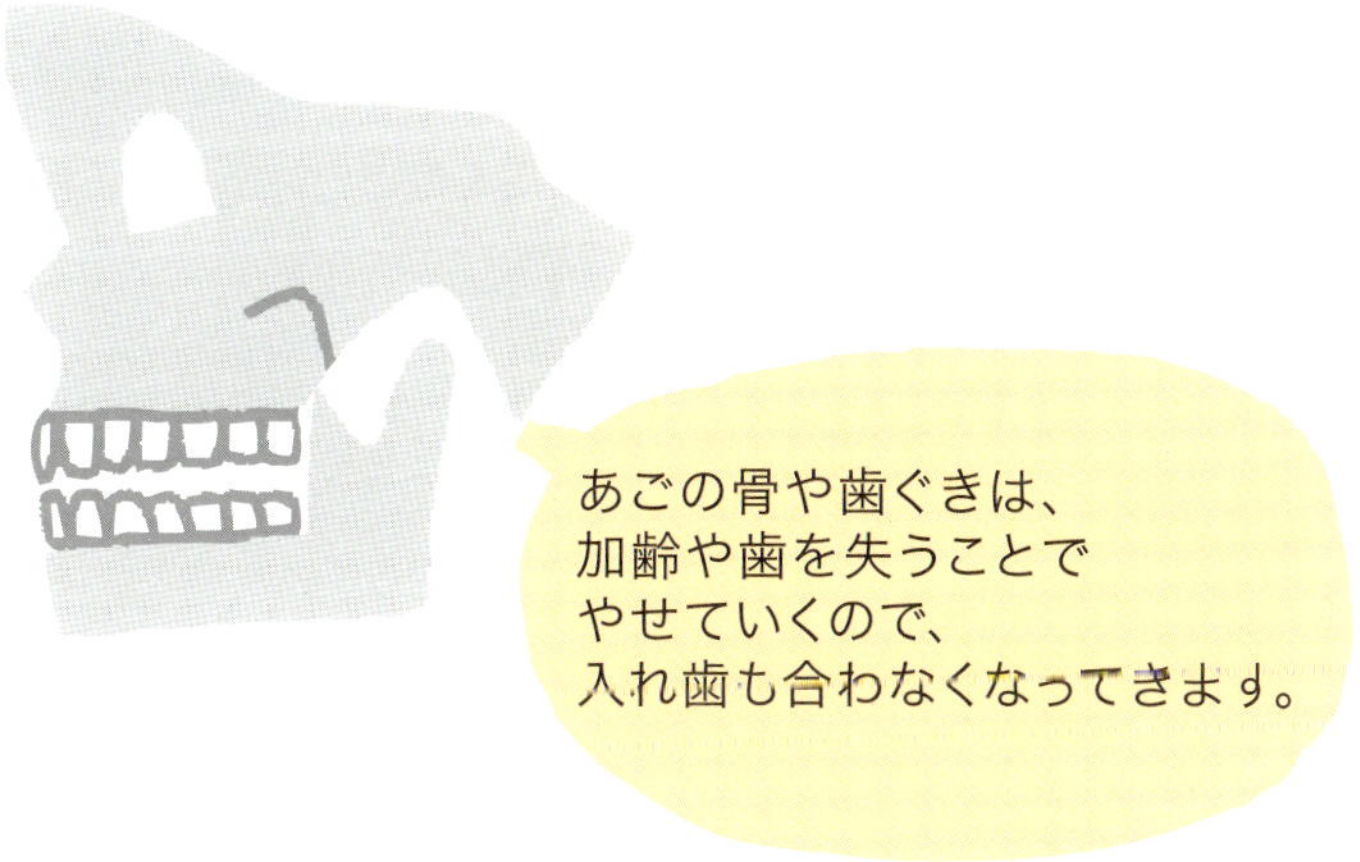
あごの骨や歯ぐきは、
加齢や歯を失うことで
やせていくので、
入れ歯も合わなくなってきます。

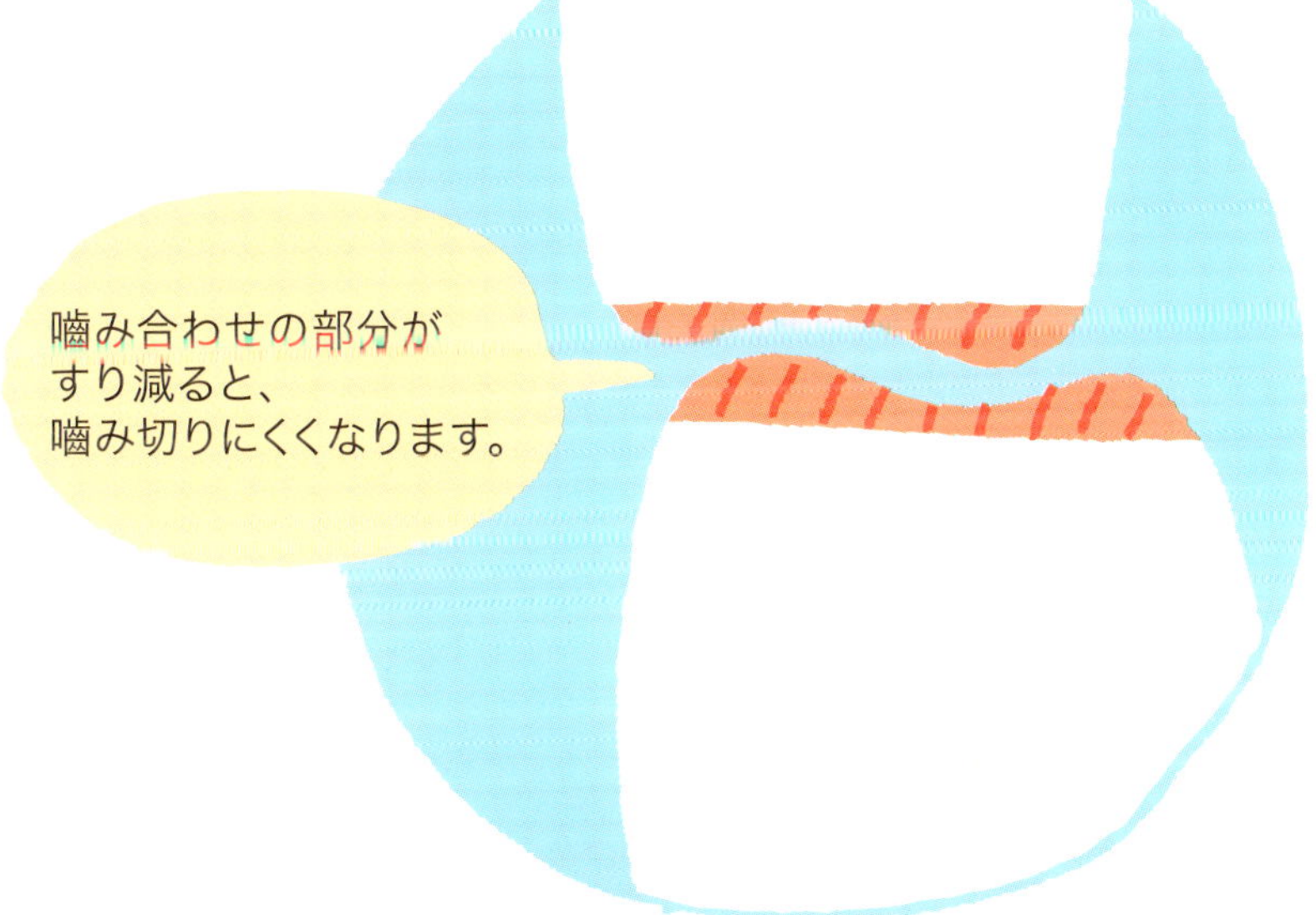
噛み合わせの部分が
すり減ると、
噛み切りにくくなります。

Q18

入院をきっかけに
入れ歯を使わなくなり、
久しぶりに入れたら
歯ぐきが痛みます。
使っていれば慣れますか。

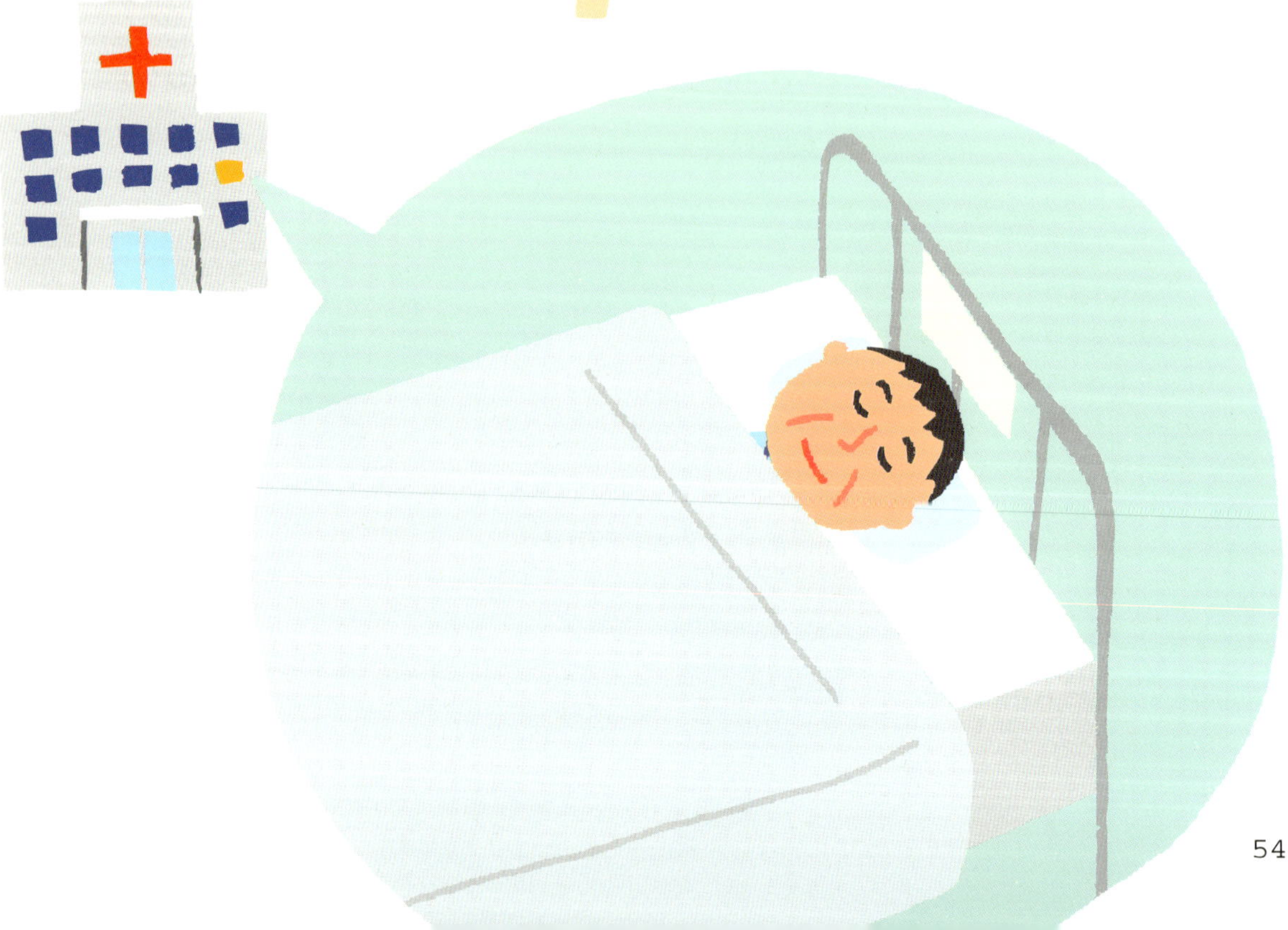

A

痛みがある場合は、まず歯医者さんで調整してもらいましょう。

病気や環境の変化のせいで体重が減少すると、あごもやせて入れ歯が合わなくなることがあります。また、しばらく入れ歯を入れていなかった間に、残っている自分の歯が動いてしまうこともあります。

入れ歯なしで食事をしていたり、噛む必要のない食事だけをとっていたりすると、入れ歯を使う気持ちになれないこともあります。

噛むことは唾液《だえき》を出させるためにも効果的です。唾液には抗菌物質も含まれているので、口の中を清潔に保ちます。食べ物をおいしく味わうのにも唾液は欠かせません。噛んで細かくなった食べ物が唾液と混ざると、飲み込みやすいかたまりになります。

また、よく噛んで食べ物を口の中で細かくして胃に送ることで、胃での消化を助けてくれます。

合わない入れ歯は、歯医者さんで調整してもらい、きちんと合った入れ歯を入れて、1章の①〜④のステップ〈**初めての入れ歯トレーニング**〉（6㌻）をしてからゆっくり慣らしていきましょう。

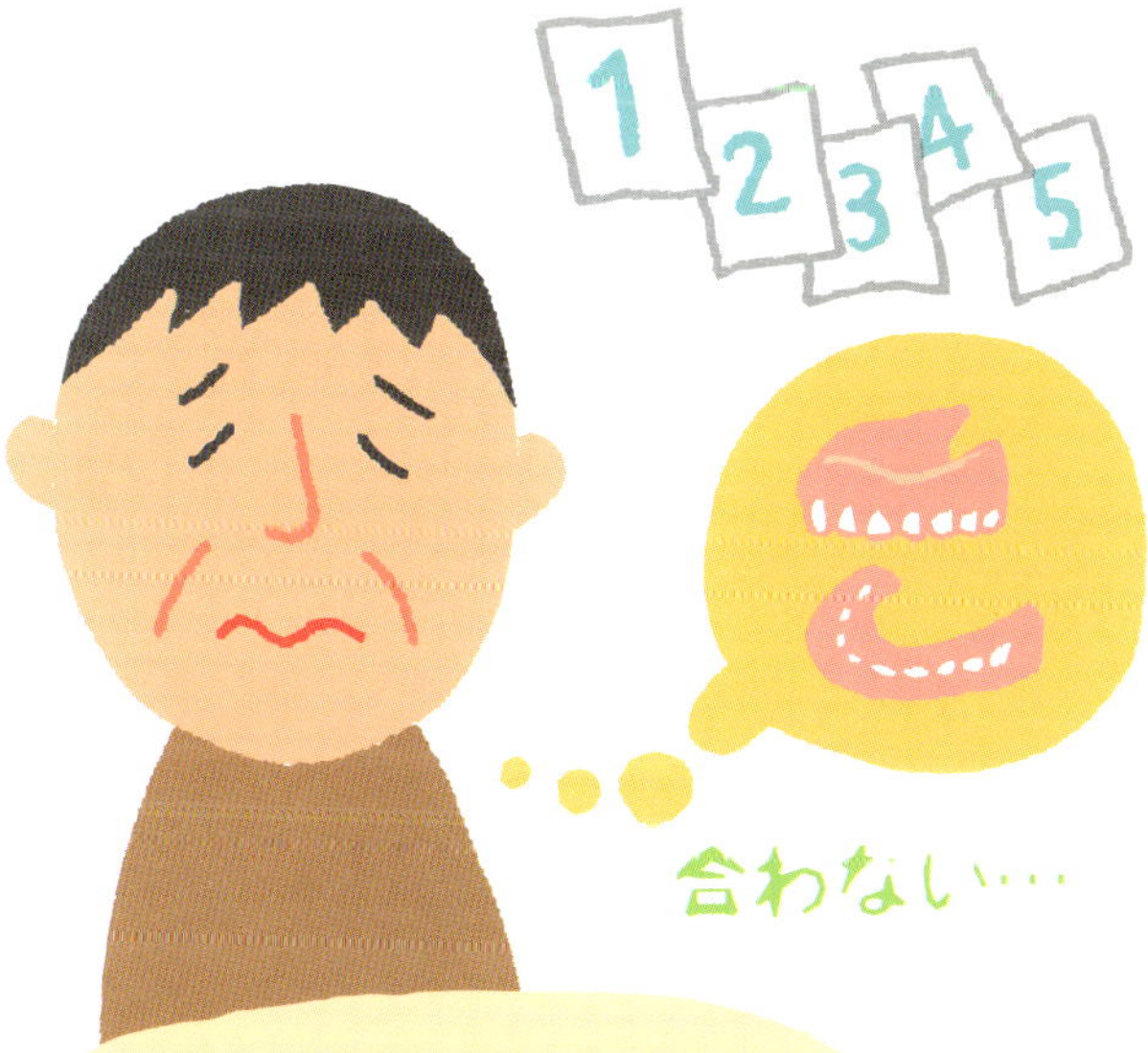

しばらく入れ歯を使わない間に、入れ歯が合わなくなって使う気になれないことがあります。

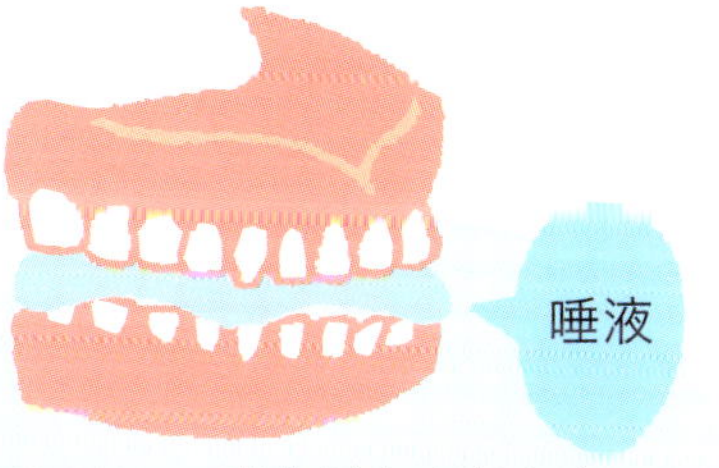

噛むことで唾液がよく出ます。唾液には、口の中を清潔に保ち、消化を助ける働きがあります。

Q19

家族にすすめられて
新しい入れ歯を作り、
きちんと噛めるように
歯医者さんに
合わせてもらったけれど、
使う気になれません。

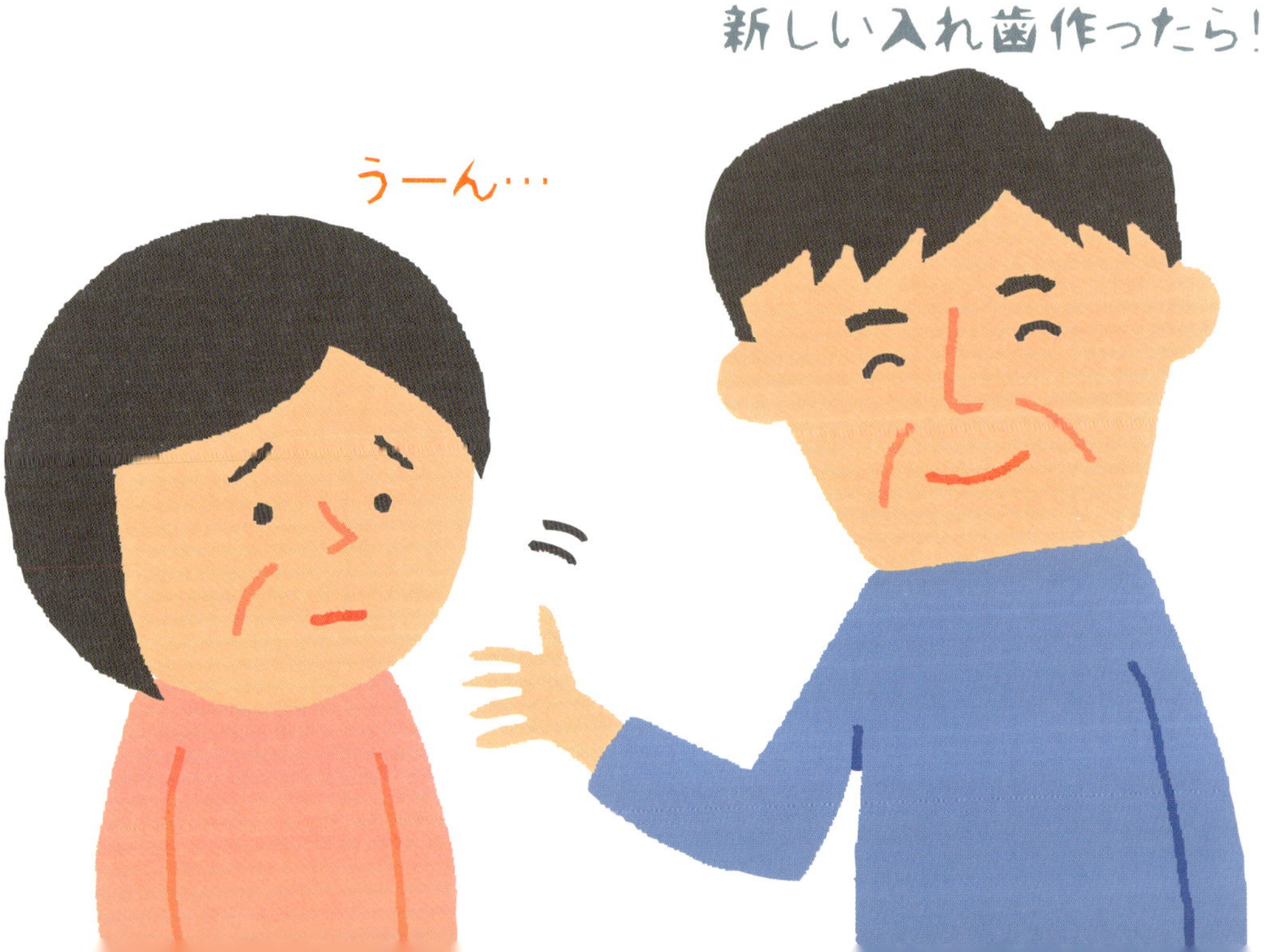
新しい入れ歯作ったら!
うーん…

A

今の食事に満足していれば、そのままでも。

自分は今までの入れ歯で満足しているのに、気が進まないままに新しい入れ歯を作った場合、結局それまでの入れ歯のほうがよかったということがあります。やわらかくてもおいしい食事がとれるなら、自分の気持ちを優先に考えてよいのではないでしょうか。そのうえで、好物が食べにくかったり、昔食べた懐かしい料理が食べられなかったりして残念な気持ちになったときに、新しい入れ歯を試してみてもよいですね。

また、使う気になれない理由がしゃべりづらいとか、舌ざわりが気になるとかということであれば、解決する方法もいろいろあります。歯医者さんに相談してみましょう。

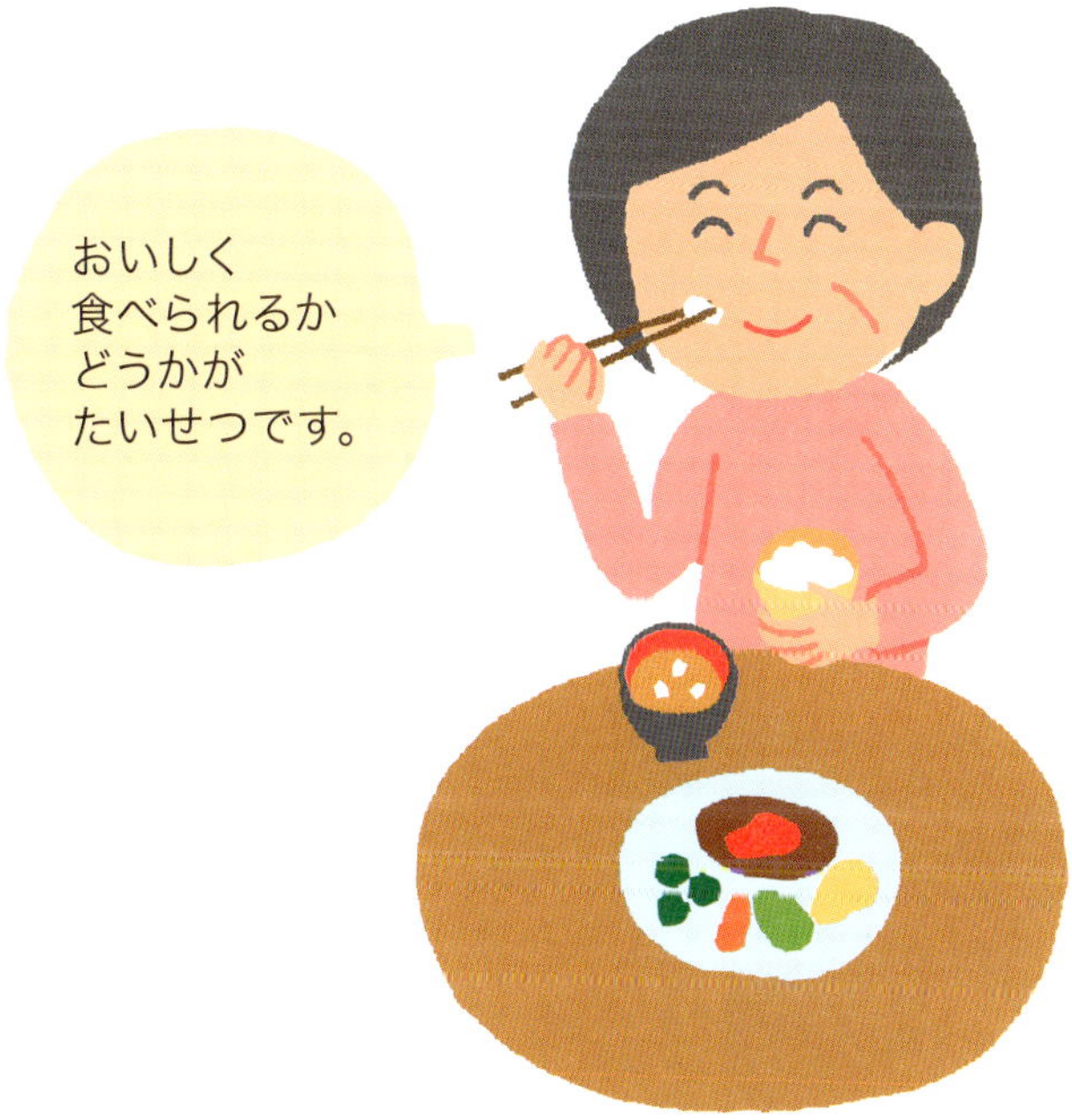
おいしく
食べられるか
どうかが
たいせつです。

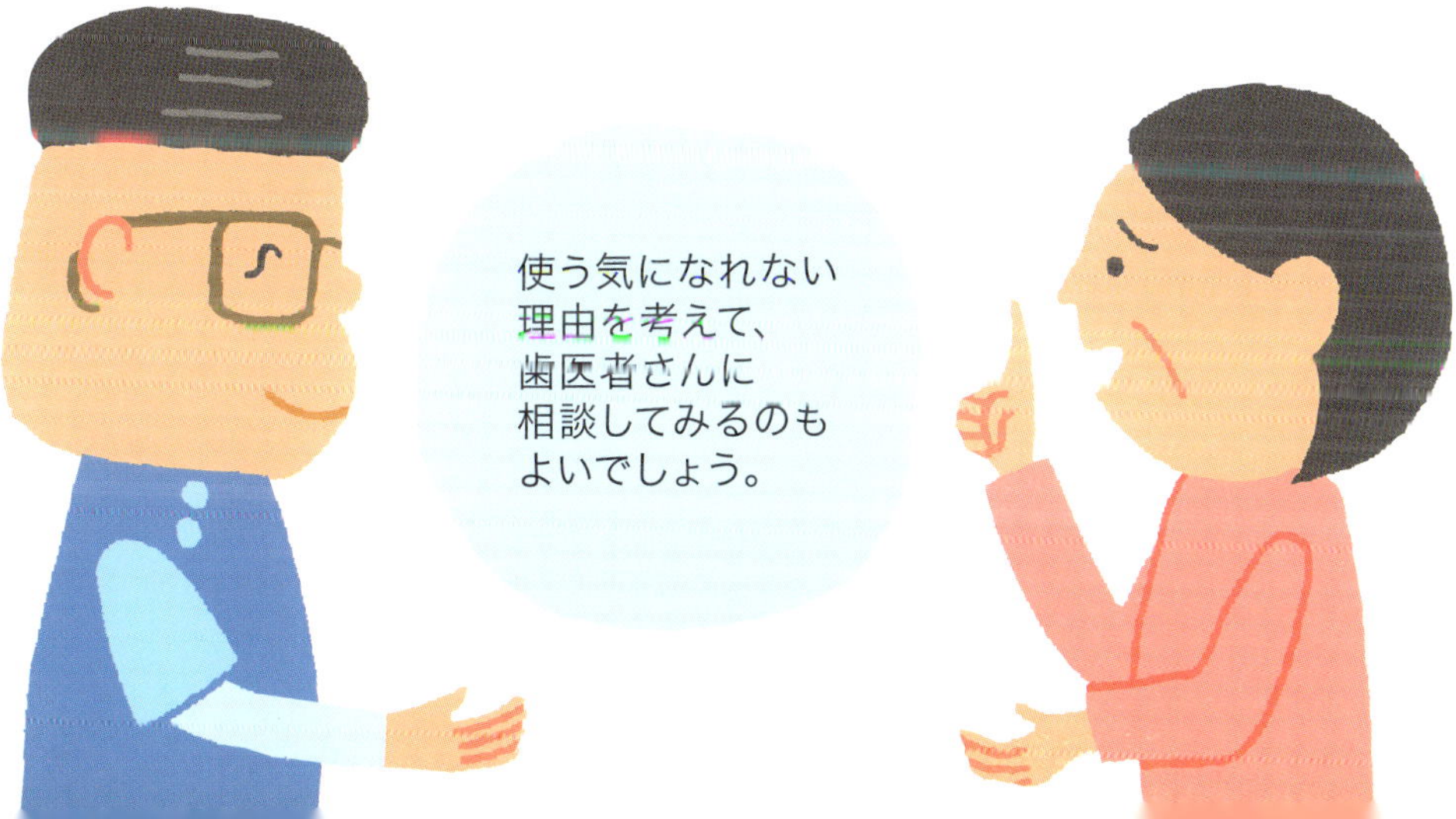
使う気になれない
理由を考えて、
歯医者さんに
相談してみるのも
よいでしょう。

Q 20

つい、くせで
部分入れ歯を
はめたりはずしたりして
しまうのですが、
自分の歯に負担が
かかったり
しないでしょうか。

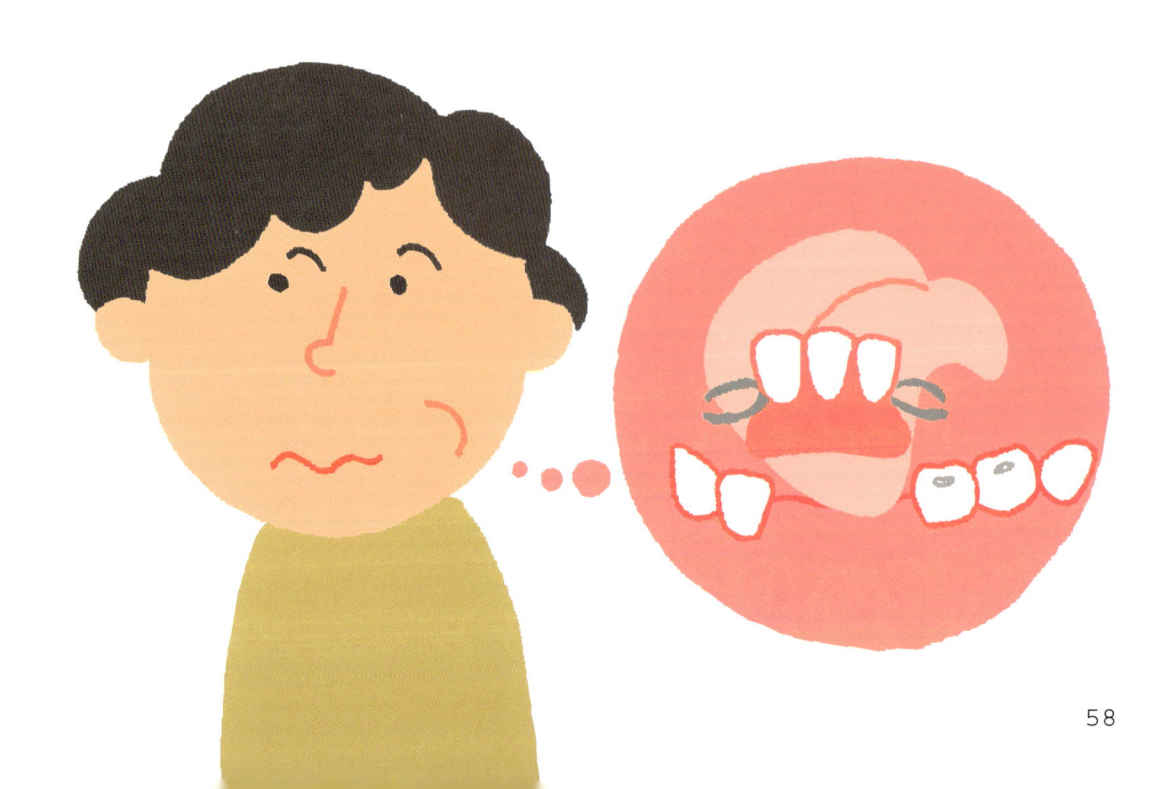

A

ぴったり合うように調整してもらいましょう。

自分の手で、洗うためではなく、舌でカチャカチャはめたりはずしたりするということなら、部分入れ歯が自分の歯とぴったり合っていないのでしょう。

小さな部分入れ歯を無意識にはめたりはずしたりしていると、誤って飲み込んで金属のバネ（クラスプ）で食道を傷つけたり、のどに詰まらせたりする危険性があります。また、はずしたまま残った自分の歯だけで噛んでいると、自分の歯が移動してしまうことがあります。

できるだけ早く歯医者さんに行き、ぴったり合わせてもらいましょう。クラスプをしめるだけで解消することが多いようです。

なお、入れ歯をみがくさいの出し入れくらいでは、自分の歯に負担をかけることはありません。食後にはかならず入れ歯をはずして洗い、自分の歯も忘れずにみがきましょう。

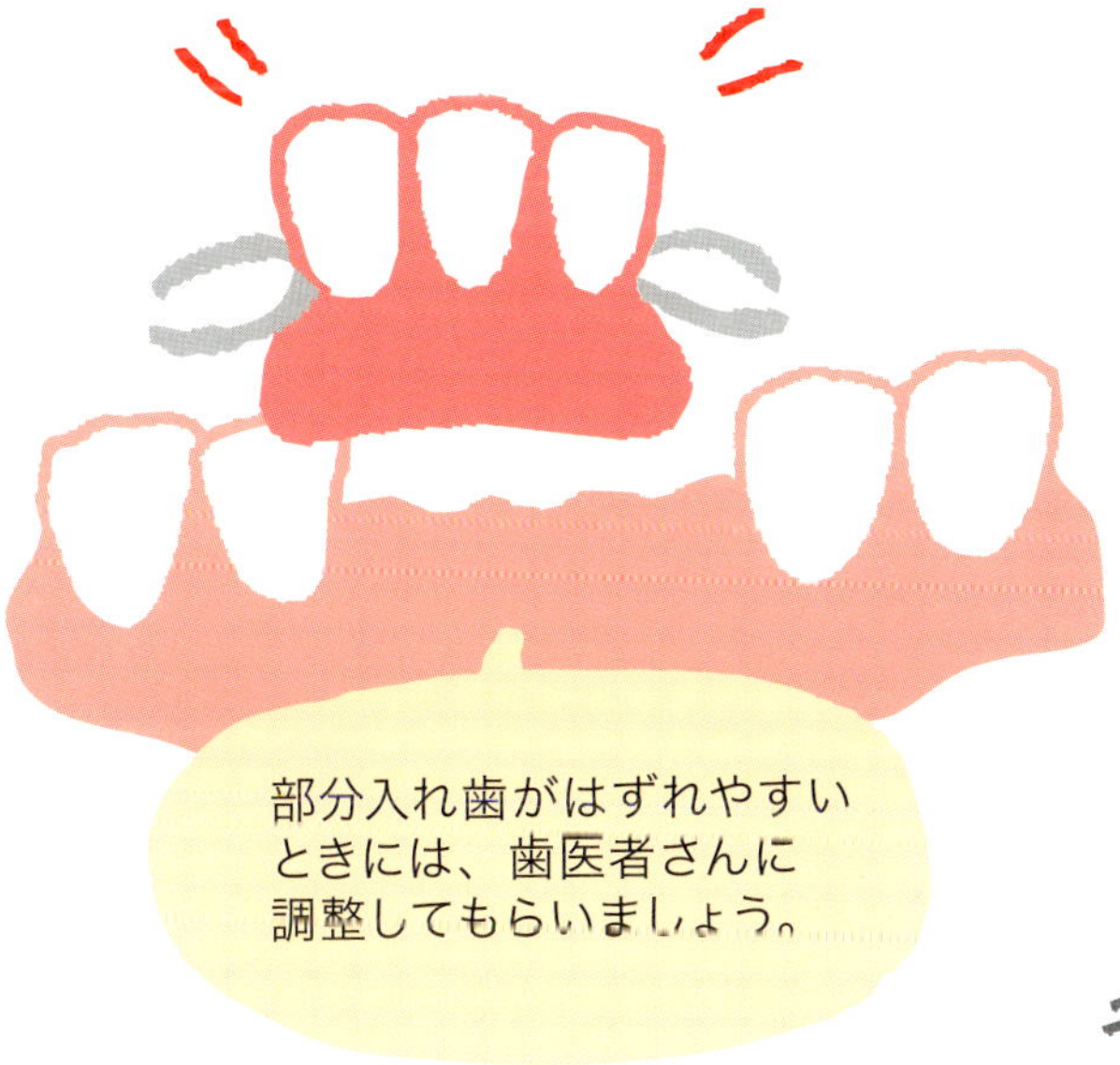
部分入れ歯がはずれやすいときには、歯医者さんに調整してもらいましょう。

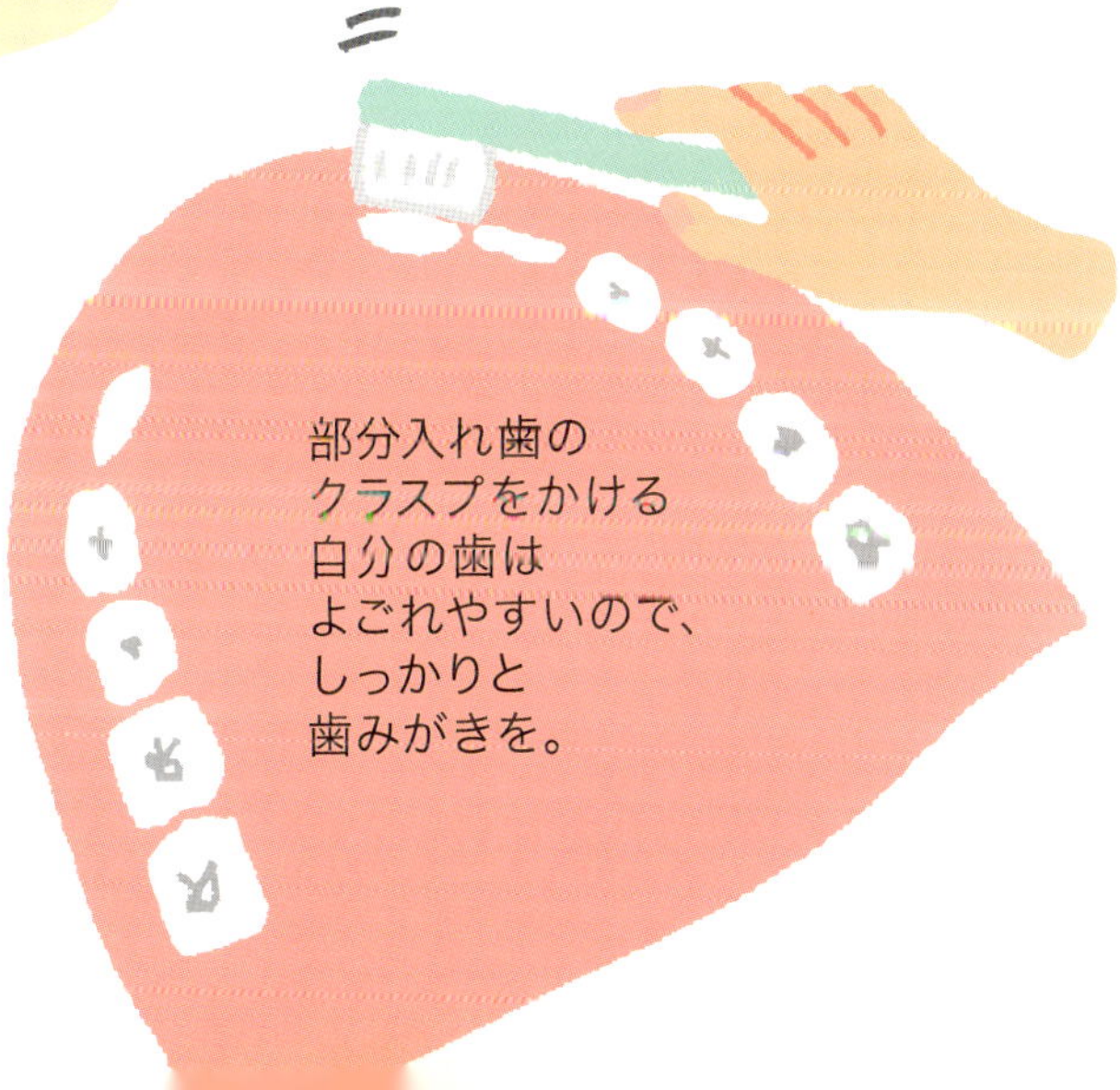
部分入れ歯のクラスプをかける自分の歯はよごれやすいので、しっかりと歯みがきを。

第3章

〜介護の現場から〜

噛む力に合わせて しっかり食べて、元気に暮らす

菊谷 武

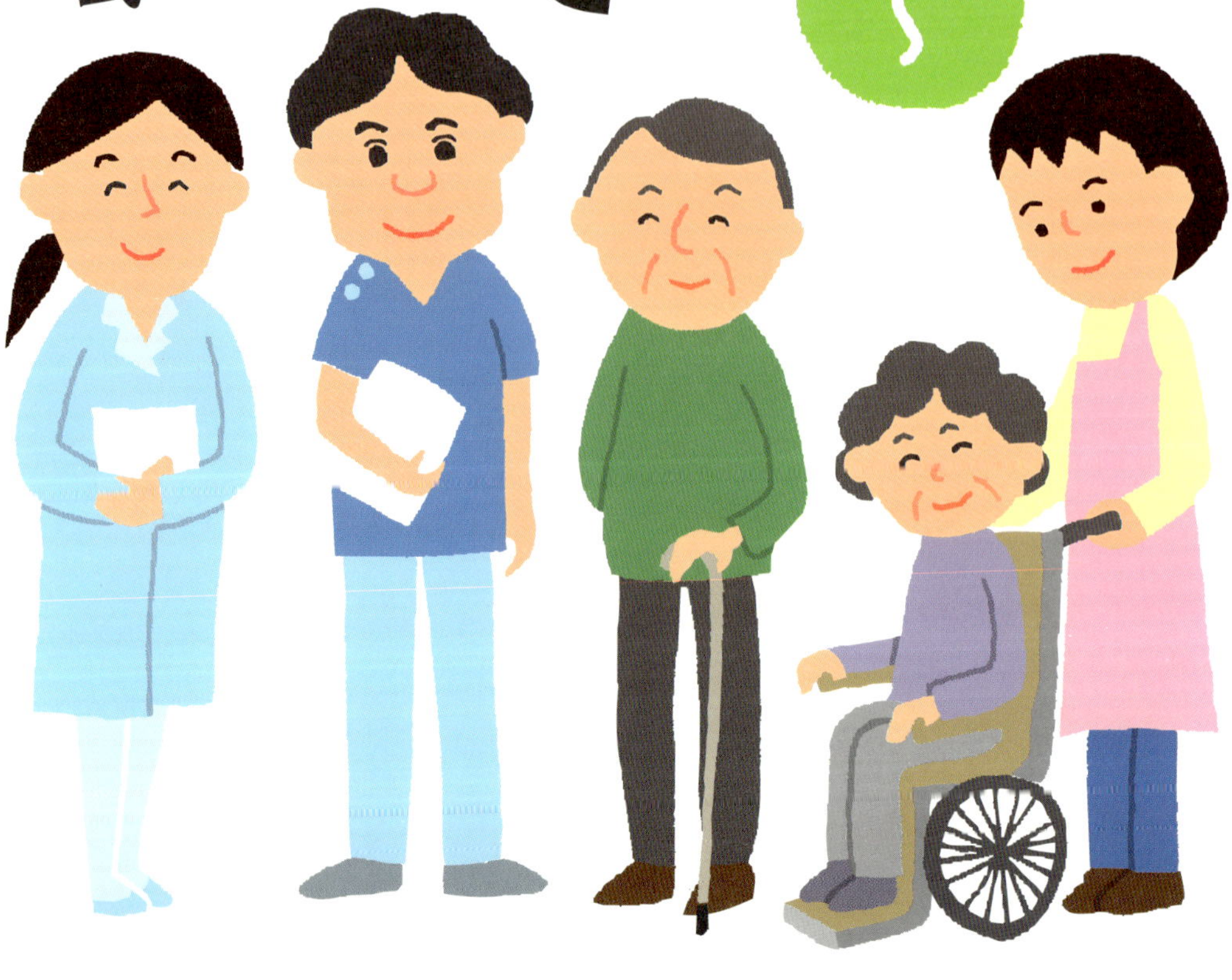

「サルコペニア」という言葉をご存じでしょうか？　高齢者に頻繁に見られる筋肉量の減少のことで、全身の筋肉が減少した場合には、歩くことが困難になったりします。同様に口の中の筋肉量が減少した場合には、口の機能、すなわち噛むことや飲み込むことが困難になります。

このサルコペニアの原因として、口腔機能の低下があげられています。サルコペニアによる全身の筋肉の減少は、口腔の筋力の低下にもつながり、それによって充分な食事がとれなくなると、栄養不足からさらなる筋肉量の減少といった、サルコペニアをとり巻く「負のスパイラル」を形成することになります。最近では、メタボリックシンドロームに代表される「栄養のとりすぎ」について多く話題に上ります。その影響か、**栄養がしっかりととれないことへの問題は充分には知られていません。**

それは、口の機能を支える私たちの現場でも同じことです。**高齢者の栄養不足を解消するには、本人の「食べる能力」を正確に把握することが重要です。**まずは、口の中の入れ歯や噛んだり飲み込んだりする状態に目を向けてみてください。そして、本人の噛む力、食べる力に合わせた食べ方で食事を提供してください。

「しっかり食べて、元気に暮らす」を実現するために、この章を利用していただければ幸いです。

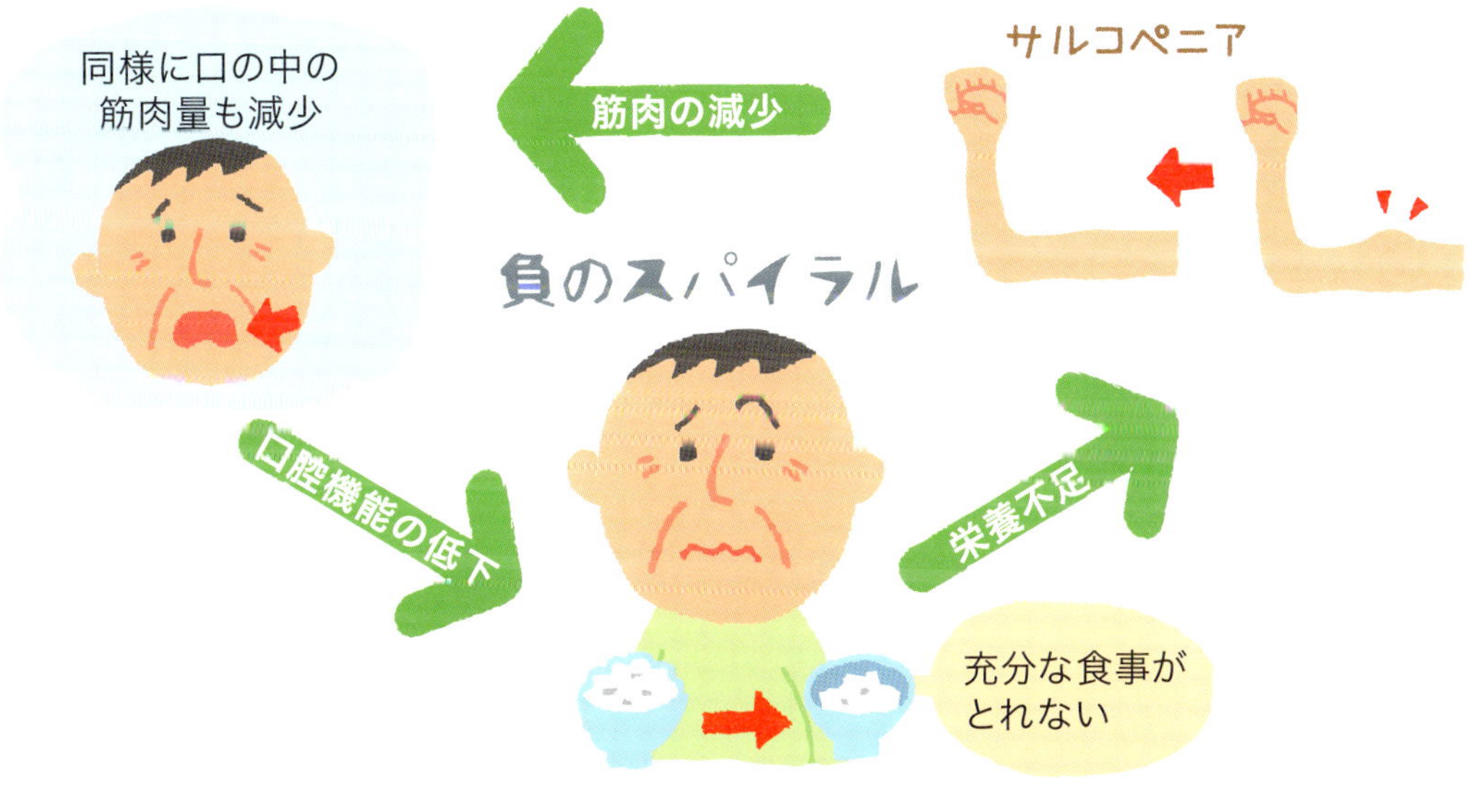

噛む力って!?

じょうぶな歯があるだけでは、噛めない

噛む力は、歯や入れ歯の状態だけでは決まりません。

たとえば裂きイカを目の前でどなたかに食べてもらい、口の動きを確認してみましょう。くちびると前歯でとらえた裂きイカをすぐさま自分の噛むのに得意な側の奥歯の上に、舌とくちびるを使って運ぶ様子が観察できます。同時に、下あごも噛む側にねじれるように動き、噛む側の口角は横にしっかり引けているのがわかります。

この一連の動きは私たちが「形のしっかりある物」を噛むときには、絶対に必要な動きです。

では、ヨーグルトを一口、口の中に入れるとどうでしょう。舌はヨーグルトをのどに送り込むために前後に動くのみで、横の動きは見られません。口角の引きは左右同時に見られます。

このように、私たちは、「噛まなければいけない食品」を食べるときは噛み、「噛まなくてもいい食品」を食べるときには、そのまま飲み込むといったぐあいに、**食べ物によって口の動かし方を変えています。また、その判断は、食べ物を見た時点である程度予想をつけ、さらに口元にとらえた時点でその確認を行なっています。**

ふだん、なにげなく行なっている「噛むこと」は、脳の働きや、口の細かい動きによって支えられているのです。

年をとって、体が思うように動かなくなったり、脳卒中などで運動のコントロールが困難になったり、口の中の運動にマヒが出たりすると、**たとえじょうぶな歯があっても「噛むこと」が困難になるのです。**

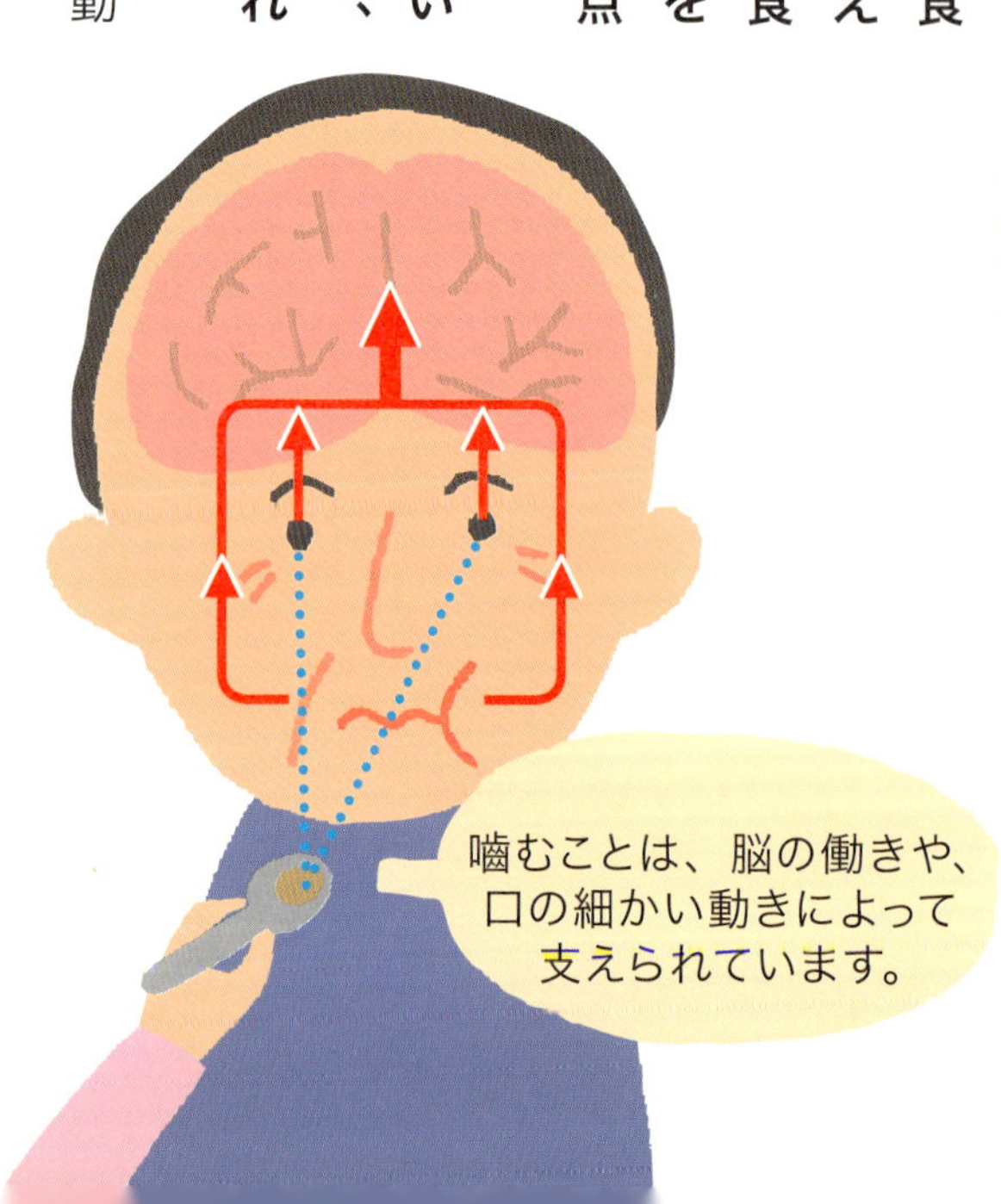
噛むことは、脳の働きや、
口の細かい動きによって
支えられています。

噛む力がないと、飲み込めない

私たちが食べ物をじょうずに飲み込むためには、口からのどに向かって食べ物を送り出す強い力が必要です。

食べ物には粘りけが強いものやかたいものなど、飲み込むのに非常に強い力が必要なものがあります。もし、飲み込むときに充分な力がのどにかけられないと、のどの中にこれらの食べ物が残ってしまい、息をする通路をふさぎ、窒息といった事態を招きます。

それを防ぐために、**私たちは食べ物を噛んで形を変化させることで、弱い力でも飲み込むことができるのです。**

また、食べ物を飲み込むさいには、気管内に入り込まないように（食べ物が気管にまちがって入ってしまうことを誤嚥《ごえん》といいます）、一瞬息を止めます。この息を止めていられる時間はわずかに0.5秒ほどで、口はその間にタイミングよくのどに食べ物を送り込まなければなりません。

口が口の中の食べ物の動きをコントロールできて初めてうまく飲み込めるのです。

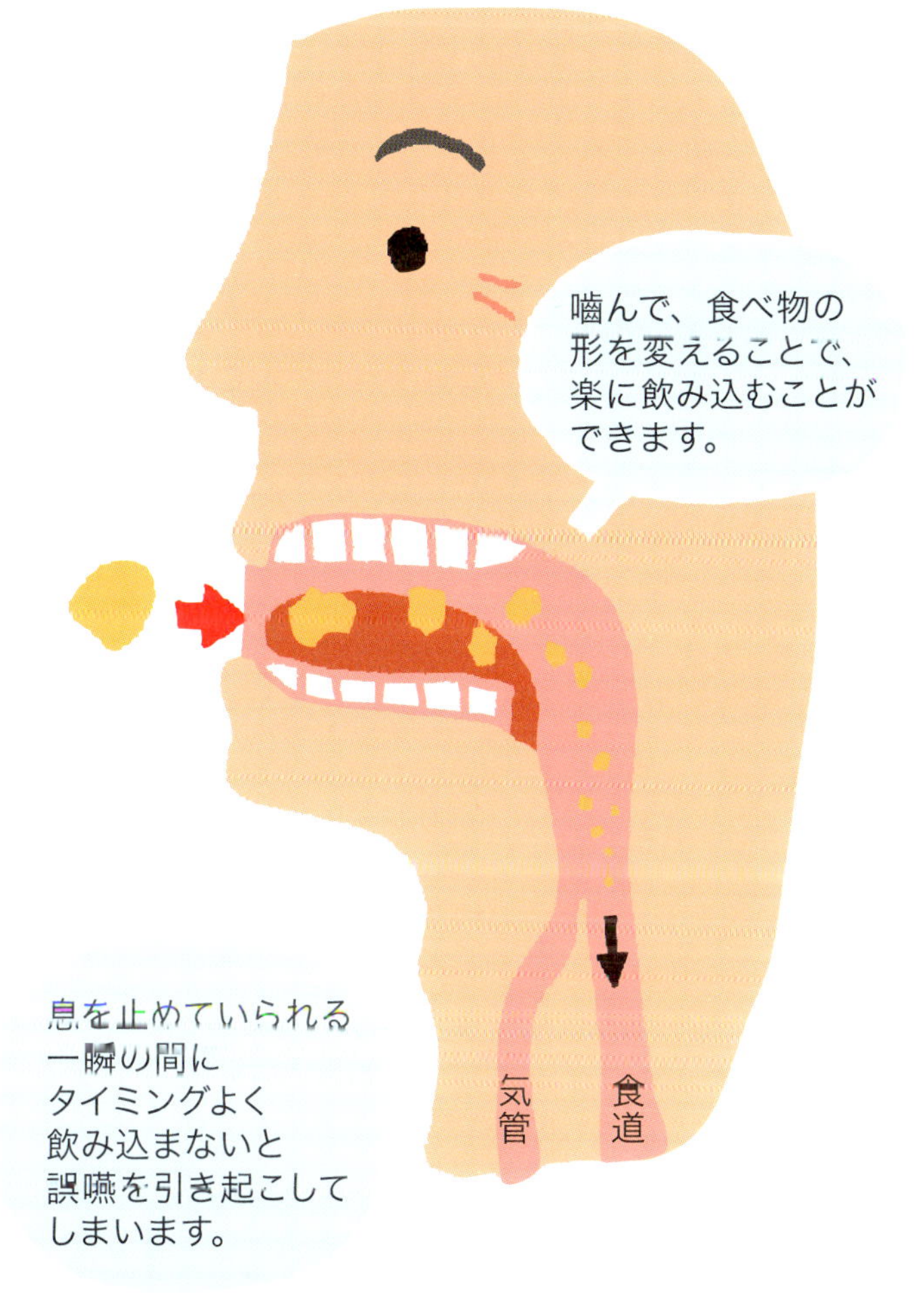
噛んで、食べ物の形を変えることで、楽に飲み込むことができます。
気管
食道
息を止めていられる一瞬の間にタイミングよく飲み込まないと誤嚥を引き起こしてしまいます。

入れ歯になると、「噛み方のセンサー」を失う

入れ歯の限界を知ろう

残念ながら、入れ歯に限界があるのも本当です。次のような理由があるからです。

さて、噛むということが理解できたところで、歯について考えてみましょう。

歯の根の部分は、あごの骨の中に埋まっていますが、直接骨の中に埋まっているのではなく、**歯根膜というセンサーを介して骨に埋まっています。**

このセンサーは、食べ物を噛んだときに、かたさなどの物性を感じる繊細な神経です。その役目の一つは、噛む力を調節することです。食べ物によって異なる微妙な物性を感じとり、噛み方を変えることで、じょうずに噛むために重要な役割を果たしています。

この感覚は、いわゆる歯ざわりや噛み心地といった感覚にも通じ、うまく噛むために必要なのと同時に、おいしさを感じる源にもなっています。

歯についているこのセンサーは、歯を抜くことによって失われます。ですから、歯がなくなると、たとえぴったり合った入れ歯を入れたとしても、食べ物をうまく噛むことがたいへんむずかしくなるのです。そして、このセンサーから得られる微妙な食べ物の味わいも失われてしまいます。

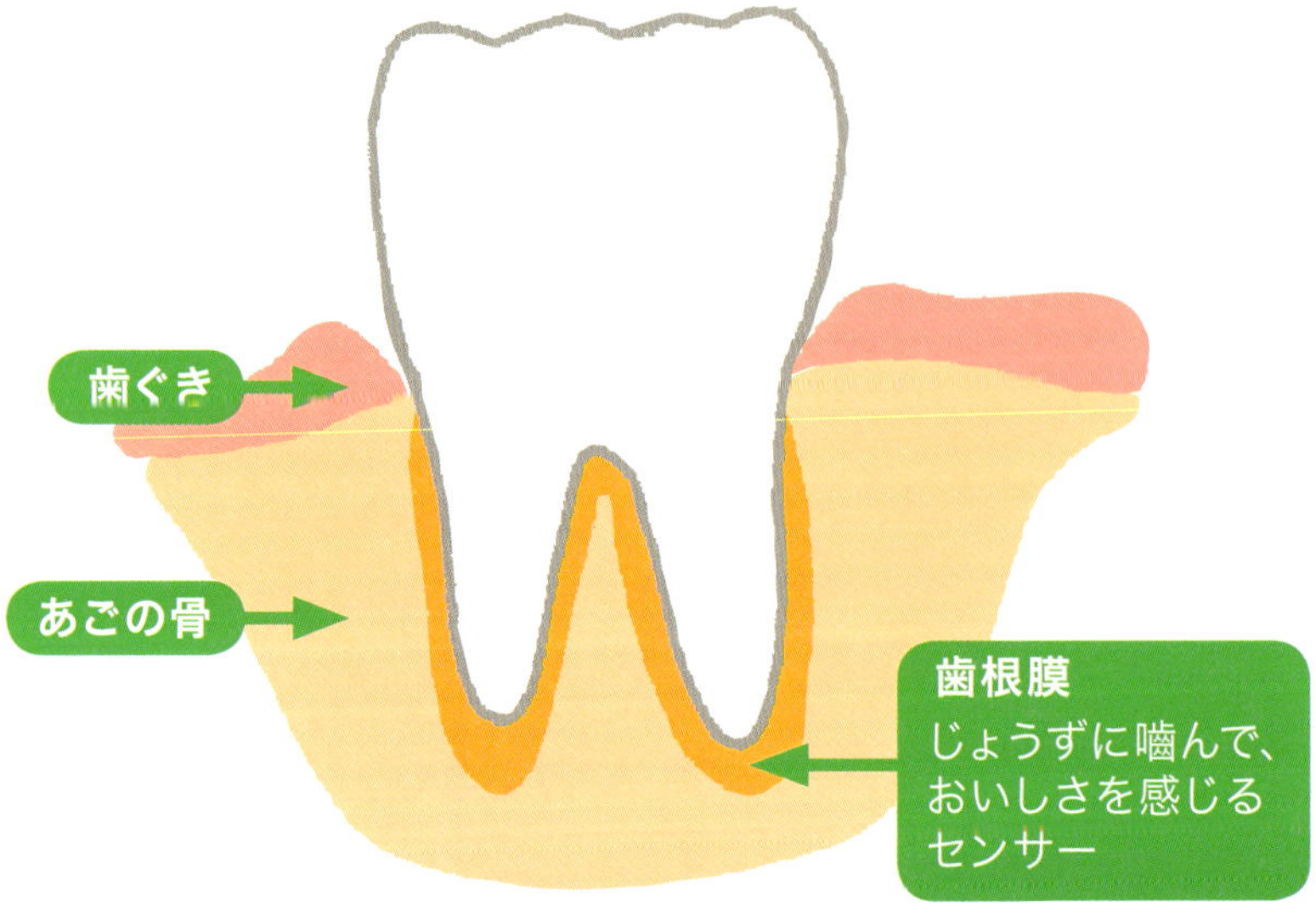

入れ歯では、飲み込みもむずかしくなる

さらに、入れ歯では、**充分に強い力で噛むことができないので、飲み込む前の準備が充分にできないことになります。**

また、入れ歯で上あごや下あごの大部分をふさいでしまうので、食べ物の動きをコントロールするのがむずかしくなり、誤嚥《ごえん》を起こすおそれが高まります。

特に、まとまりのないパサパサした食品や、噛むとバラバラに散らばるような食品は食べるのがむずかしい食品です。こうしたことは、入れ歯を初めて入れた人に特に現れます。

それでも、人とはすごいもので、たとえば、**歯根膜感覚を失っても、あごの筋肉にある同様のセンサーが歯根膜感覚の代わりに働くようになったり、噛み方のくふうがうまくできるようになったりします。**あきらめずに入れ歯に慣れる努力も必要です。

確かに失ったものは大きいのですが、入れ歯の限界を知って、食べ物の選択や調理のくふうをすることで、**おいしく食べることをあきらめないでほしいのです。**

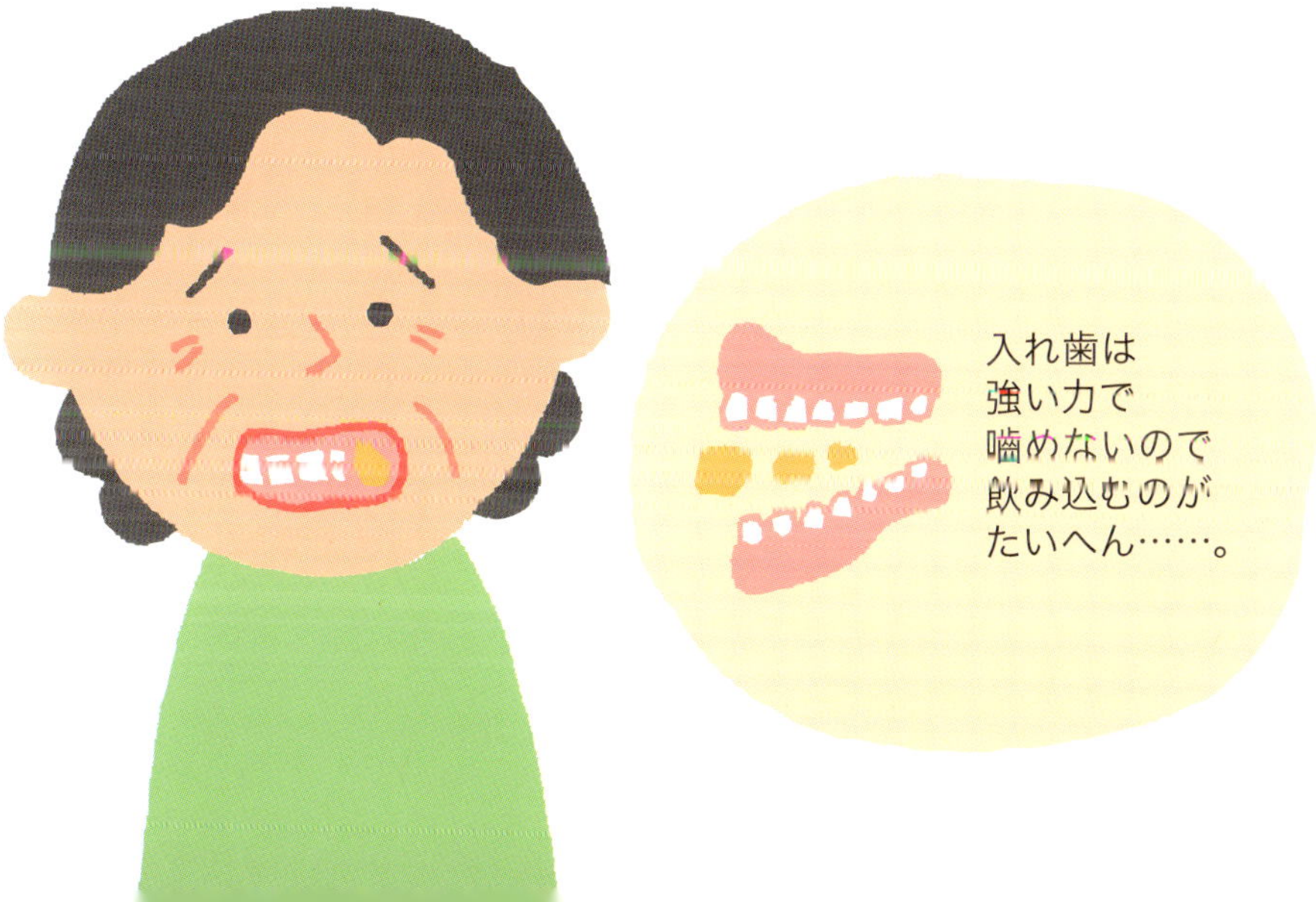
入れ歯は
強い力で
噛めないので
飲み込むのが
たいへん……。

噛む力を見きわめよう

介護では、本人の噛む力や食べる能力に合わせた食事を提供することが大事。家族や介護ヘルパーは、どんなことから噛む力をつかむことができるでしょうか。

おしゃべりの様子から　噛む力を観察しよう

じょうずにおしゃべりする人はよく噛める

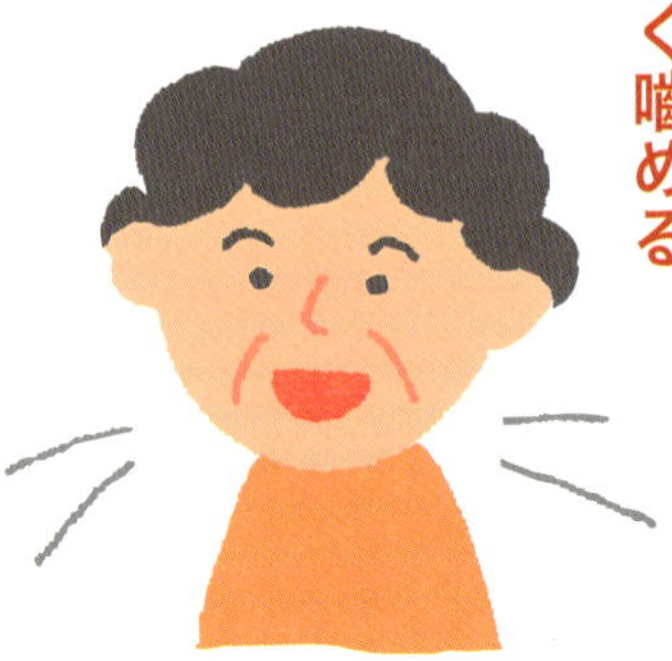

噛むために動かす部分はしゃべるために動かす部分と同じなので、流暢《りゅうちょう》にしゃべれるということは噛む力が高いことを示しています。噛む力というと、「強く噛む力」だと思われがちですが、巧みな口の動きが噛む力を支えています。**ろれつがまわらない人、しゃべっている声が聞きとりにくい人は、口が動いていない証拠。噛む力も低下している**といえます。

歯の状態から　噛む力を観察しよう

総入れ歯と部分入れ歯とでは噛む力が違う

入れ歯といっても、2～3本程度失って部分入れ歯にしている人もいれば、すべての歯を失って総入れ歯にしている人もいます。

部分入れ歯は、金属のバネ（クラスプ）**で自分の歯とつないで固定させているので、総入れ歯と比べると安定性が違い、噛む力は強くなります。**

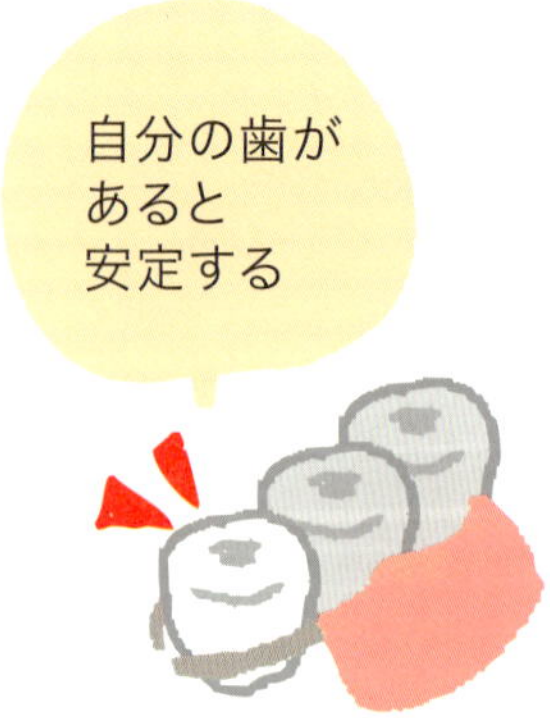
自分の歯があると安定する

噛み合う自分の歯があれば強く噛める

たとえば、全部で2本しか自分の歯がない場合、上に2本ある場合と、上下に1本ずつあって歯同士が噛み合っている場合とでは、噛む力がまったく違います。**1か所でも噛み合う歯があれば、そこでしっかり噛むことができるのです。**

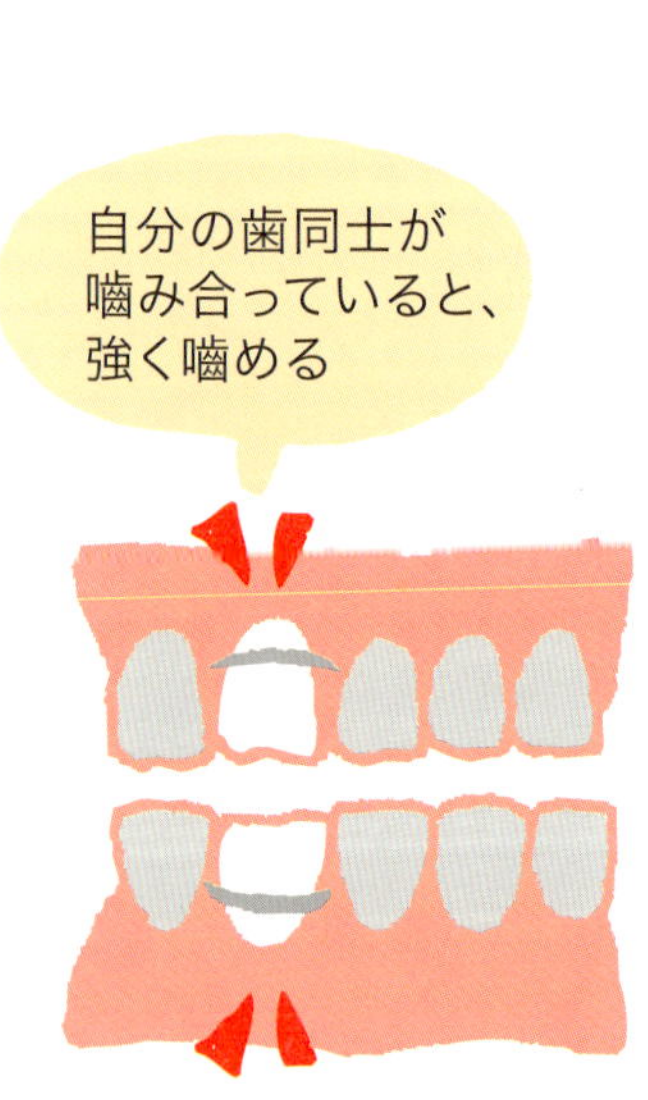
自分の歯同士が噛み合っていると、強く噛める

食べる様子から

噛む力を観察しよう

食べる様子はどうでしょうか。次のような状態が見られたら、それぞれの原因を見きわめて、それに合った食べ物や食べ方、姿勢、食器のくふうをしてみましょう。

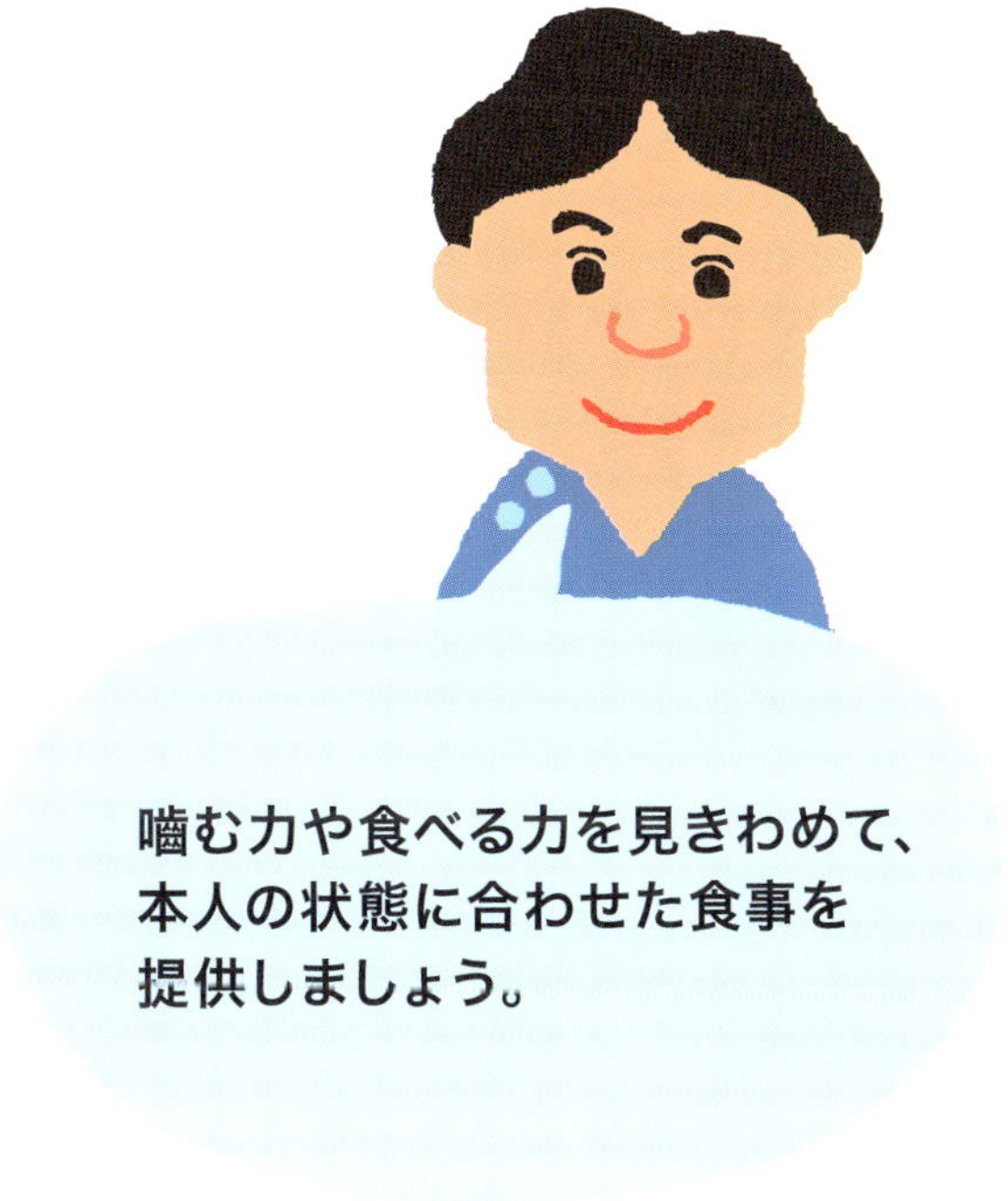
噛む力や食べる力を見きわめて、
本人の状態に合わせた食事を
提供しましょう。

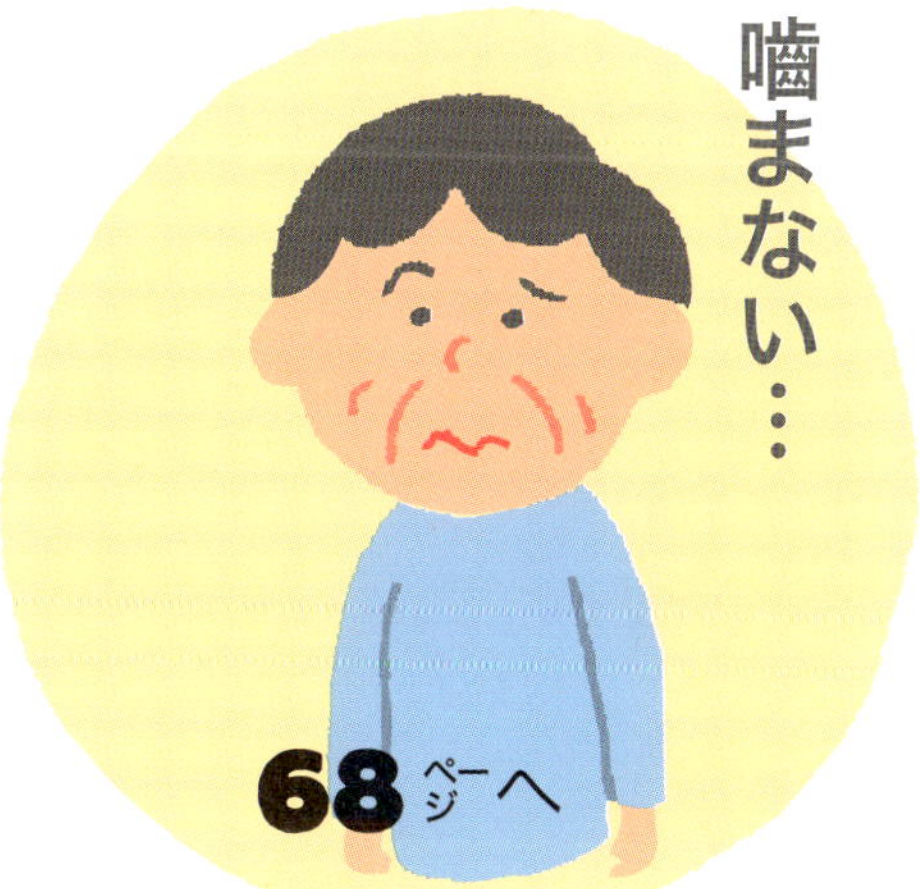
噛まない…
68ページへ

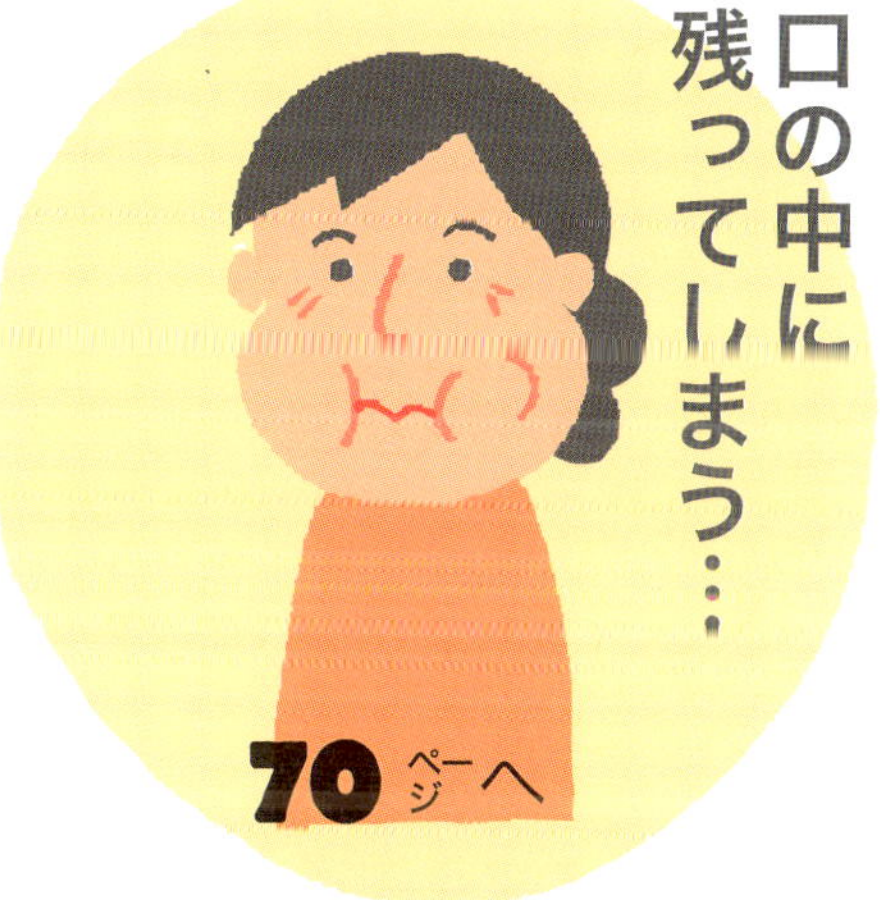
口の中に残ってしまう…
70ページへ

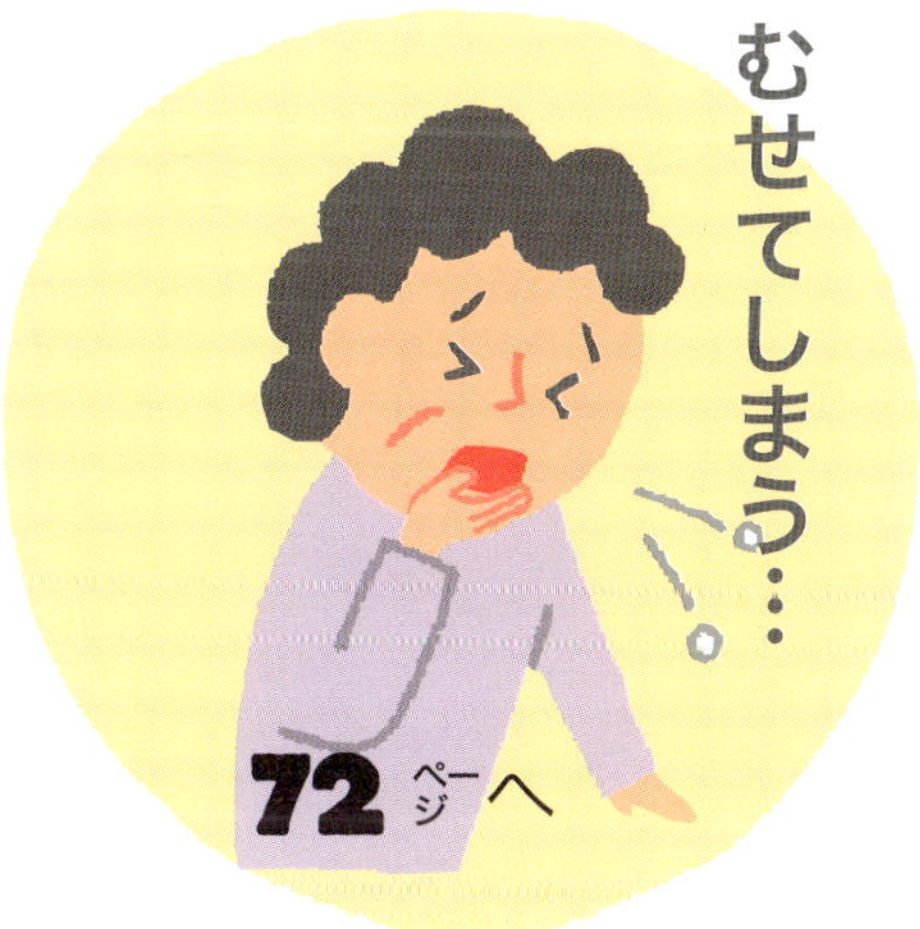
むせてしまう…
72ページへ

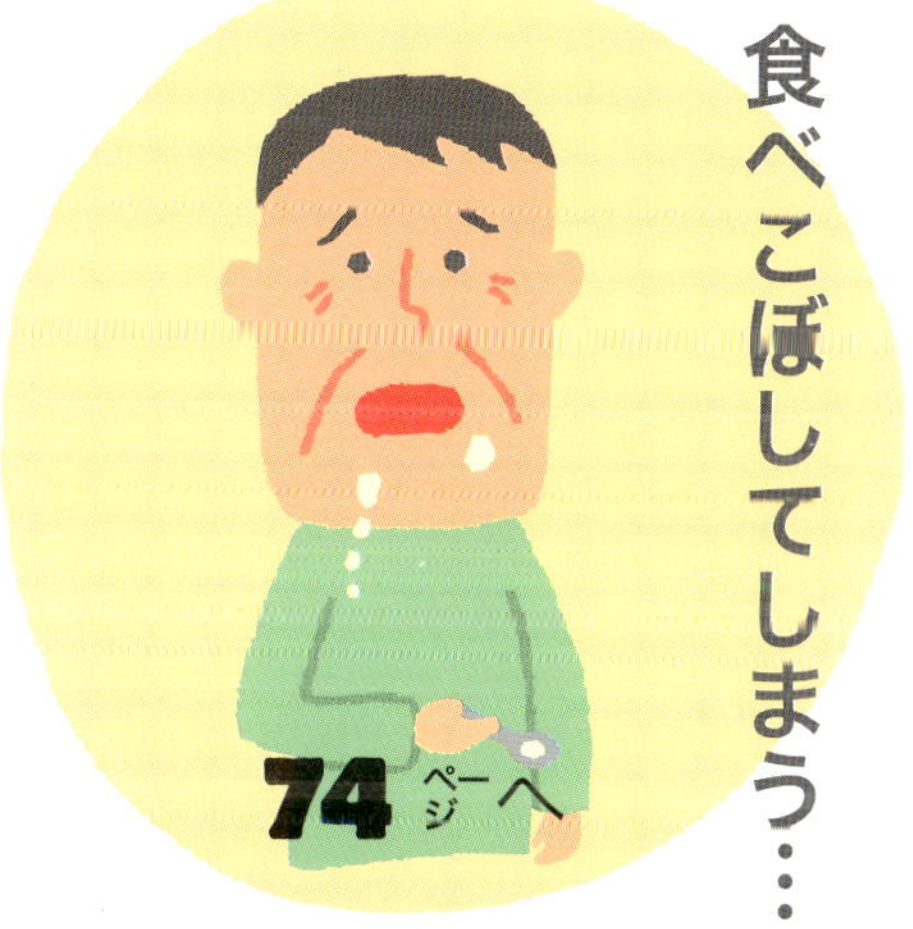
食べこぼしてしまう…
74ページへ

噛む力、食べる力に合わせた食事

噛まない場合

どんな様子？ → **原因は…**

入れ歯が入っているのに**噛まない**

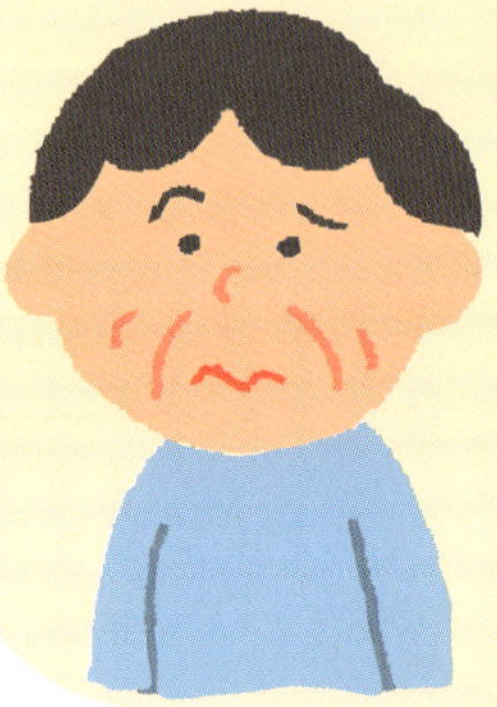

→ **入れ歯**が合っていない

→ 噛めないようなかたさや大きさの**料理**

食べ物が口に入っても**噛む様子がない**

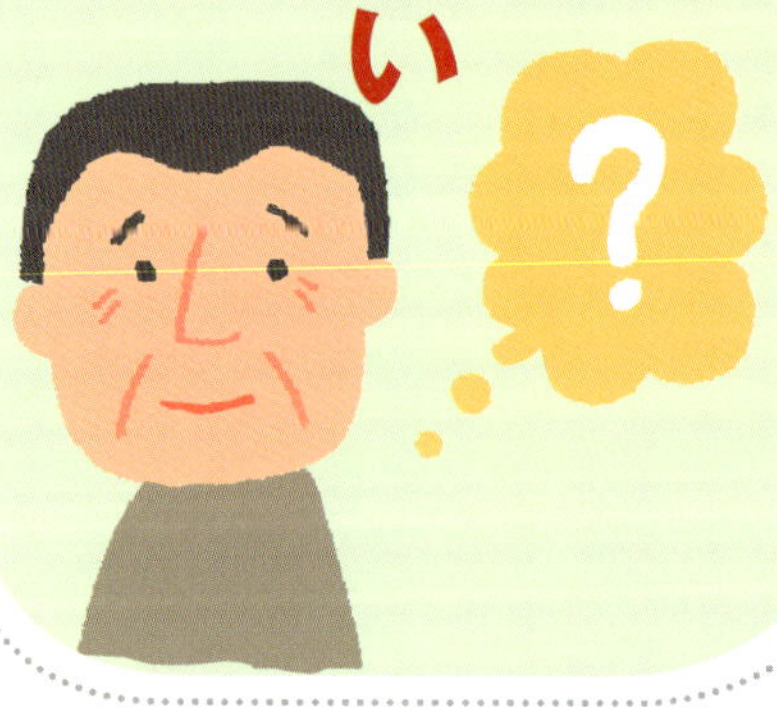

→ 食べ物だということが**わからない**

噛めないのは、入れ歯のせいだけではありません。

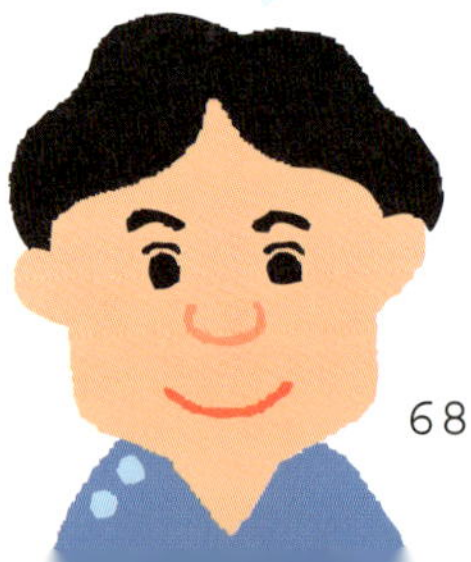

こうしましょう！

歯医者さんにチェックしてもらう

入れ歯の調整をして、きちんと噛めるようにしましょう。

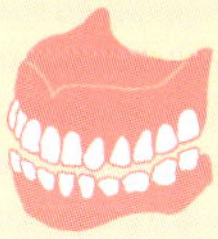

目覚めている時間に食事をする

眠けがあると、口が動かないことがあります。目を覚ましてもらうか、しっかりと目が覚めているときに食事をしてもらいましょう。

こんな食事がいい

噛みやすい料理にする

食べ物がかたすぎたり、口の中でばらついたりすると、うまく噛めません。やわらかくしたり、とろみをつけたりして、くふうしましょう。

＊「煮汁たっぷり肉じゃが」89ページ／「キンメダイの煮つけとろみつき」86ページ／「あんかけチャーハン」83ページなどがおすすめ。

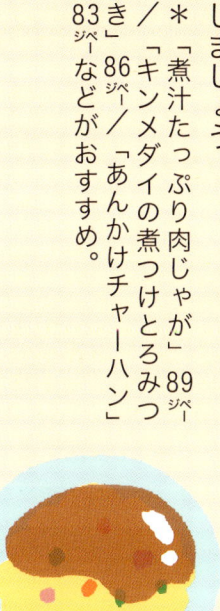

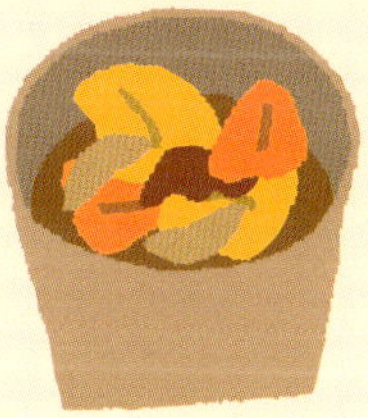

認識しやすい料理にする

認知障害などで、食べ物だということがわからなくなってしまった場合には、しっかりした味のついた認識しやすい食べ物にしてみましょう。スパイスがきいたものや甘味がしっかりついたものなどがよいでしょう。

＊「薄切り肉のポークカレー」82ページ／「スイートポテト」100ページ／「りんごのコンポート」101ページなどがおすすめ。

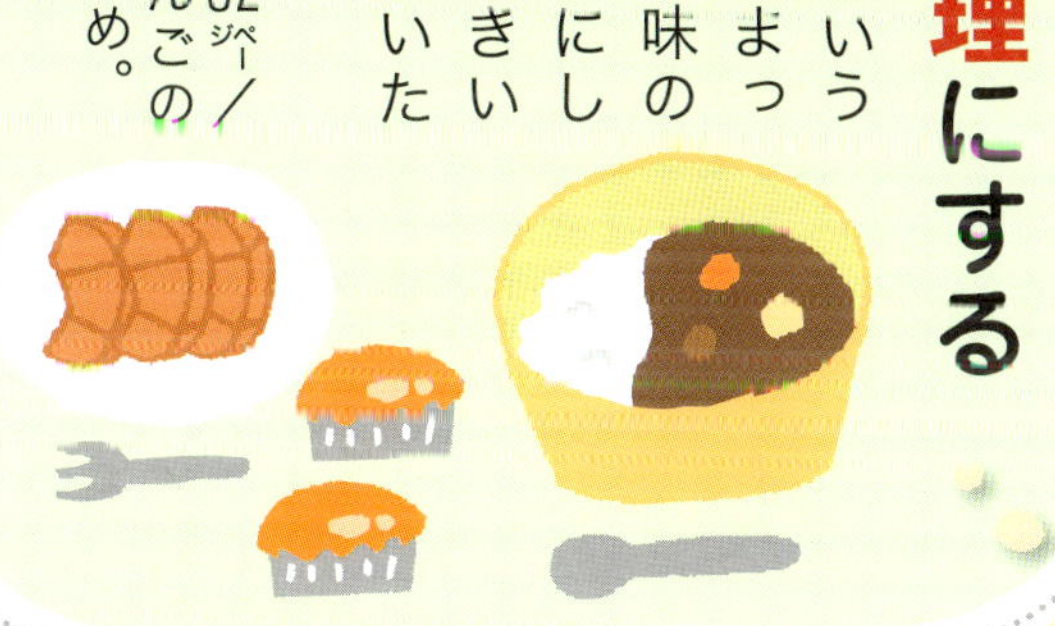

※噛むことがどうしても無理な場合には、噛むことにこだわりすぎず、噛まなくても食べられるものにすることが大事です。

噛む力、食べる力に合わせた食事

口の中に残ってしまう場合

どんな様子？

原因は…

- 噛んでいる様子なのに**口に食べ物が残る**
- **ずっと噛むような動き**が見られる

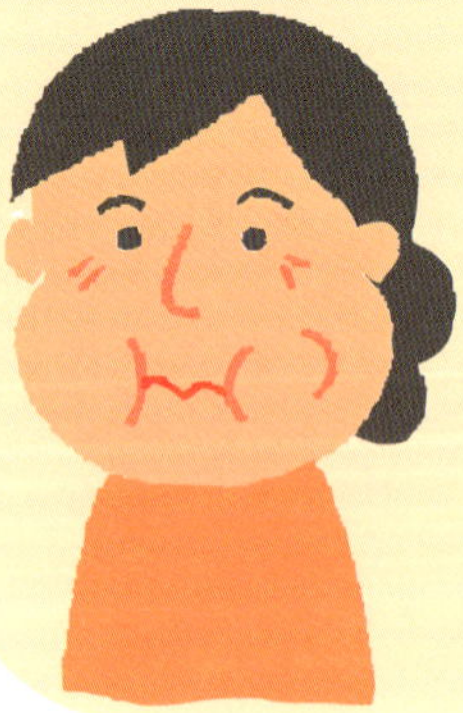

→ **舌**がうまく動かない

→ どうやったら飲み込めるか**わからない**

→ **入れ歯**が合っていない

食べ物が口に入っても**噛む様子がない**

→ 食べ物だということが**わからない**

こうしましょう！

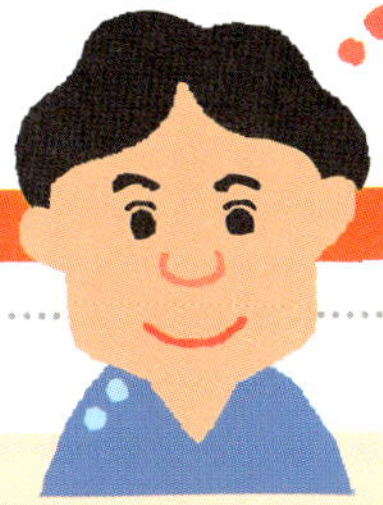

様子を見ながら声をかける

ゆっくりと様子を見守りながら、飲み込みを促すように声をかけます。せき立てたり、焦らせたりすることのないように、気をつけましょう。

歯医者さんにチェックしてもらう

入れ歯が合っていなくてうまく噛めず、食べ物が口に残ることもあります。歯医者さんに調整してもらいましょう。

目覚めている時間に食事をする

眠けがあると、口が動かないことがあります。しっかりと目が覚めているときに食事をしてもらいましょう。

※口の中に長時間あるととけて液状になるような、おかゆやゼリー食などの食品は、誤嚥を起こしやすいので注意が必要です。

こんな食事がいい

誤嚥しにくい料理にする

飲み込む力が弱い人には、あんかけにしたり煮汁にとろみをつけたりすると、弱い力でも飲み込みやすくなります。

＊「あんかけチャーハン」83ページ／「キンメダイの煮つけとろみつき」86ページなどがおすすめ。

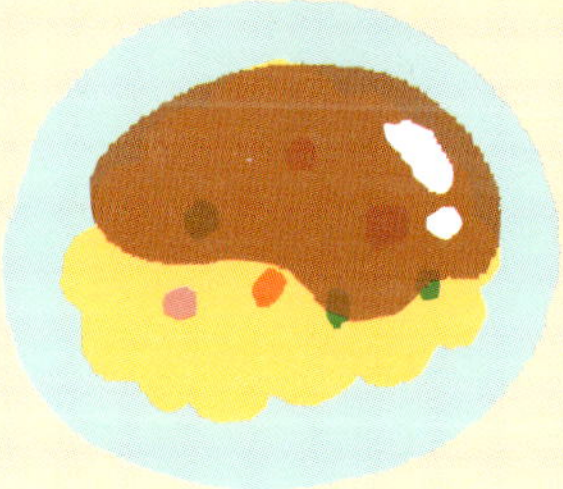

認識しやすい料理にする

味がしっかりとついた食べ物だと認識しやすく、食べるきっかけをつかみやすくなります。スパイスがきいた料理や甘味のあるもの、冷たく冷やしたものなどがよいでしょう。

＊「薄切り肉のポークカレー」82ページ／「スイートポテト」100ページ／「りんごのコンポート」101ページなどがおすすめ。

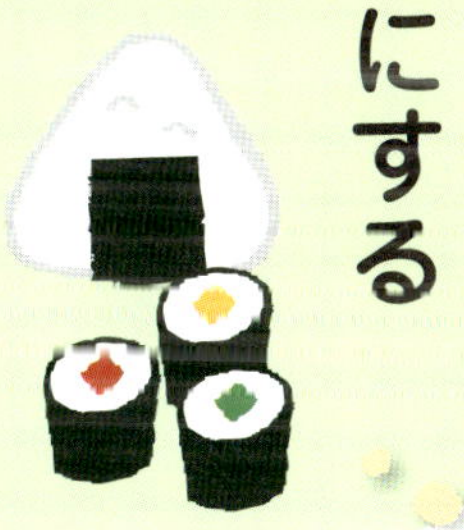

おにぎりやすしなど、手に持って食べるものも、食べていることを認識しやすいようです。

噛む力、食べる力に合わせた食事

むせてしまう場合

本人の状態に合わない食事を提供していませんか！？

　食べることが困難になった患者さんのお宅にうかがうと、ご本人の状態に合わない食事が提供されているのを目にすることがあります。噛む力や食べる力に合った食事を、窒息や誤嚥をしないように安全に提供して初めて、栄養をとることができるのです。

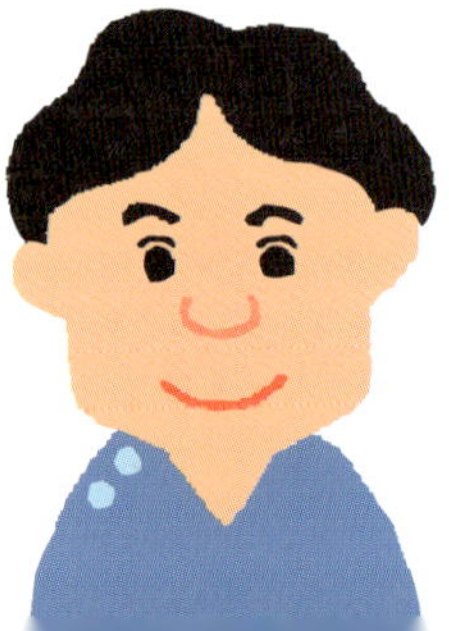

どんな様子？

水やお茶を飲むとむせる

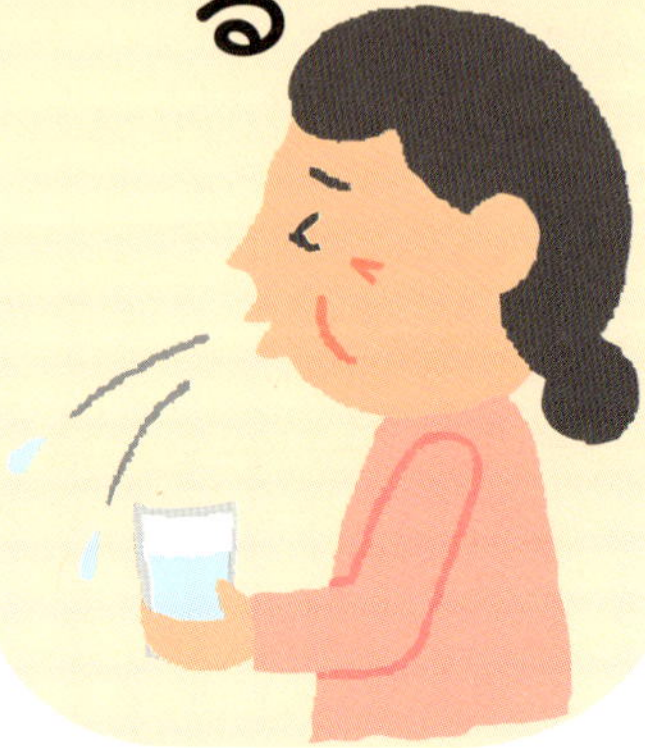

原因は…

飲み込む**タイミング**をつかめない

食べ物を食べるとむせる

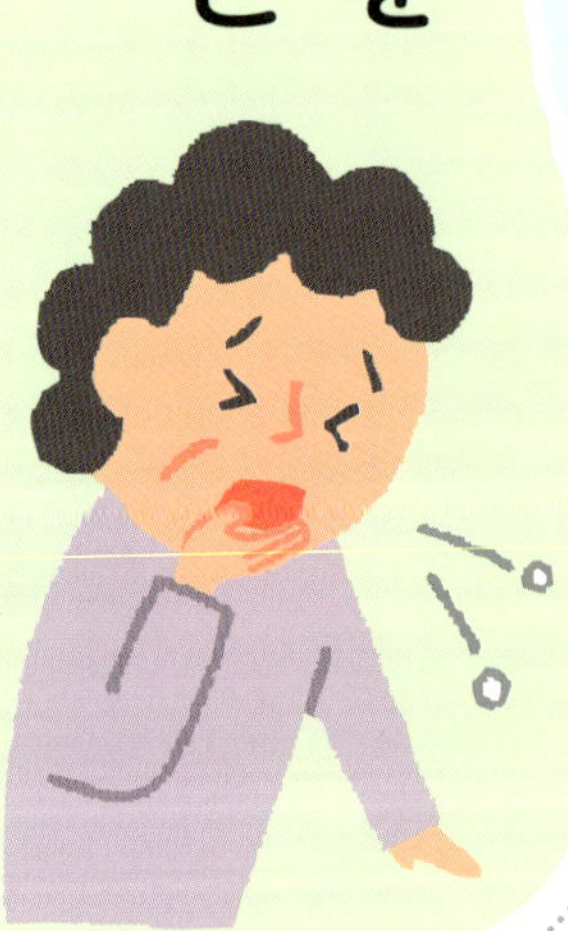

飲み込む**力**が不足している

こうしましょう！

あごを引くようにする

あごを上げた姿勢はむせやすくなるので、あごを引きます。介助者が立って介助してしまうと、あごが上がる原因になるので、気をつけましょう。

くちびるをきちんと閉じる

自分でくちびるが閉じにくいときは、本人や介助者が手で口を閉じるのを手伝いましょう。

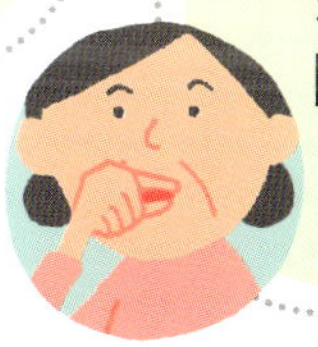

こんな食事がいい

とろみをつける

とろみをつけて、のどをゆっくりと通過するようにします。かたくり粉やくず粉、介護用のとろみ剤などを利用するとよいでしょう。

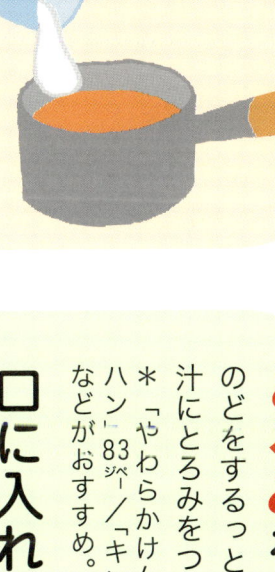

飲み込むことに集中できるようにする

息を止めてから飲み込むようにすると、タイミングをつかむことができます。食事中は気が散らないように静かに見守りましょう。

とろみをつける

のどをするっと通るように、あんでとじたり煮汁にとろみをつけたりします。

＊「やわらかけんちん汁」90ページ／「あんかけチャーハン」83ページ／「キンメダイの煮つけとろみつき」86ページなどがおすすめ。

口に入れる量を少なくする

小さめのスプーンにするなどして、1回に飲み込む量を少なくします。口の中に詰め込みすぎないように、確実に飲み込んでから次の一口を入れましょう。

くり返し飲み込む

飲み込む力が弱い人は、一度で飲み込めないことがあります。そんなときは、ゆっくり焦らず二度、三度と飲み込んでもらいます。

噛む力、食べる力に合わせた食事

食べこぼしてしまう場合

どんな様子？	原因は…
口に**入れるまで**にこぼしてしまう 口に**入れるとき**にこぼしてしまう	手をうまく**動かせない** 手と口の**連携**がうまくいかない
噛んでいるときにこぼしてしまう **飲み込むとき**にこぼしてしまう	くちびるが**閉じない**

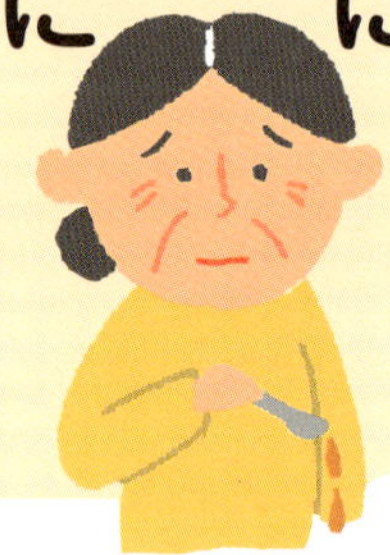

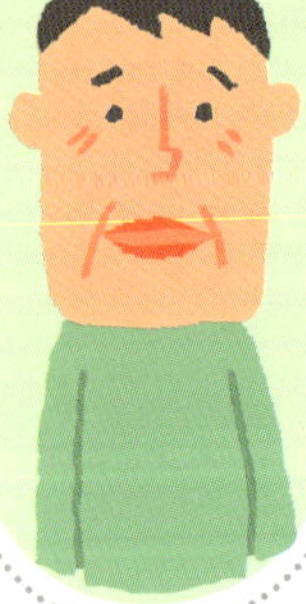

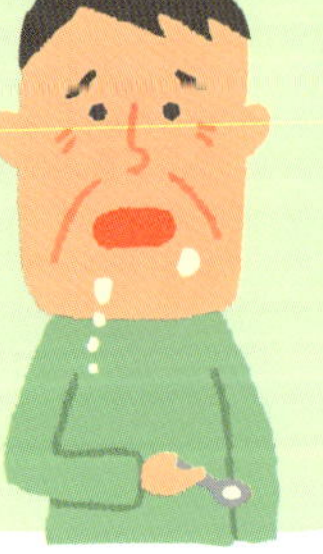

食事と“戦って”いませんか！？

食べることが困難になったかたの中には、1回の食事に3時間くらいかけているケースも見受けます。まさに、食事と“戦って”いる状況です。1回の食事は30分くらいにとどめ、その時間内に食べられるように、体の状態に合った食事を提供しましょう。

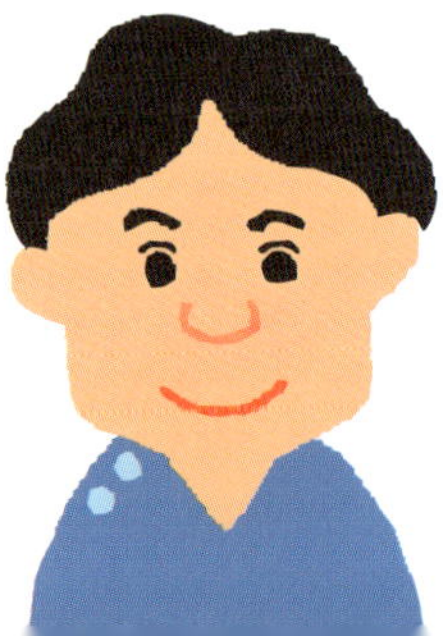

こうしましょう！

使いやすい食器にする

機能に応じてくふうされた介護用の食器を使うことで食べこぼしを減らせます。

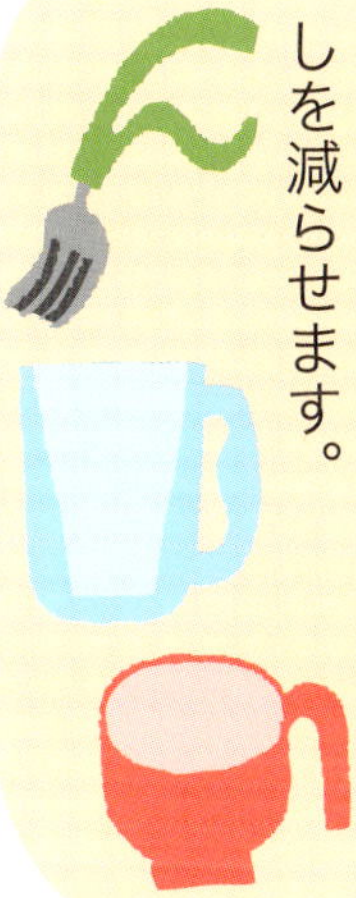

くちびるをきちんと閉じる

飲み込む瞬間に口からこぼすことが多いので、口をきちんと閉じてから飲み込んでもらうようにします。くちびるが閉じにくい人は、本人や介助者が手で口を閉じるのを手伝います。

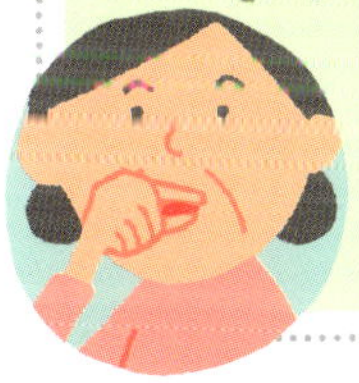

こんな食事がいい

口に運びやすい料理にする

とろみをつけてスプーンですくいやすくしたり、一口で食べられる大きさにしたりするとよいでしょう。

＊「あんかけチャーハン」83ページ／「お好み焼き」99ページなどがおすすめ。

手でつかんで食べられるものにする

直接手でつかんで食べるのもよい方法です。

＊「ピザトースト」98ページ／「ほうれん草ののり巻き」95ページなどがおすすめ。

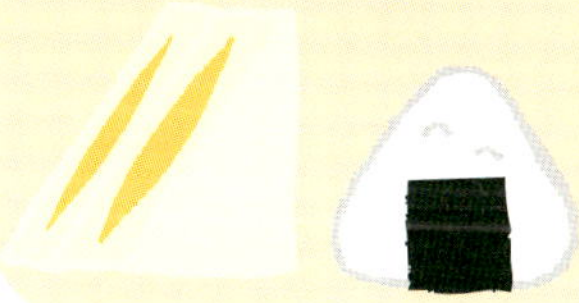

口からこぼれにくい料理にする

とろみをつけたりあんかけにしたりして、口からこぼれにくくします。

口に入れる量を少なくする

一度に口に入れる量が多くならないように、スプーンは小さめのものを使うようにします。

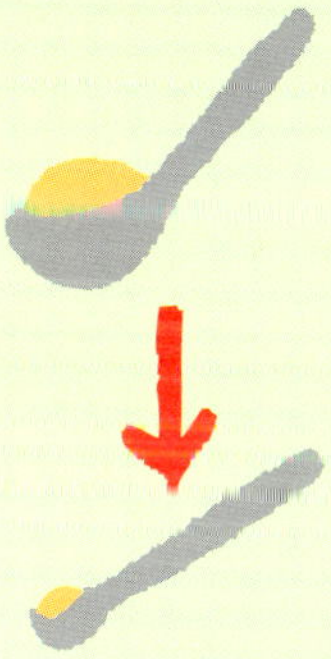

第4章

入れ歯でもおいしい！料理集

食事指導／山田晴子

料理／赤堀博美

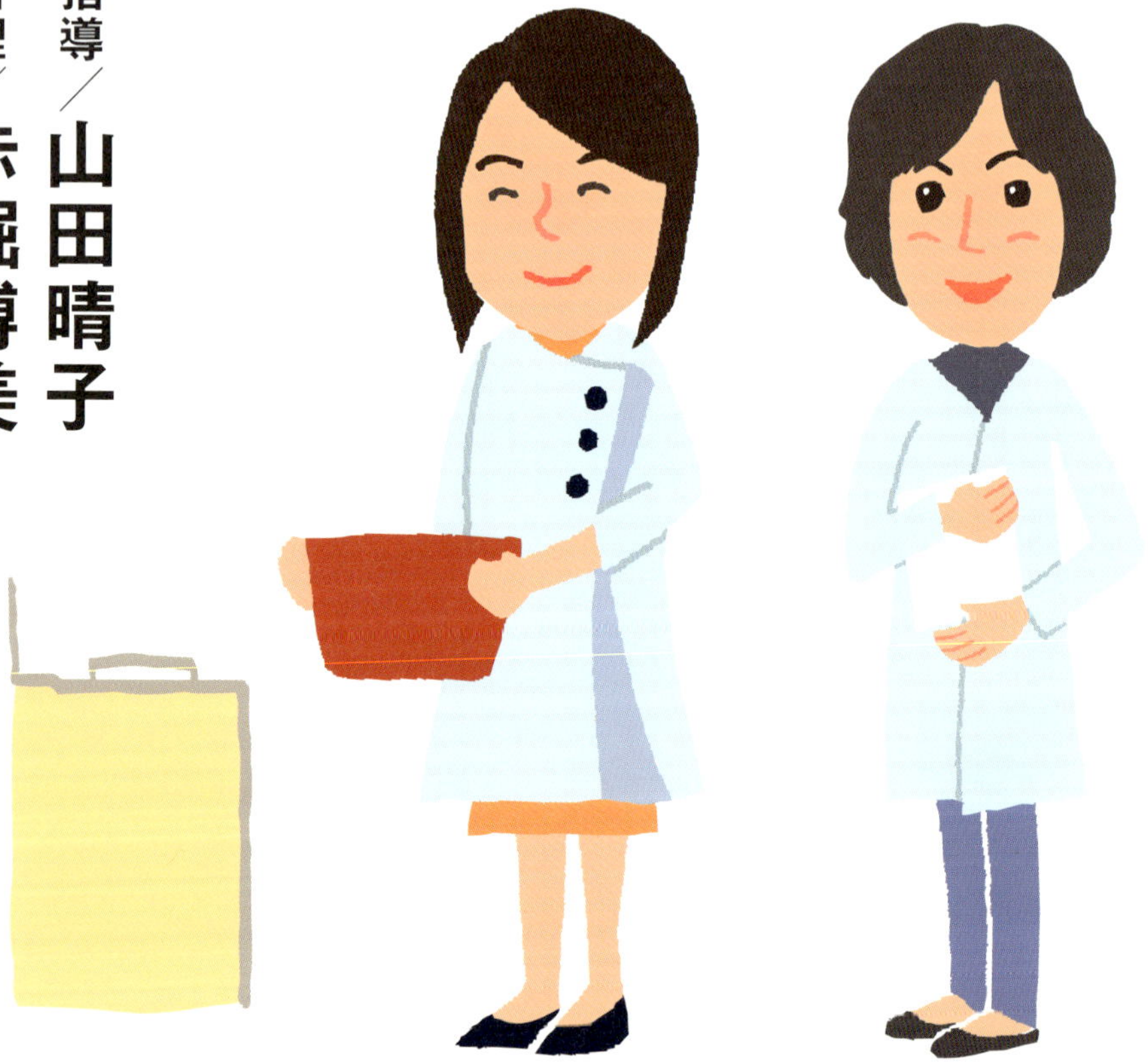

入れ歯でも、調理をくふうすればおいしく食べることができます。

繊維がかたいものには隠し包丁を入れたり、薄切り肉や葉物野菜などは厚みを持たせたりすると噛み切りやすくなります。また、煮汁にとろみをつけると、口の中でまとまって食べやすくなります。

いつもの料理に、ちょっと手を加えて食べやすくするアイデアをご紹介します。

とろみをつける。

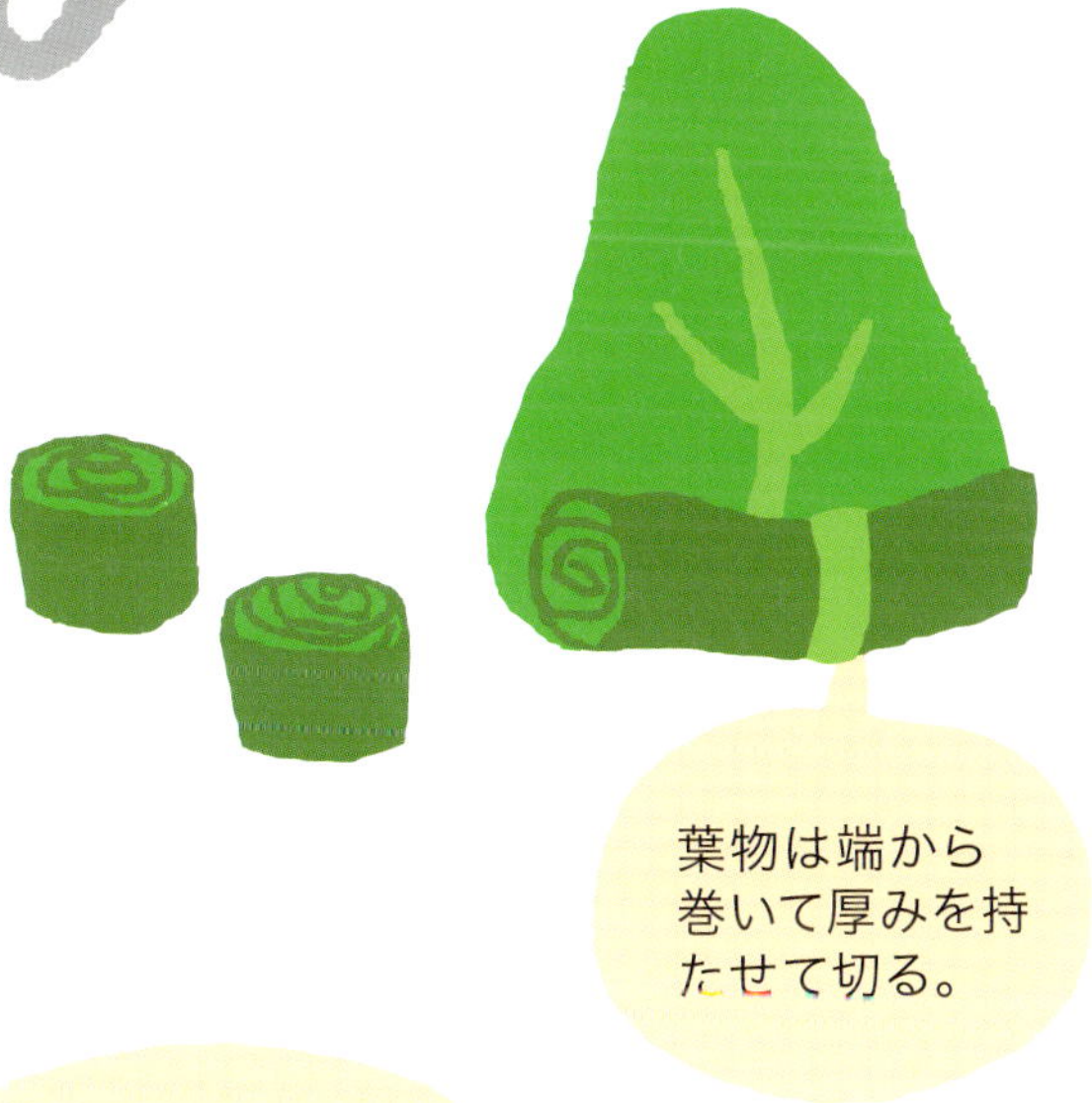
葉物は端から巻いて厚みを持たせて切る。

隠し包丁(切り目)を入れる。

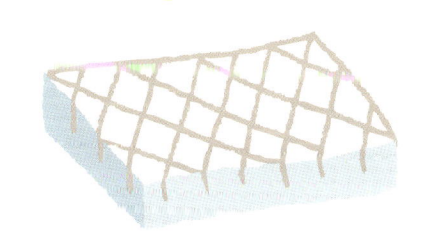

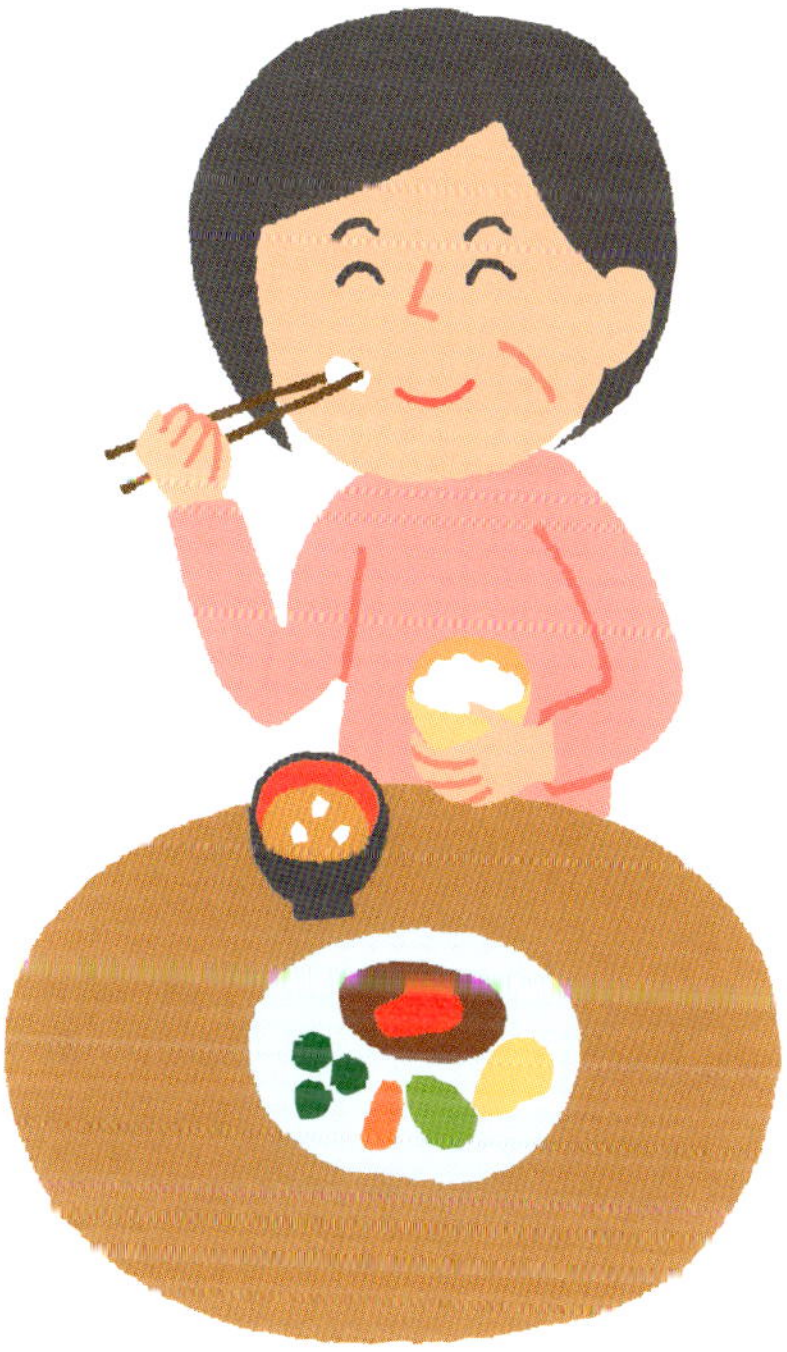

ちょっと手を加えて食べやすくしましょう

噛む力に合わせて、こんなふうに変えられます！

豚カツをおいしく食べたい

豚カツ用の厚切り肉は噛み切りにくく、衣がサクサクしてかたくて食べにくい……。

そんな場合は、薄切り肉を重ねて厚切り肉に見立てると、噛み切りやすくなります。ソースをかけてしばらくおくと衣もやわらかくなります。

さらに食べやすくするには、豚肉をひき肉にかえ、油で揚げずにオーブントースターで焼いて、衣をしっとりと仕上げます。

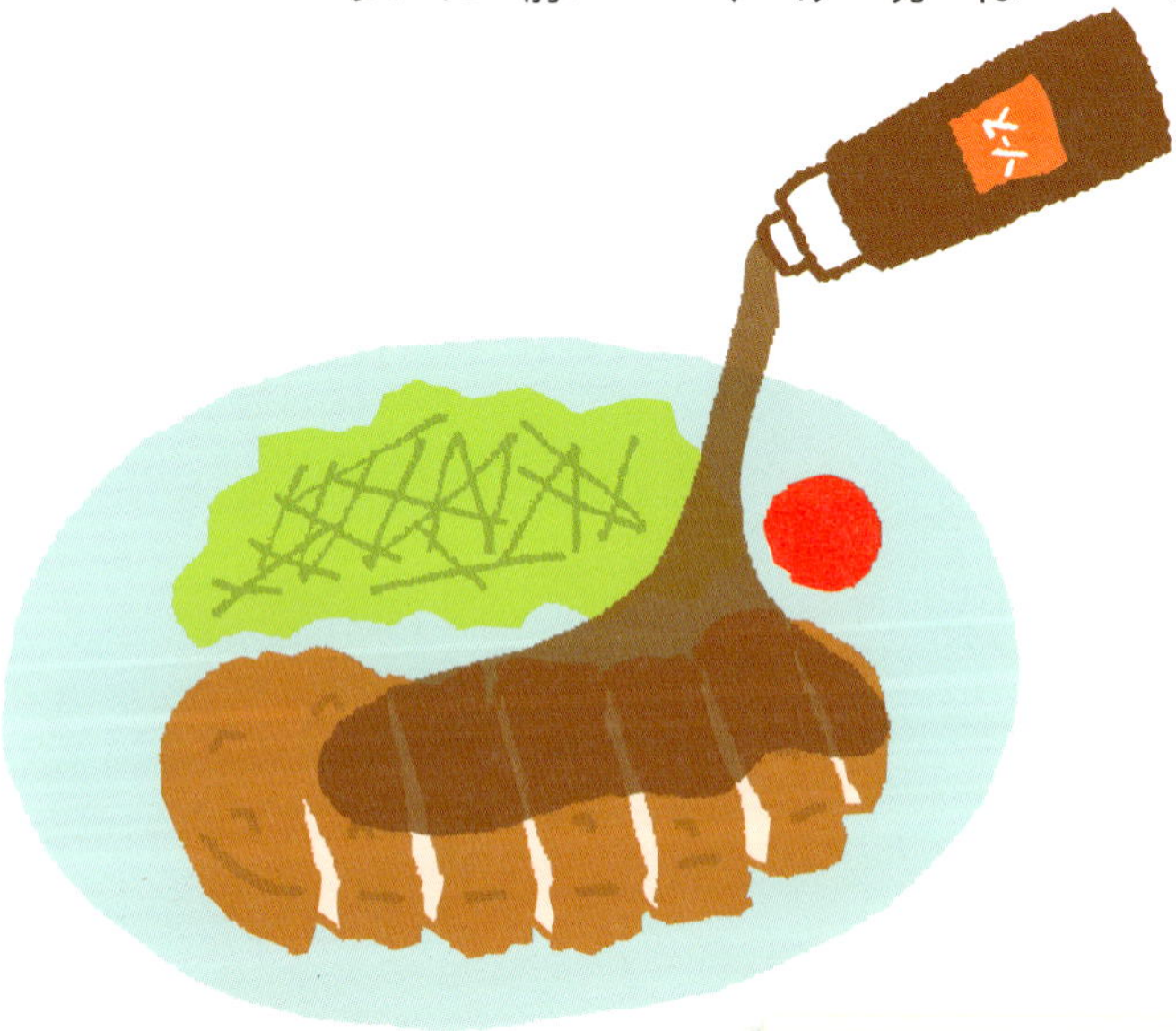

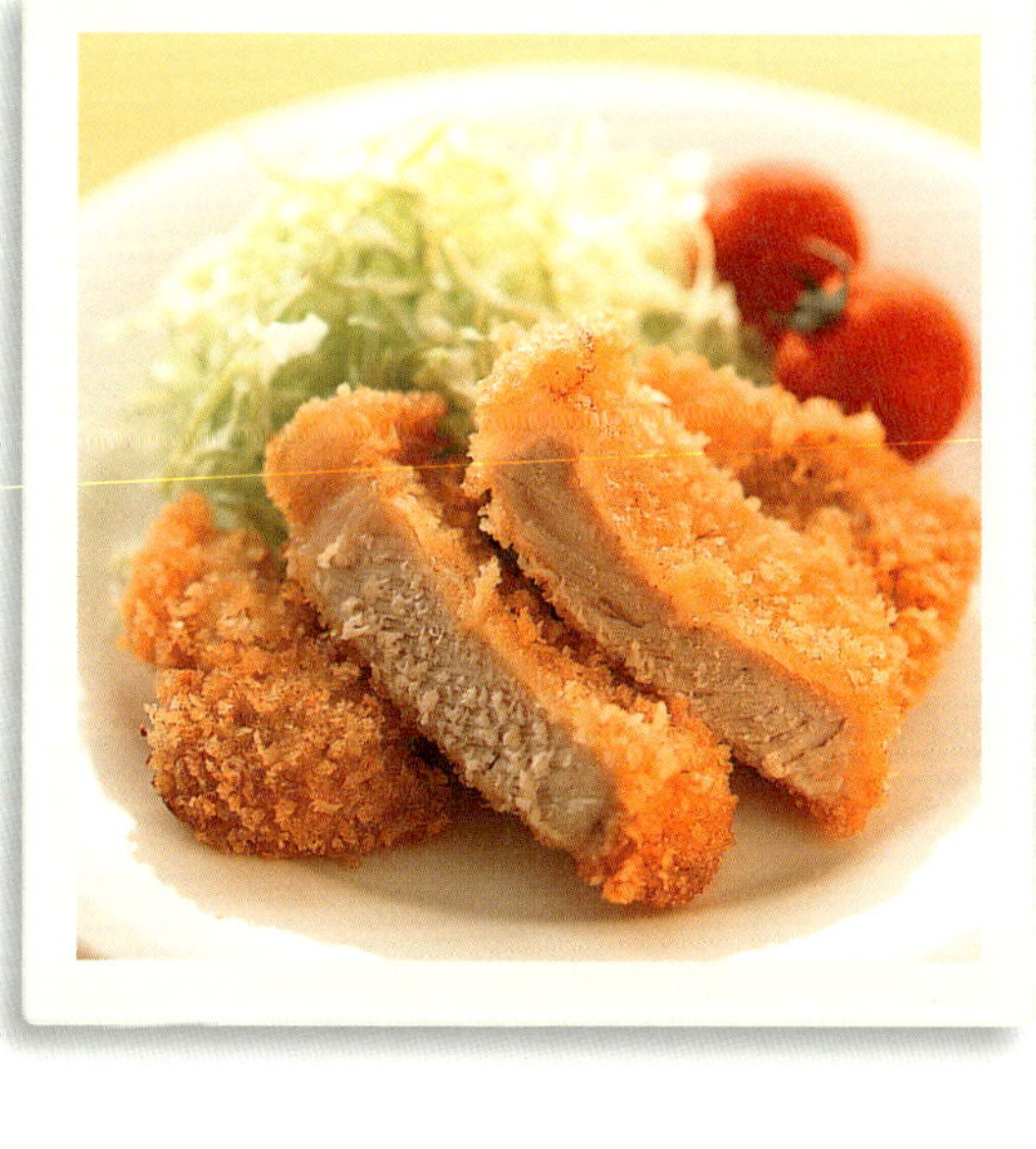

ソースをかけて
しばらくおくと
食べやすくなります。

噛みやすく

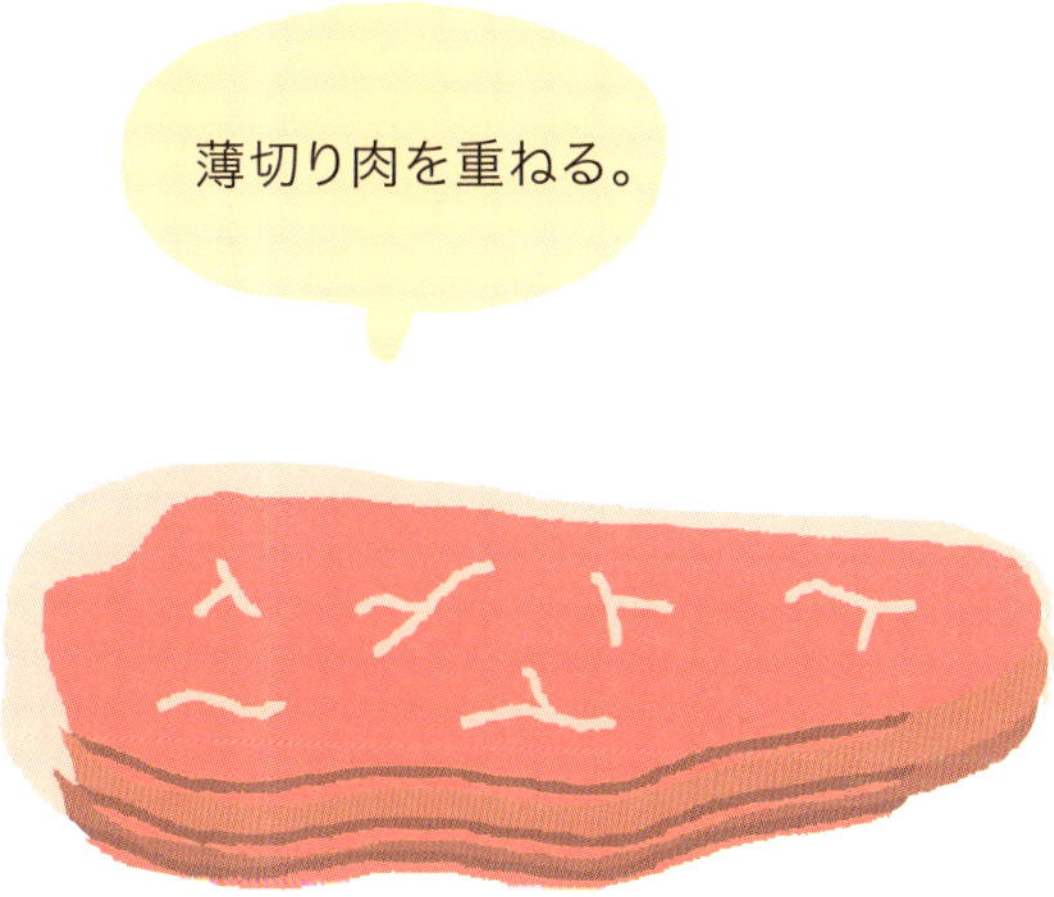
薄切り肉を重ねる。

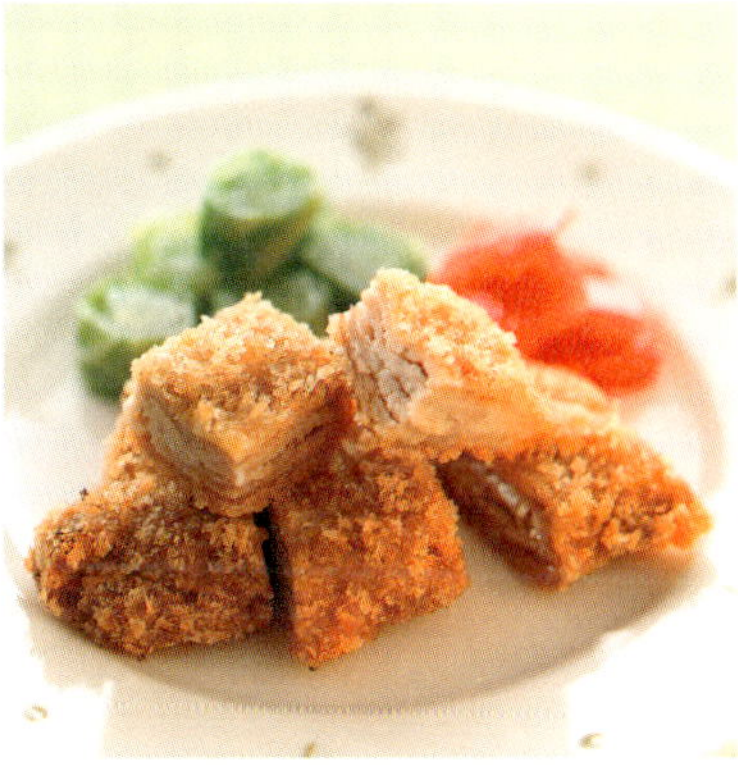

薄切り肉の重ね豚カツ
（作り方は 105㌻）

さらに食べやすく

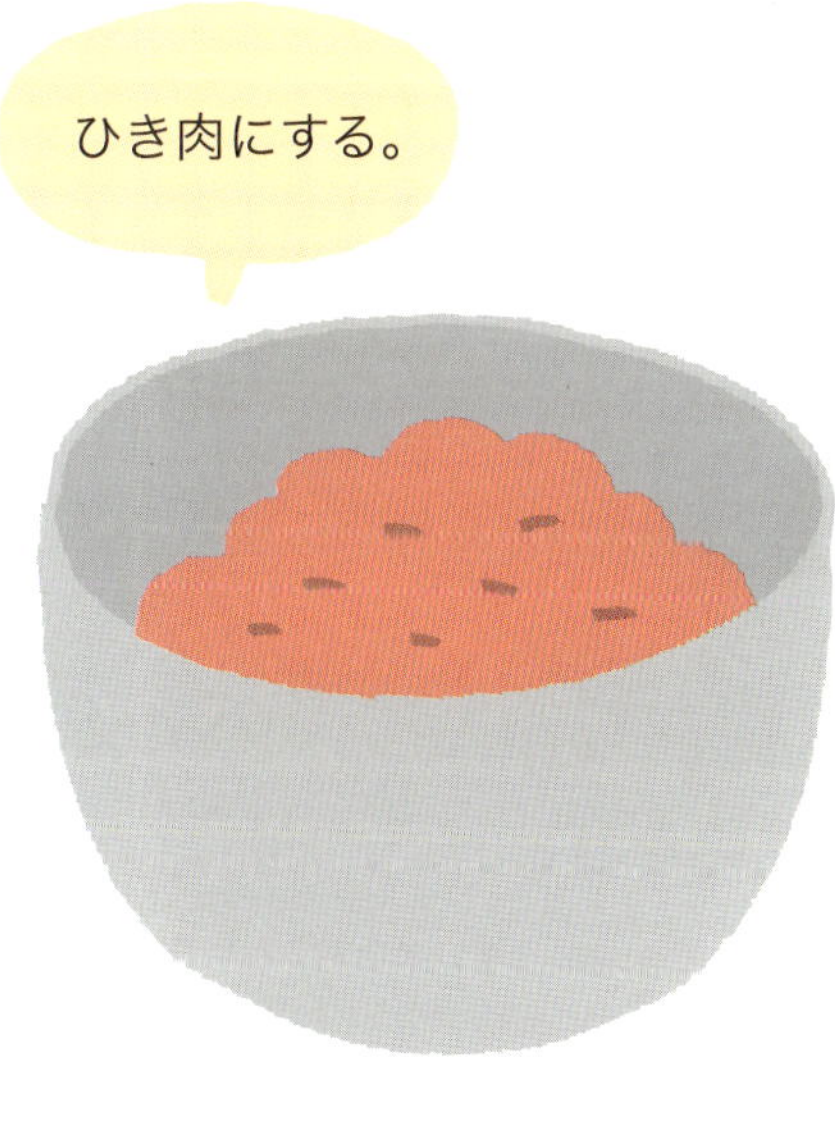
ひき肉にする。

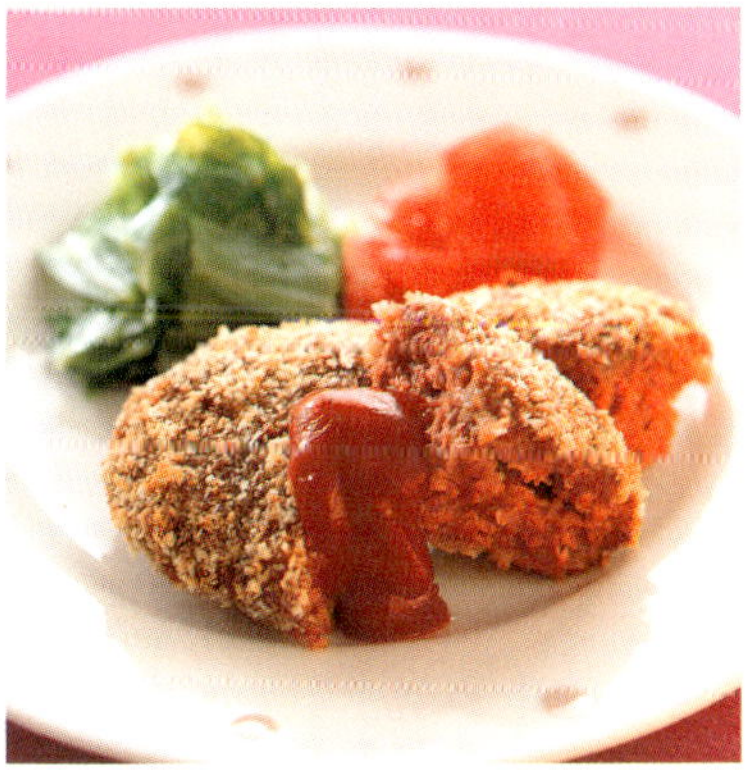

ふんわりメンチカツ
（作り方は 106㌻）

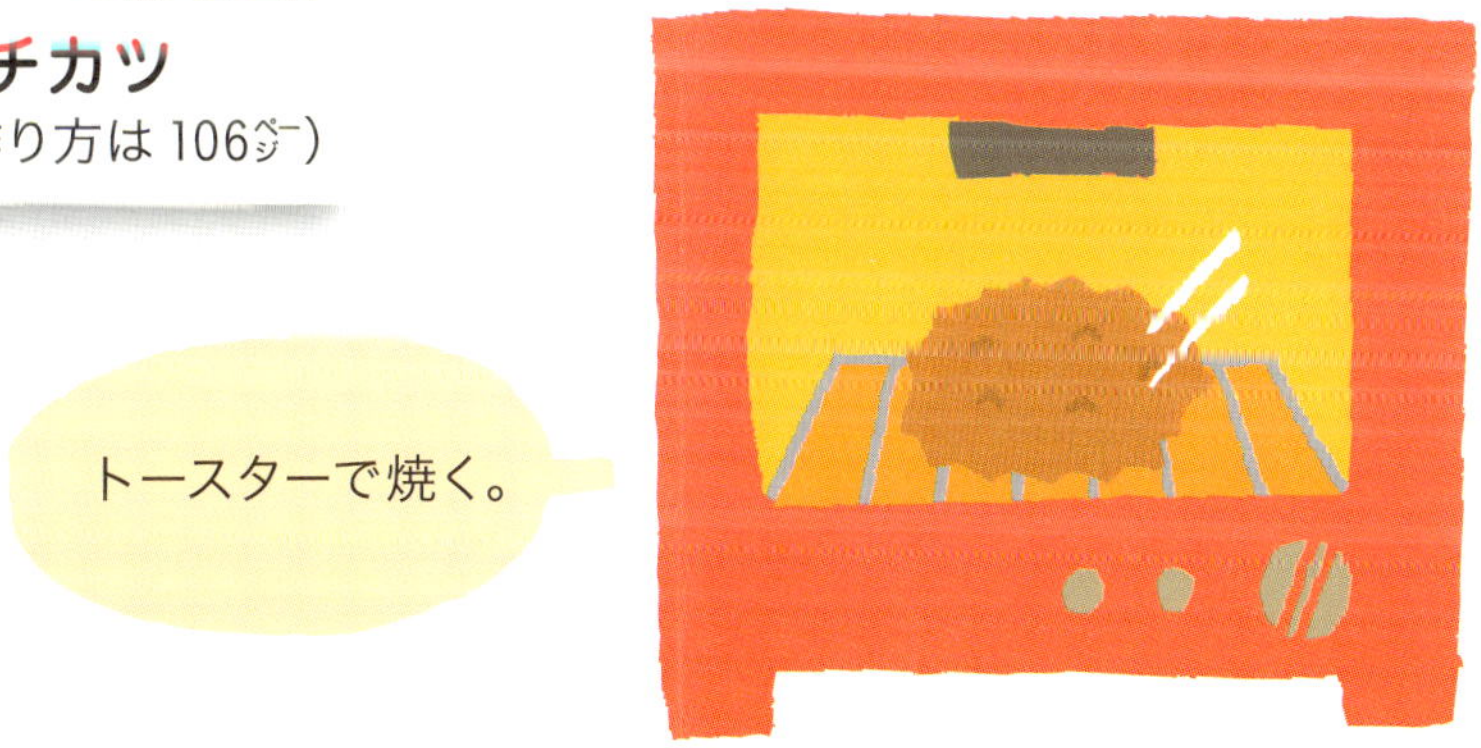
トースターで焼く。

噛む力に合わせて、こんなふうに変えられます！

漬物をおいしく食べたい

薄いものは噛み切りにくいので、漬物はやや厚めに切ったり、葉物は巻いて厚みを出したりすると食べやすくなります。また、切り目を入れるとより食べやすくなります。

きゅうりやなすは細かく切り目を入れてから5㎜～1㎝弱くらいの厚さに切ります。たくあんは1㎝弱の厚さに切って格子状に細かく切り目を入れます。白菜や野沢菜はかたい葉脈を包丁の柄でたたきつぶし、巻いてから1㎝幅に切ります。

さらに、食べにくければ柴漬けやたくあんなどは、みじん切りにしてごはんに混ぜるのもおすすめです。

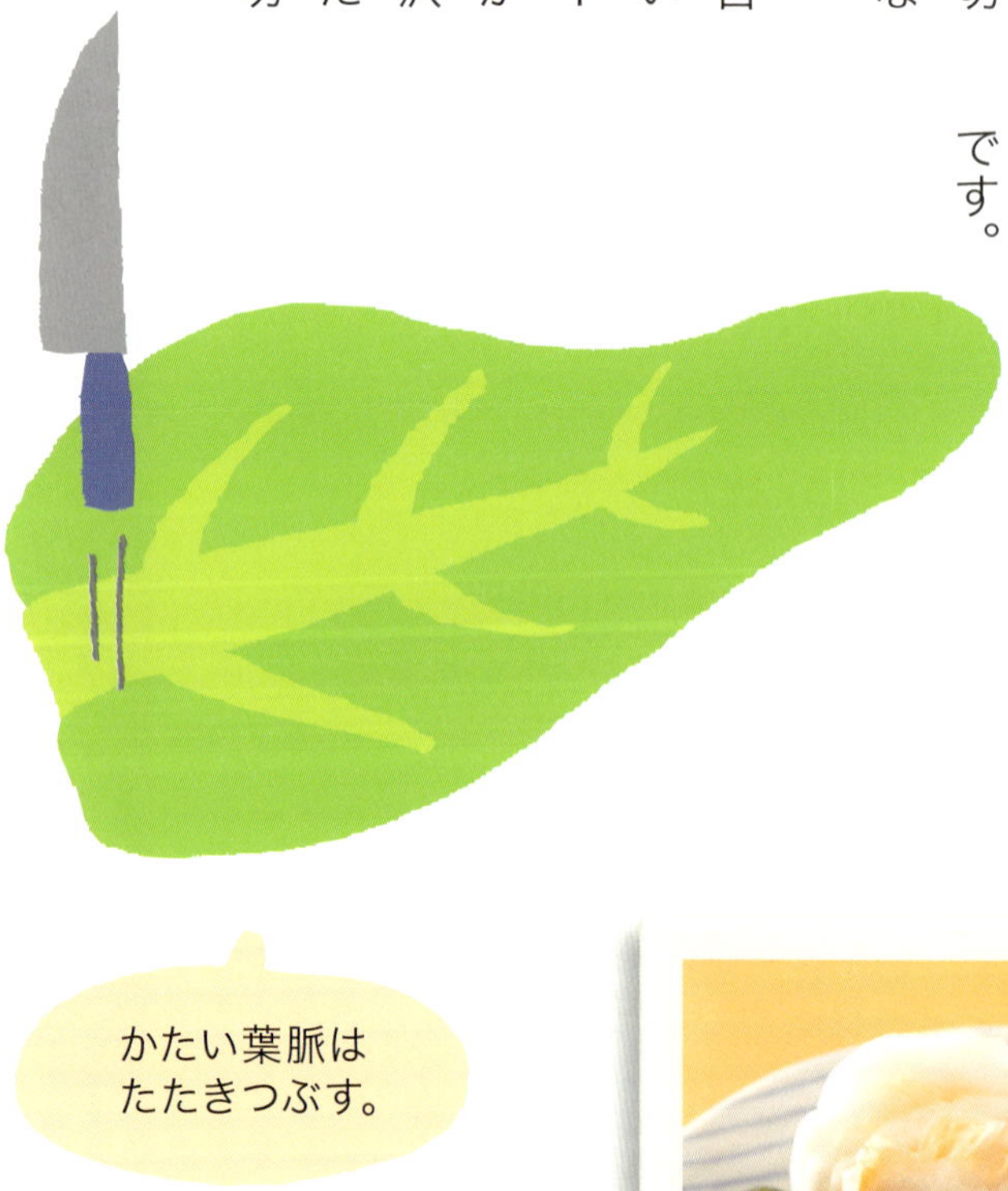
かたい葉脈は
たたきつぶす。

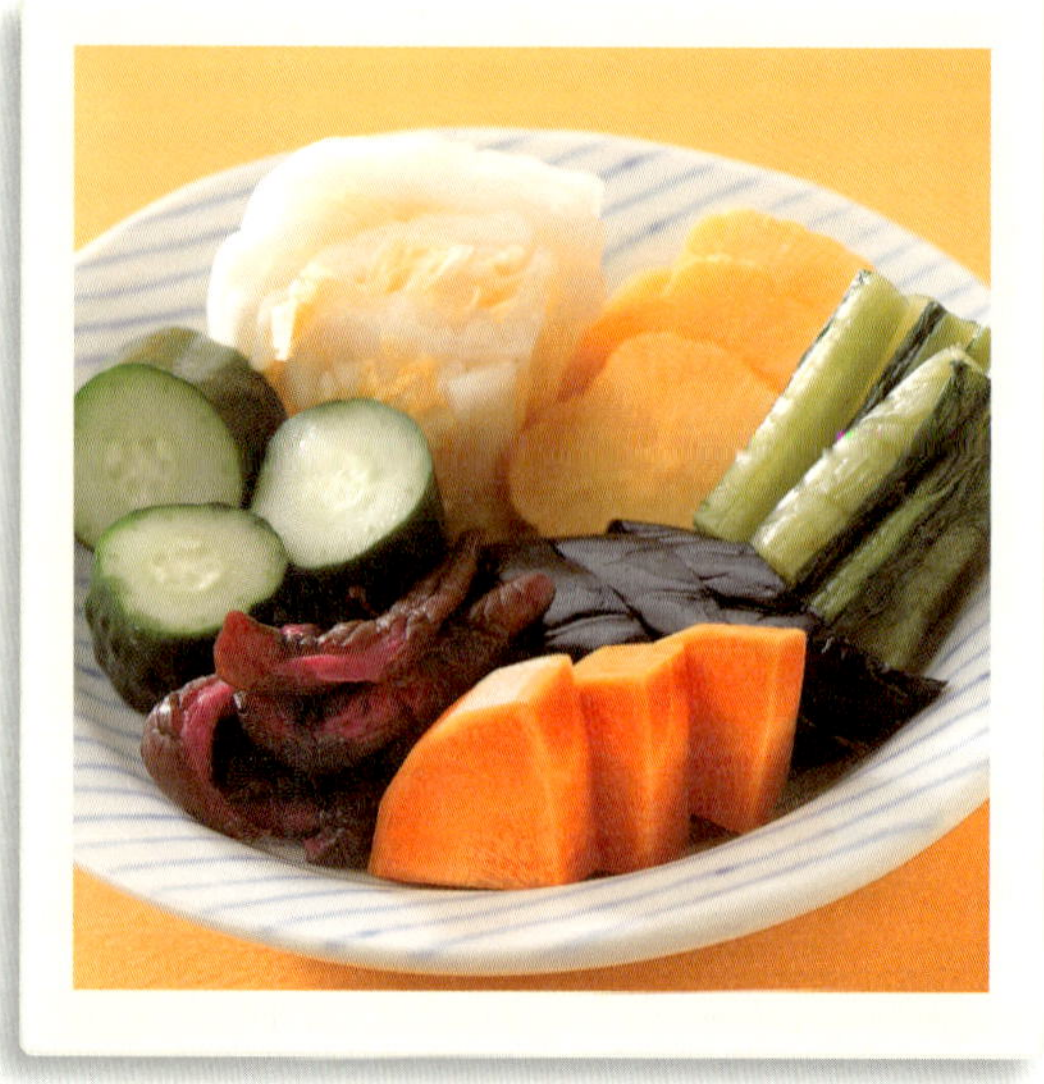

噛みやすく

きゅうりは両面に
細かく斜めに
切り込みを入れる。

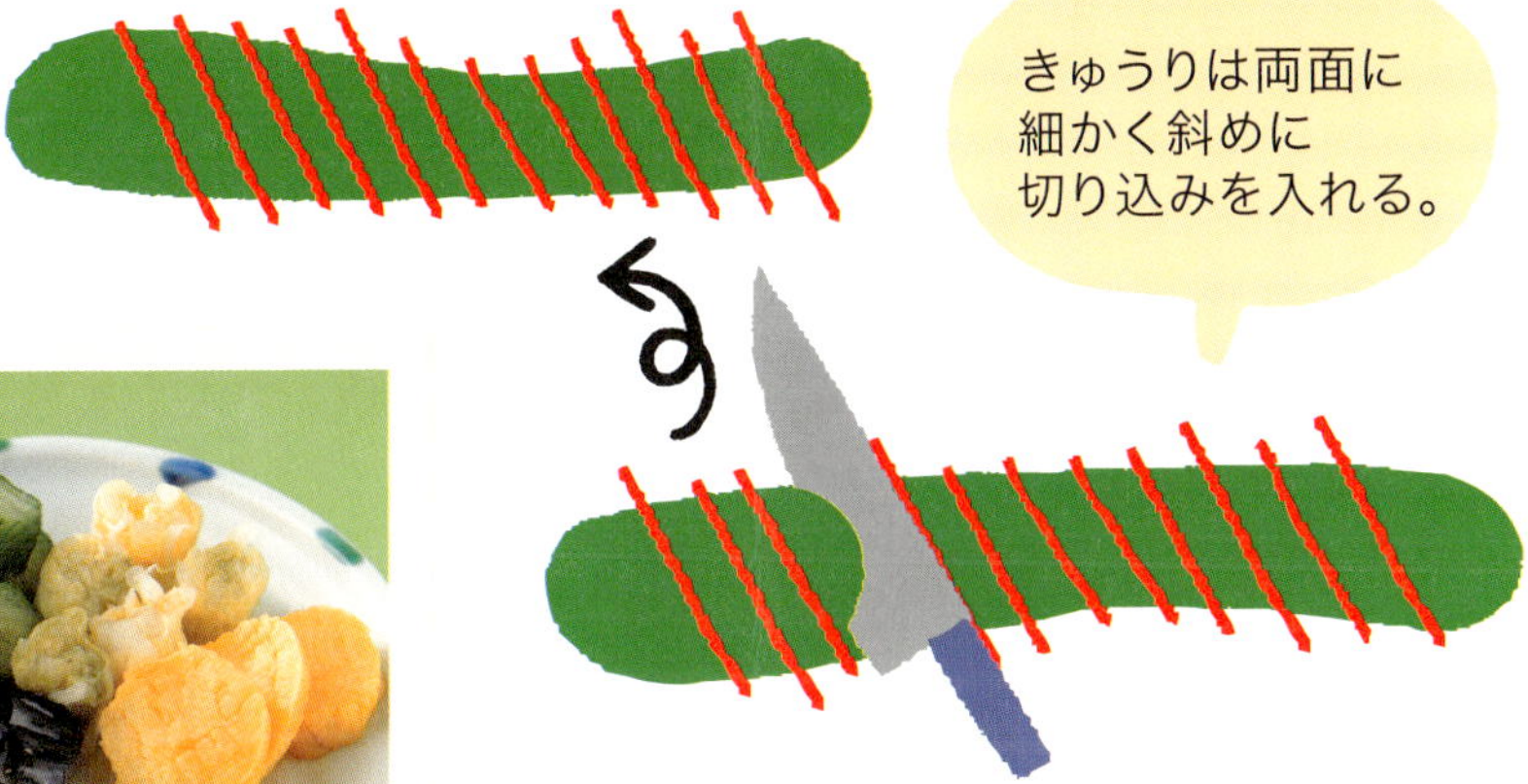

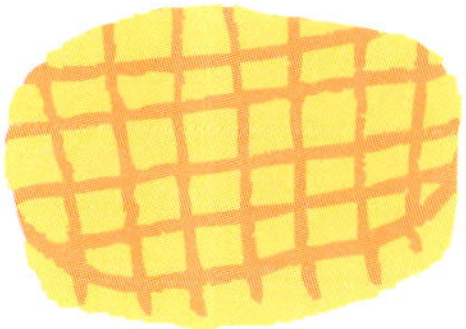

たくあんは格子
状に細かく切り
目を入れる。

葉物は端から
巻いて厚みを持
たせて切る。

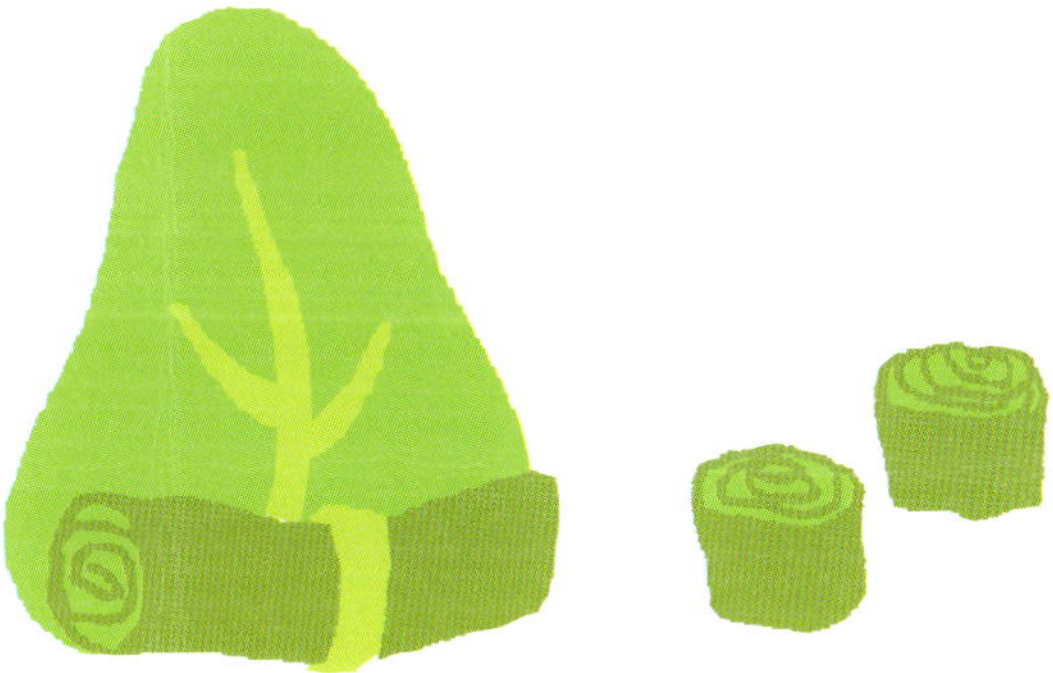

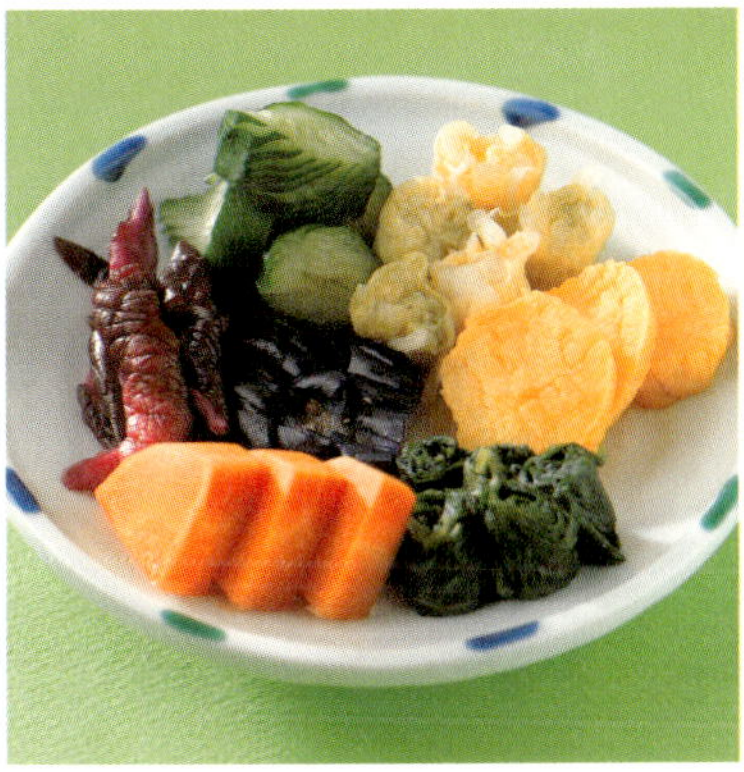

漬物の盛り合わせ

（作り方は 106ページ）

さらに食べやすく

みじん切りにして
ごはんに混ぜる。

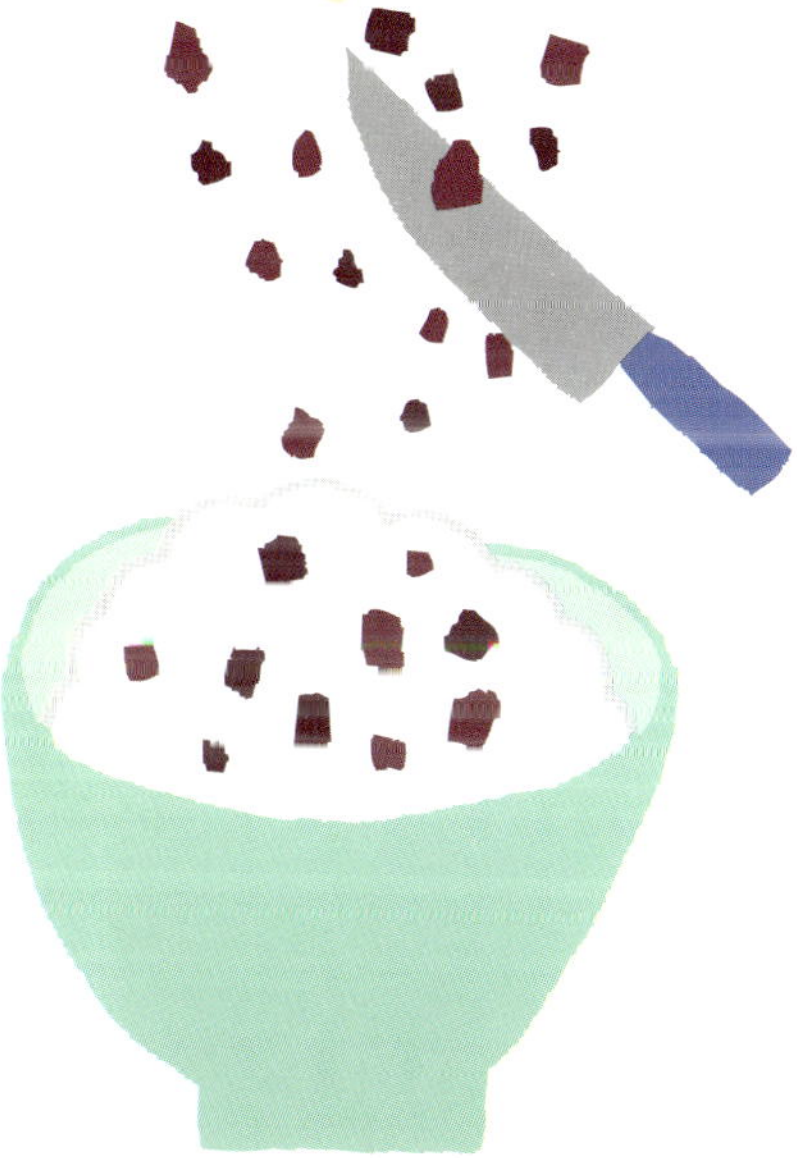

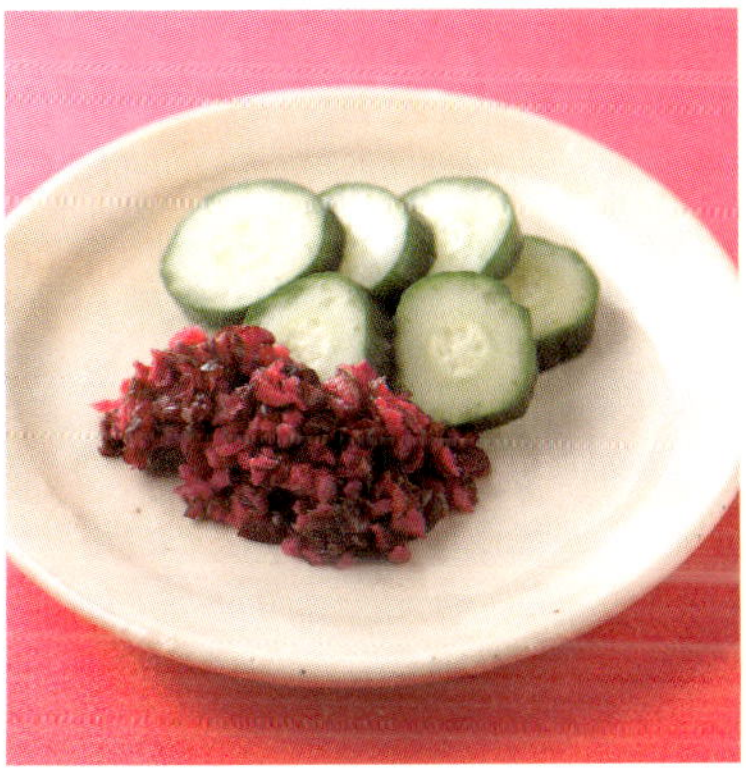

漬物２種

（作り方は 106ページ）

カレーをおいしく食べたい

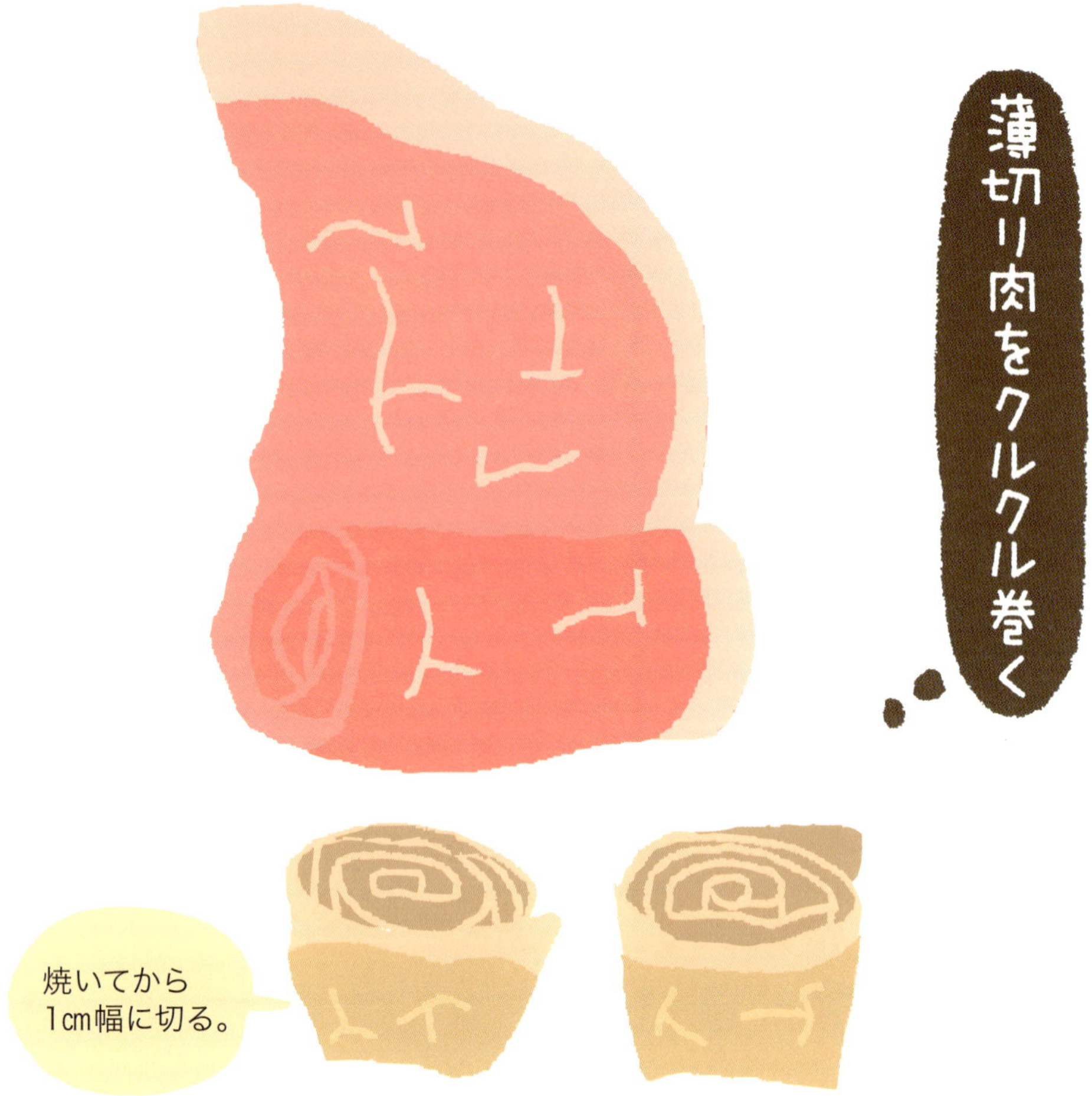
薄切り肉をクルクル巻く
焼いてから1cm幅に切る。

角切り肉は噛み切りにくいので、薄切り肉を端からクルクル巻いて厚みを持たせます。豚肉は、もも肉やロース肉がやわらかくて食べやすいでしょう。

野菜やじゃが芋は充分にやわらかく煮ます。ごはんが食べにくいときは、やわらかいごはん（10ページ）にしましょう。

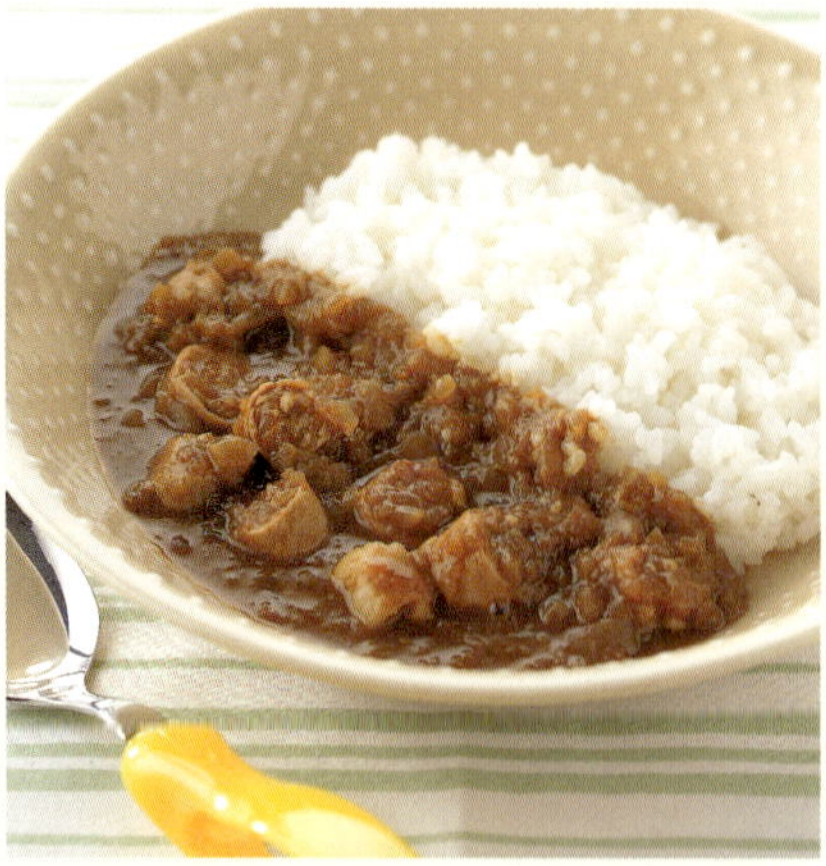

薄切り肉のポークカレー

（作り方は106ページ）

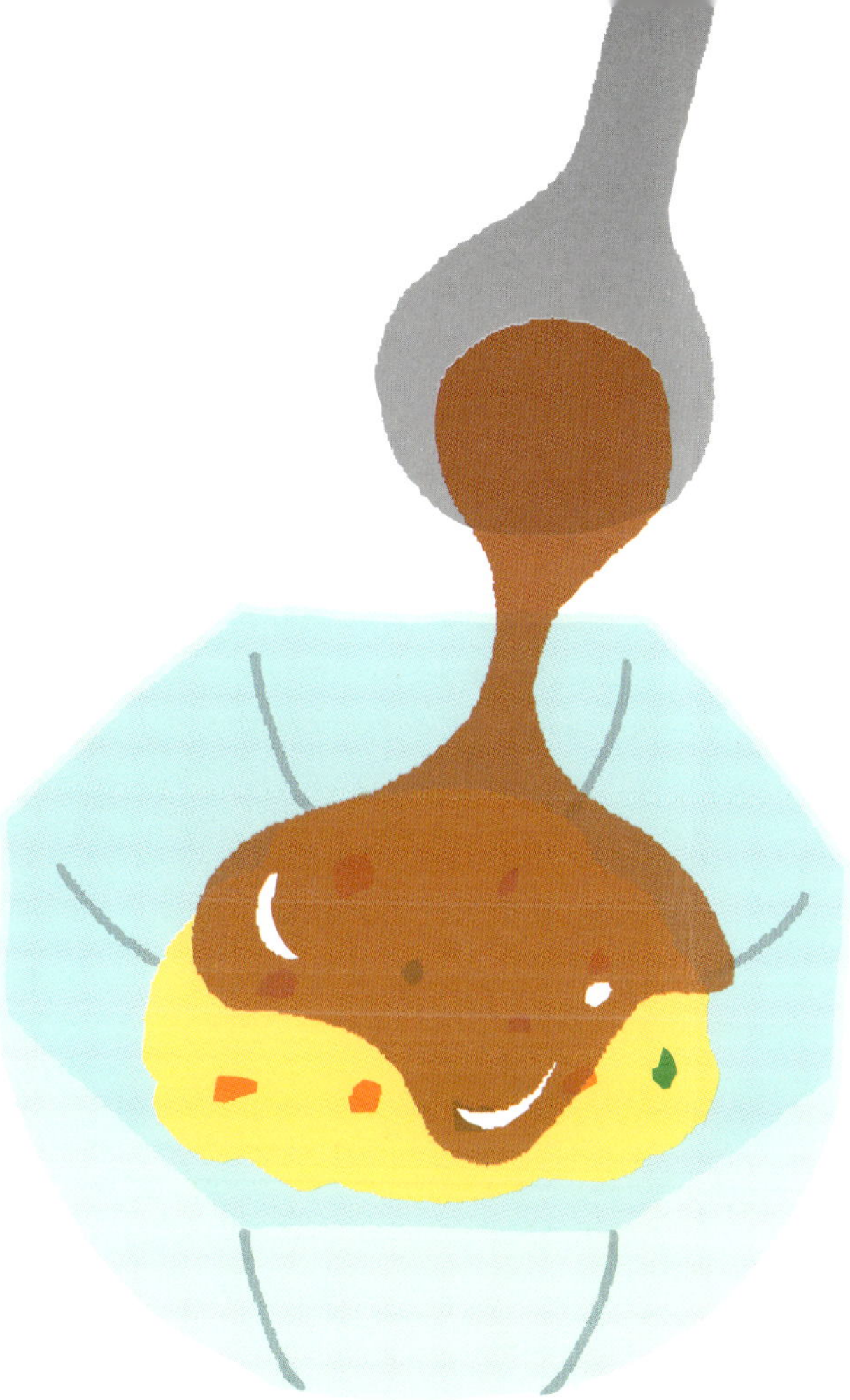

あんをかける

チャーハンをおいしく食べたい

いためたごはんはパラパラとして食べにくいですが、あんをかけることでごはんの粒や具がまとまって食べやすくなります。

エビなどの噛みにくい具は、包丁の腹で押しつぶしたり、刻んだりするとよいでしょう。

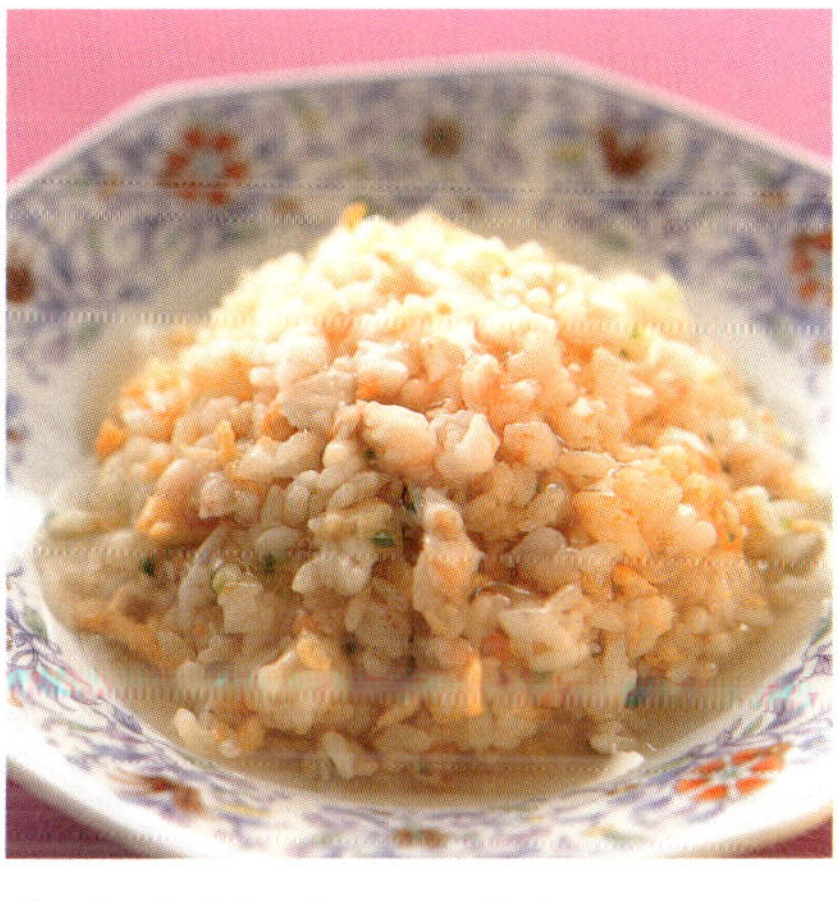

あんかけチャーハン

（作り方は107ページ）

スパゲティをおいしく食べたい

スパゲティは短く折る

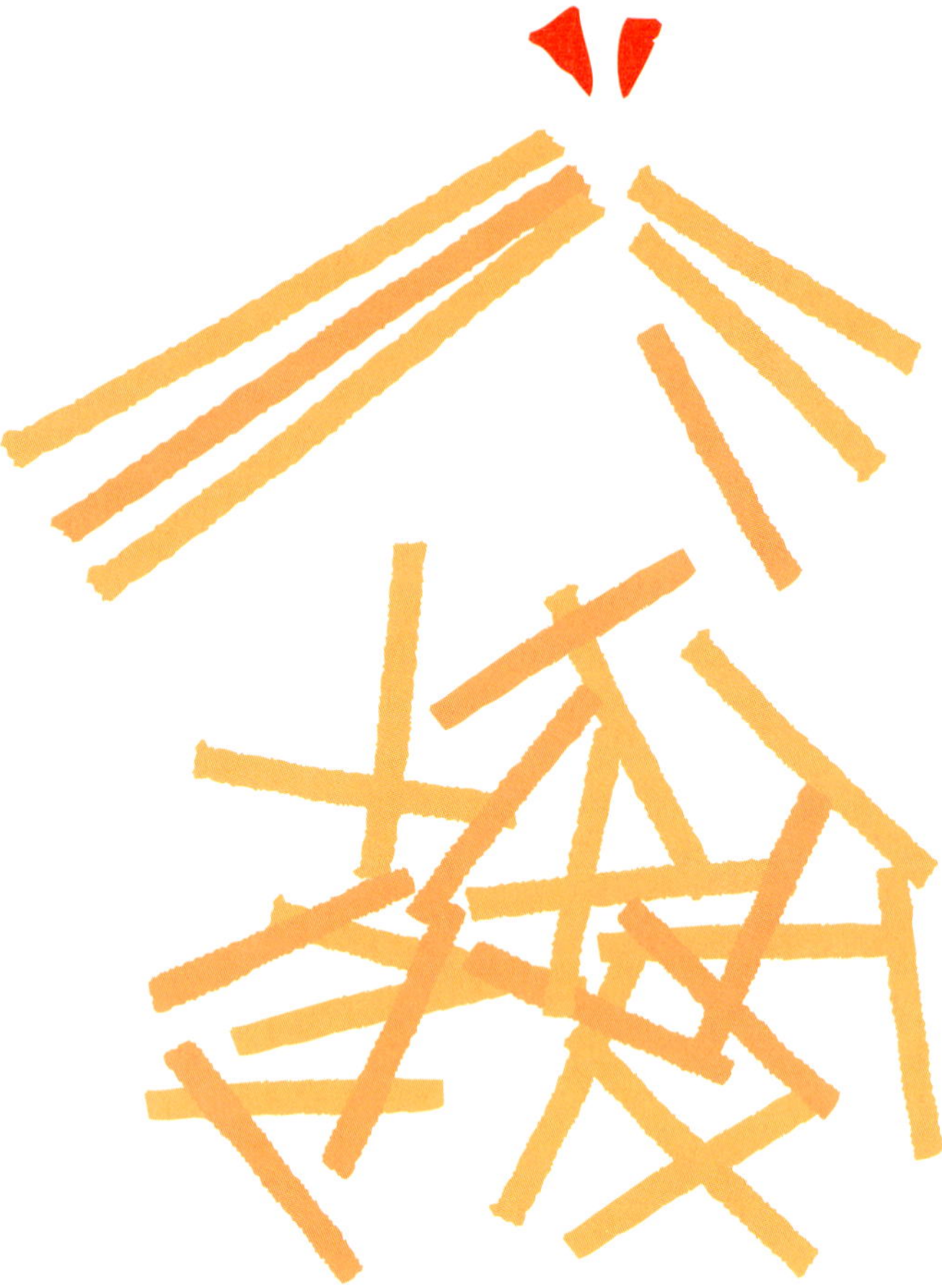

スパゲティは5㎝くらいの長さに折って、ゆですぎくらいのやわらかさにゆでます。すすらずに食べられ、噛みやすくなります。
ソースのひき肉は、二度びきにするか、包丁でたたくと噛みやすくなります。スパゲティにソースをよくからめて食べましょう。

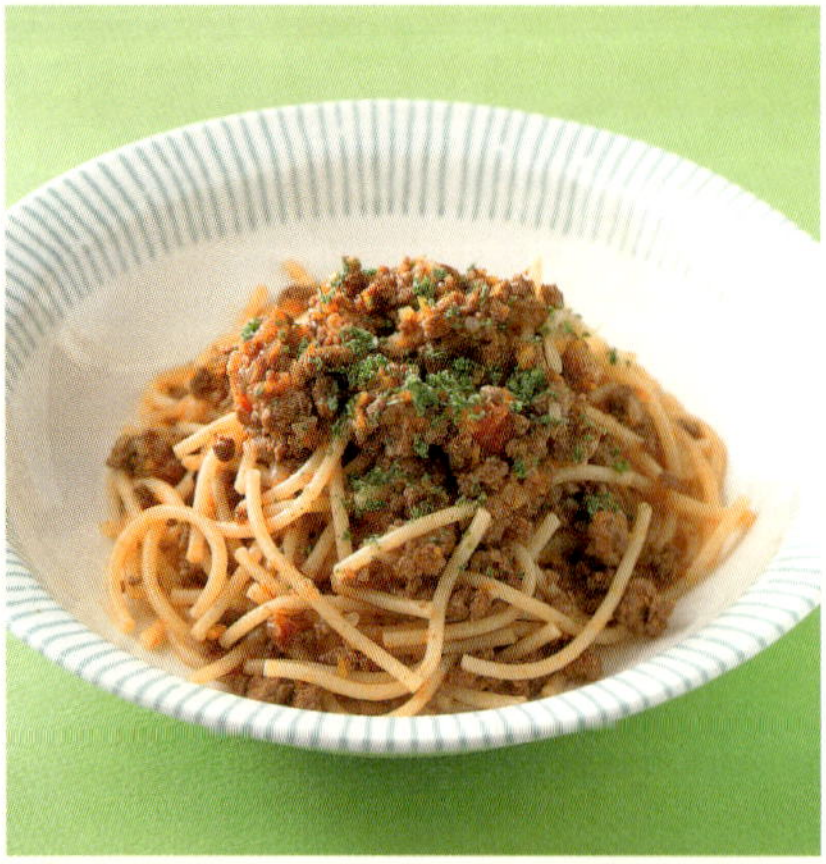

スパゲティボロネーズ
（作り方は107ページ）

そばをおいしく食べたい

とろろとからめる

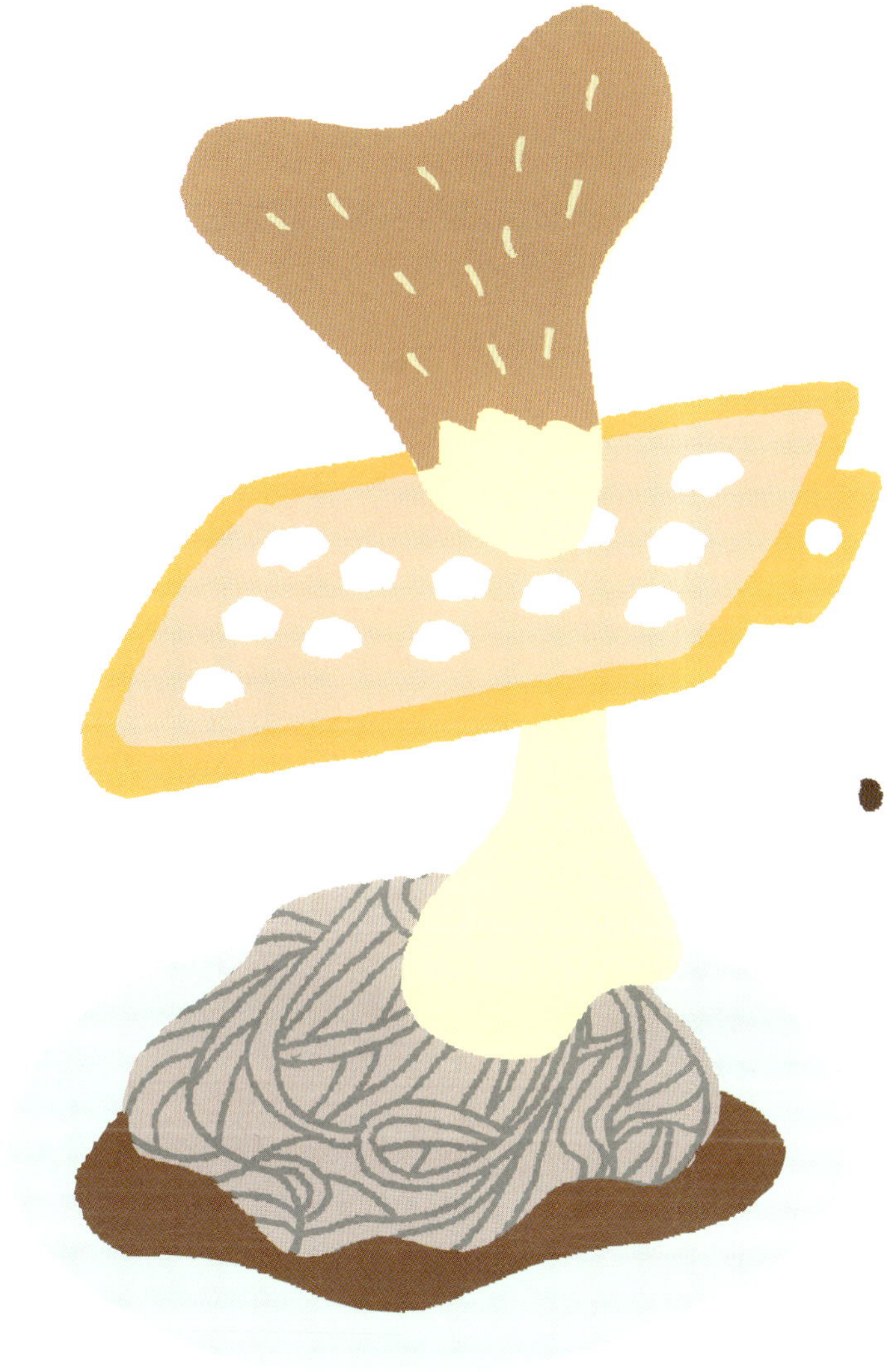

そばは5㎝くらいの長さに折ってやわらかくゆで、山芋のすりおろしとよくからめながら食べましょう。口の中でまとまって噛みやすくなり、飲み込みやすくもなります。

つゆに水どきかたくり粉でとろみをつけてもよいでしょう。

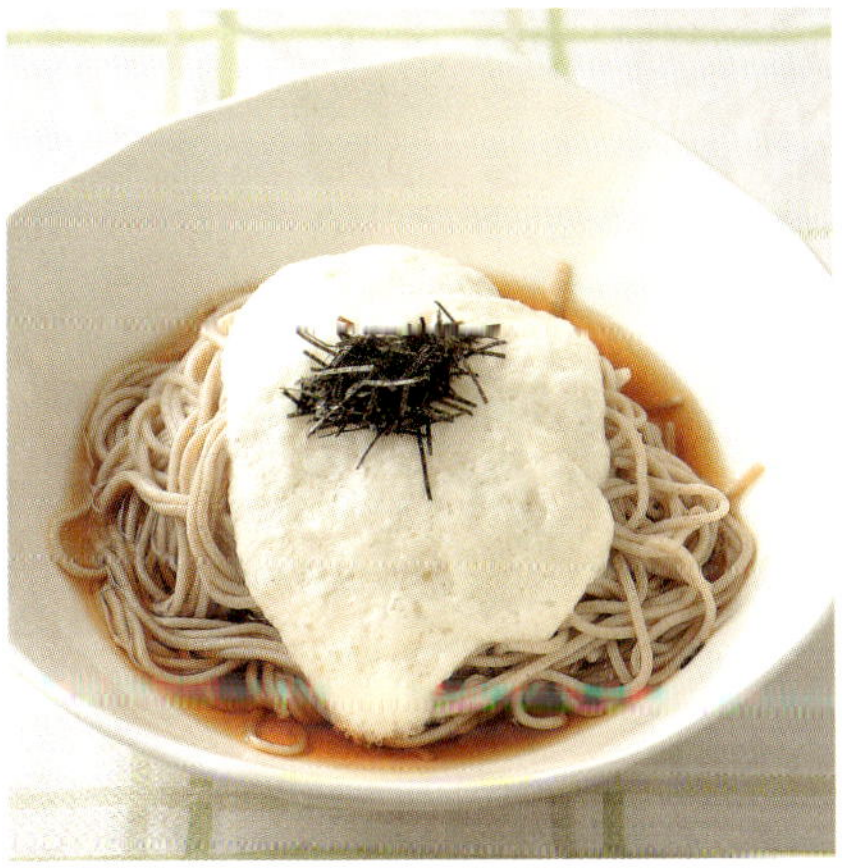

とろろそば

（作り方は107ページ）

煮魚をおいしく食べたい

煮汁にとろみをつける

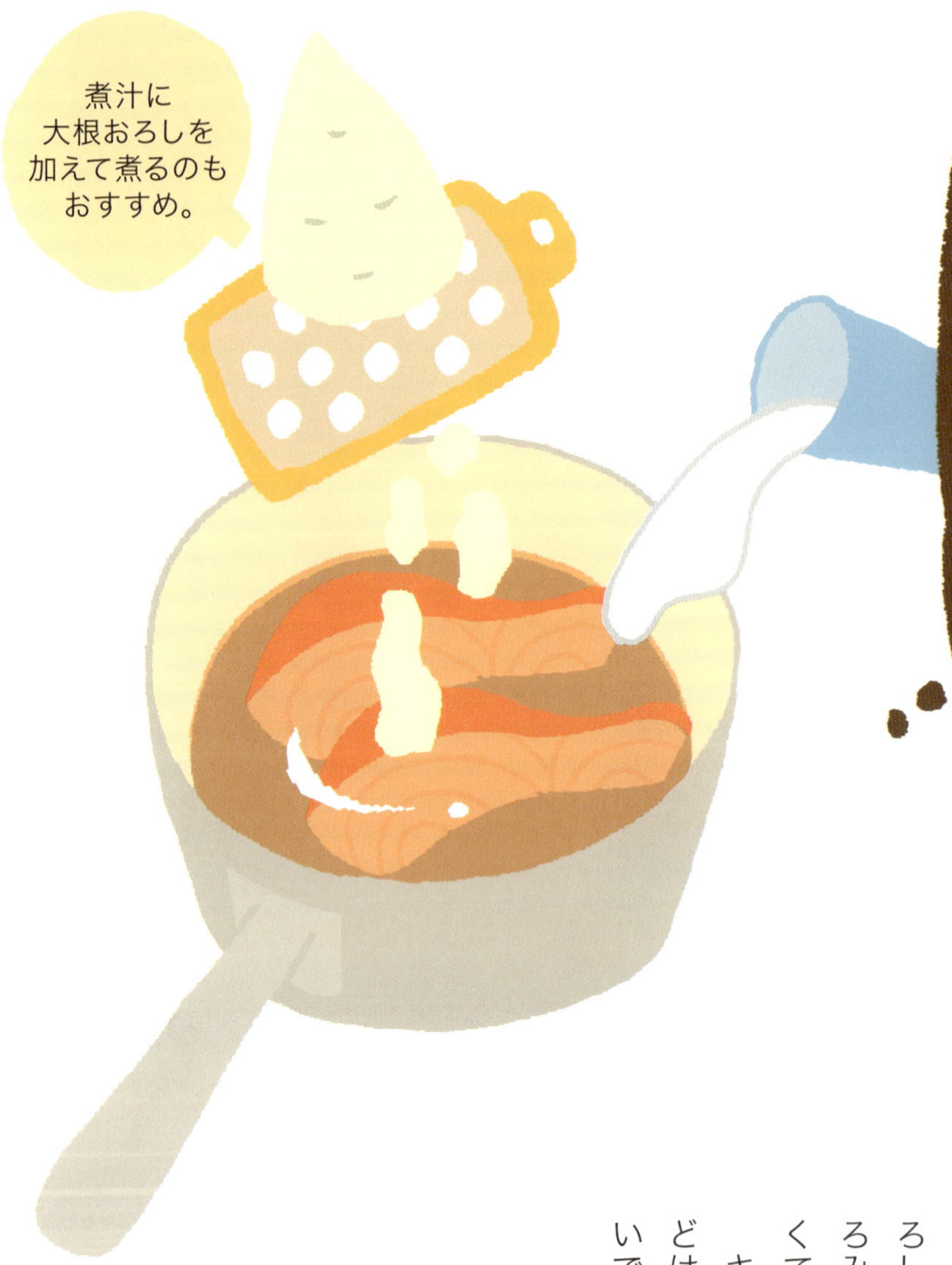
煮汁に
大根おろしを
加えて煮るのも
おすすめ。

たっぷりの煮汁で煮ましょう。煮汁を多く盛りつけ、からめながら食べると、身がパサつかずに食べやすくなります。また、煮汁に大根おろしを加えて煮るおろし煮にしたり、煮汁にとろみをつけたりすると、魚に煮汁がからみやすくておすすめです。

キンメダイ、イワシ、カレイ、タラ、ブリなどは加熱してもやわらかい魚なので、食べやすいでしょう。

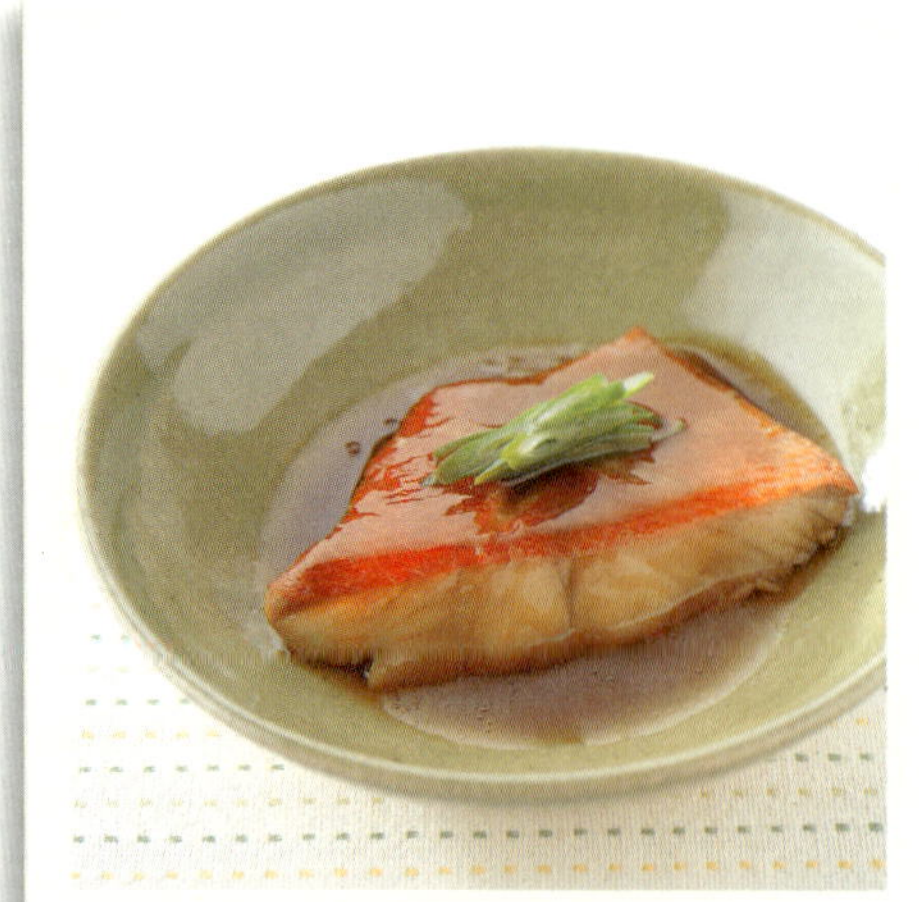

キンメダイの煮つけ
とろみつき （作り方は108ページ）

天ぷらをおいしく食べたい

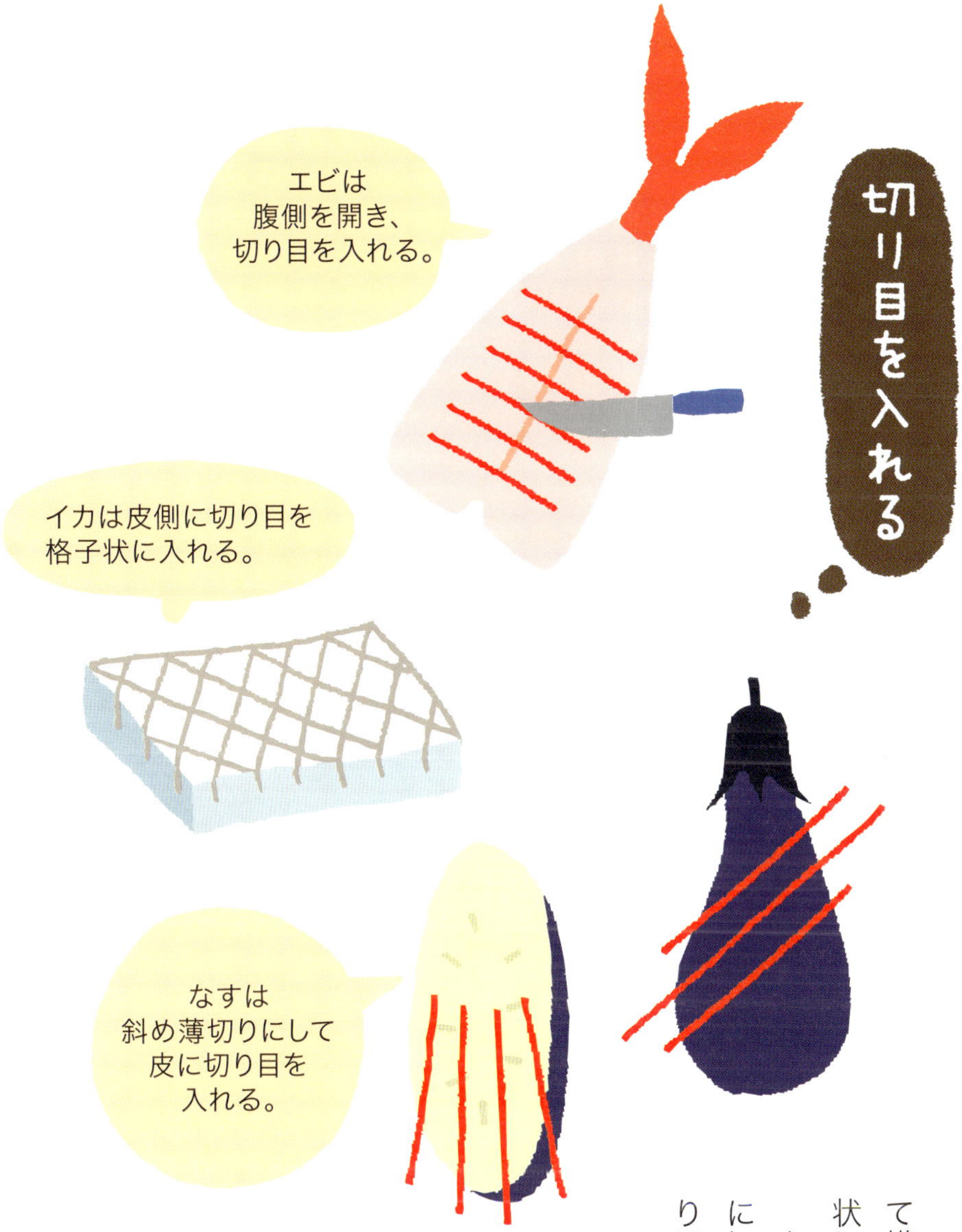
切り目を入れる
エビは
腹側を開き、
切り目を入れる。
イカは皮側に切り目を
格子状に入れる。
なすは
斜め薄切りにして
皮に切り目を
入れる。

エビは殻をむいて腹側を開き、切り目を入れて繊維を切ります。イカは皮側に切り目を格子状に入れてスティック状に切ります。

なすは、斜め薄切りにして皮を切るように縦に切り目を細かく入れます。青じそは葉脈に切り目を入れます。

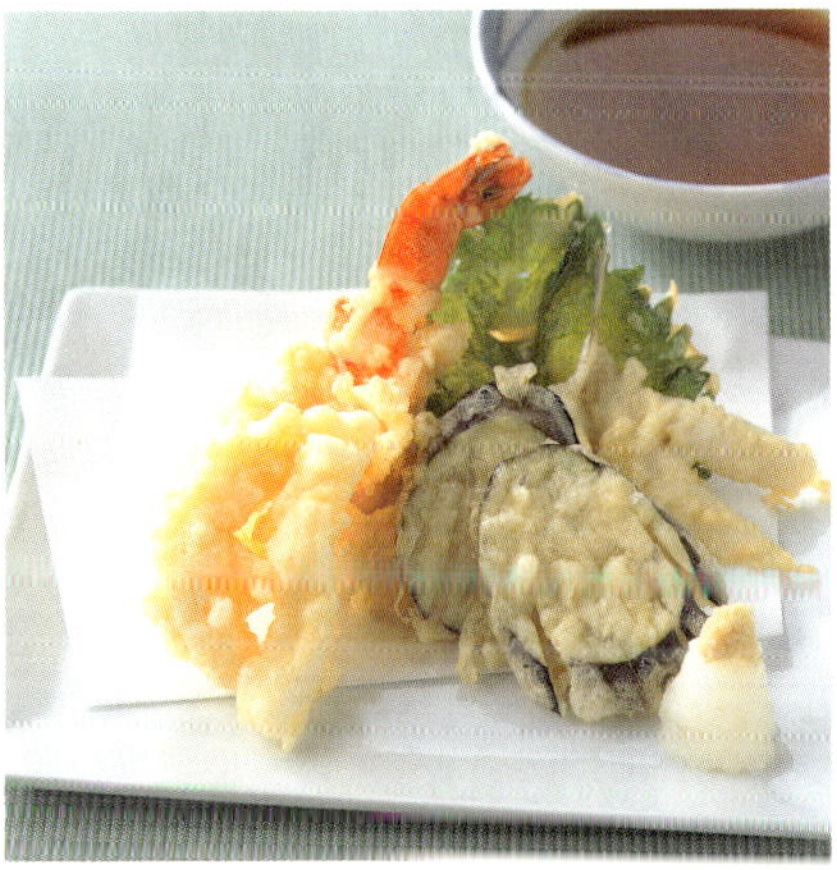

天ぷら

（作り方は108ページ）

鶏肉のから揚げをおいしく食べたい

切り目を入れる

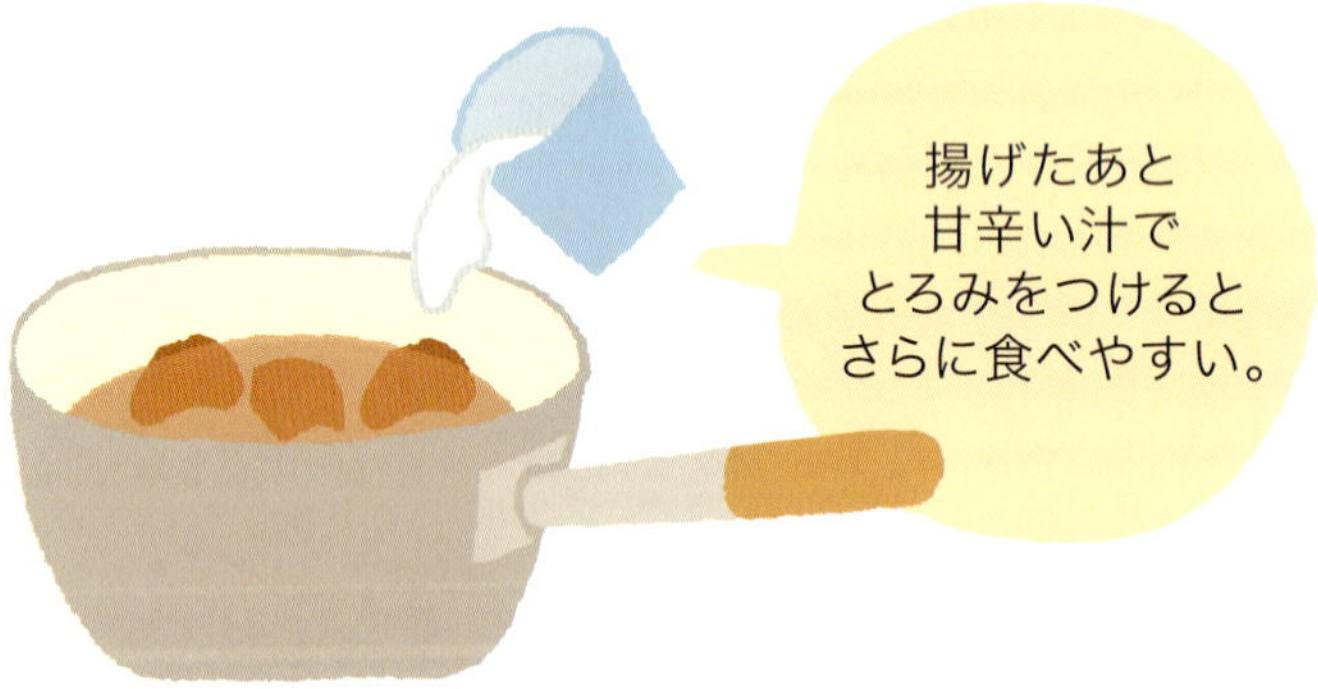
揚げたあと
甘辛い汁で
とろみをつけると
さらに食べやすい。

加熱して身がしまるのを防ぐために、小ぶりに切って縦横に細かく切り目を入れます。皮はとり除きましょう。

かたくり粉をまぶして揚げたあと、甘辛い煮汁で煮てとろみをつけると、さらに食べやすくなります。

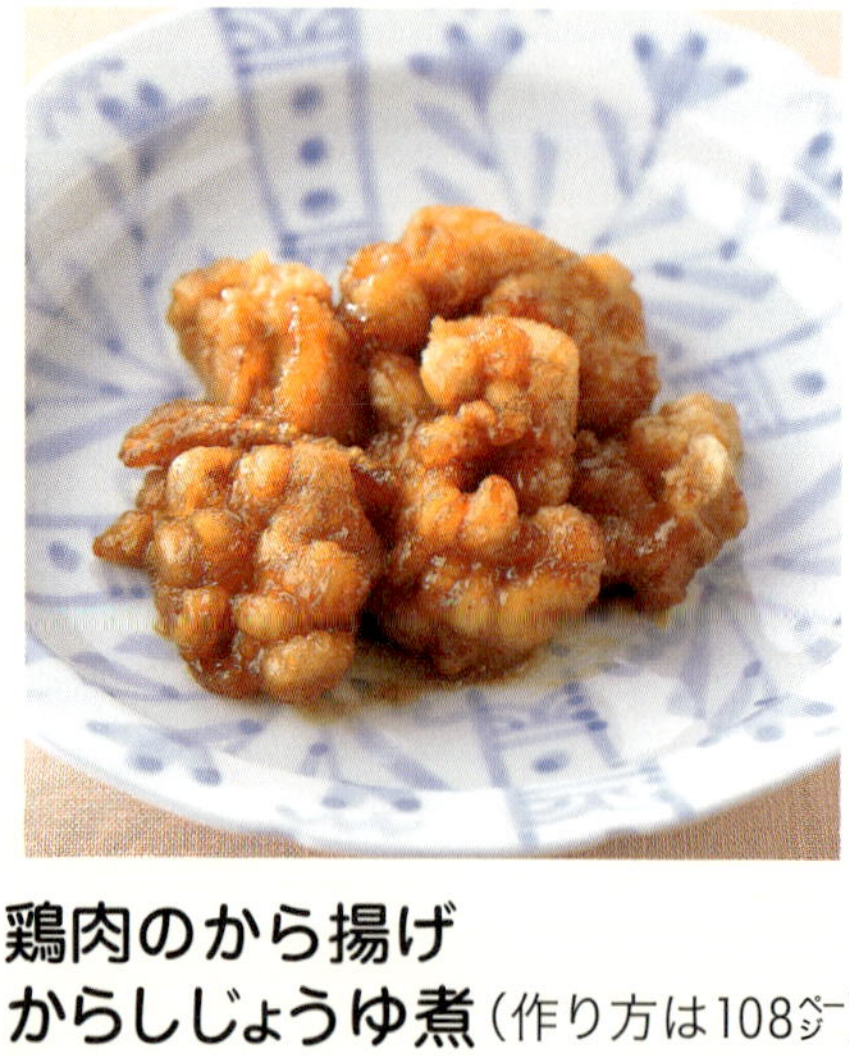

鶏肉のから揚げ
からしじょうゆ煮（作り方は108ページ）

肉じゃがをおいしく食べたい

煮汁をたっぷりにする

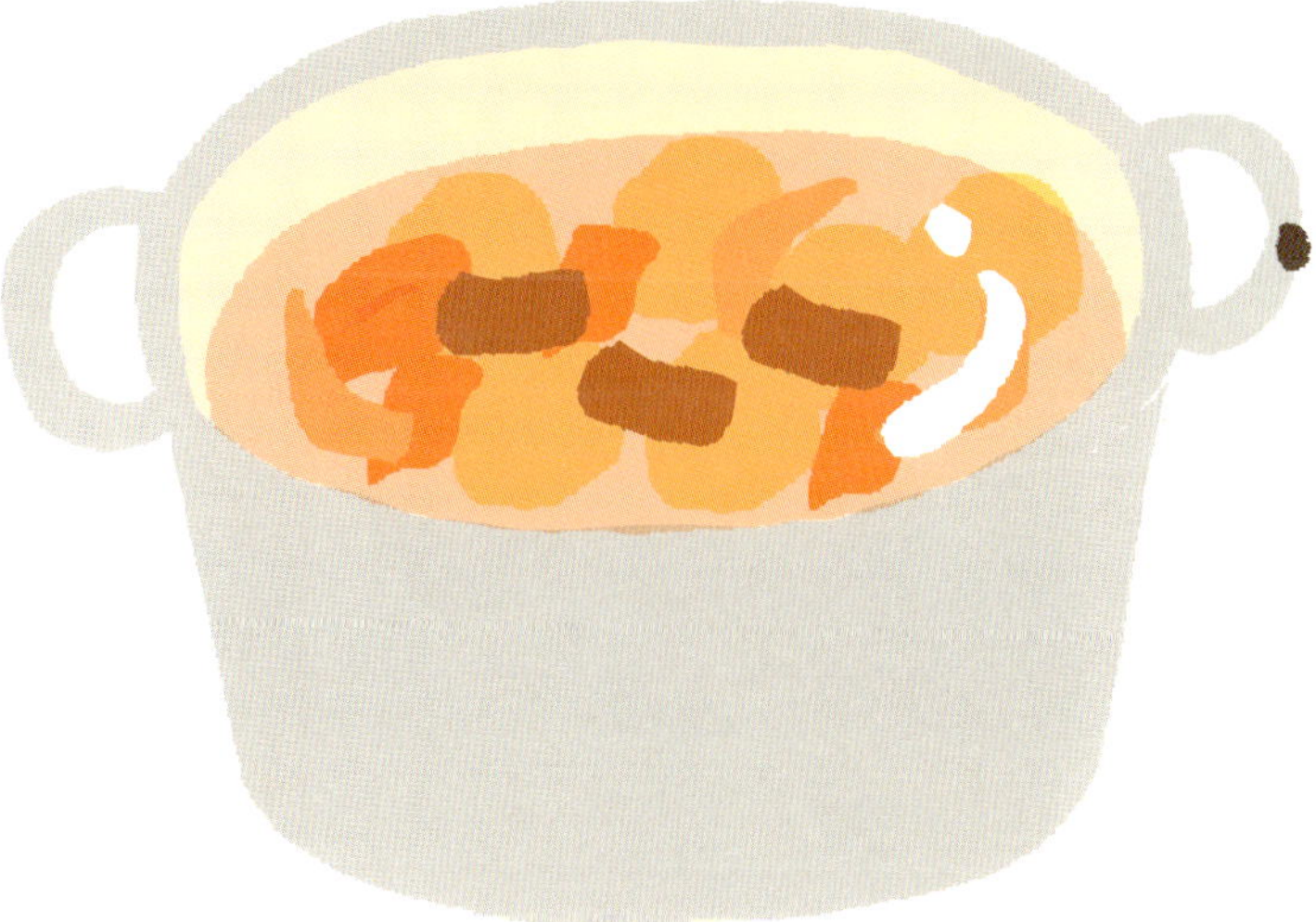

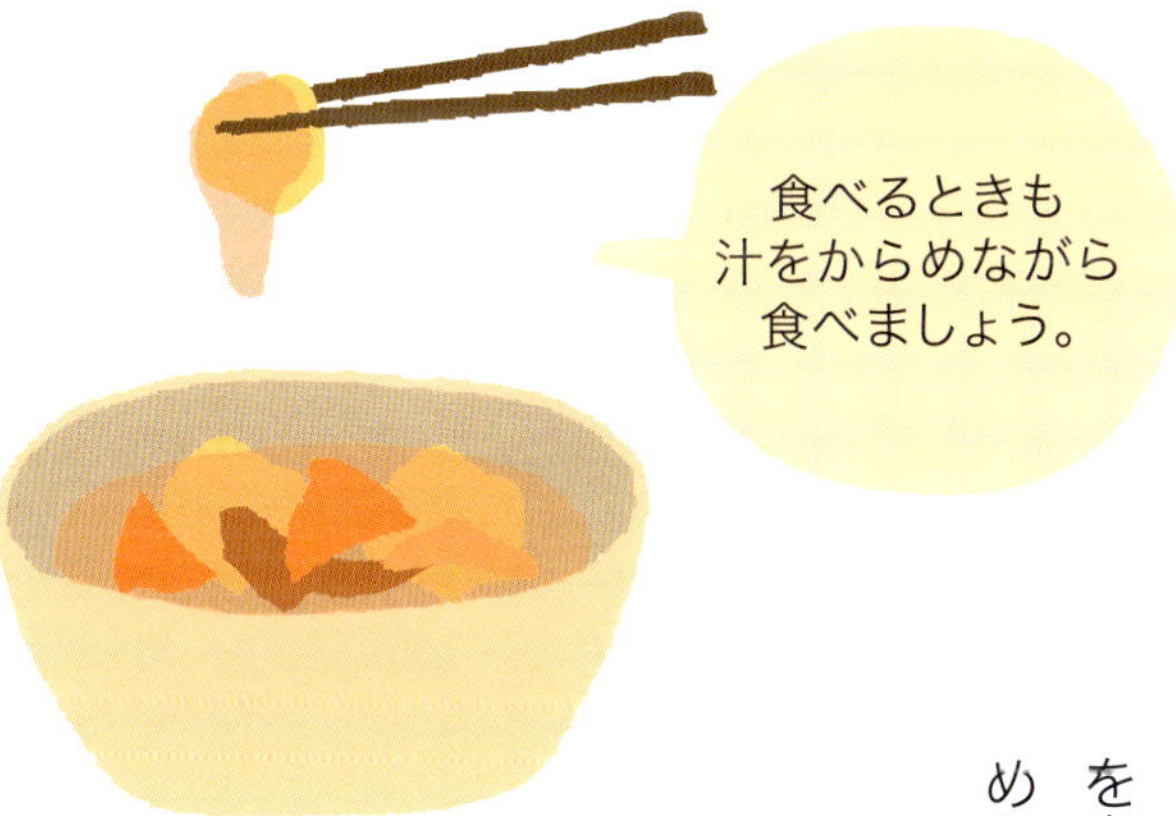
食べるときも
汁をからめながら
食べましょう。

じゃが芋は　モサモサして食べにくいですが、多めの煮汁で、じゃが芋や根菜類が充分やわらかくなるまで煮ます。食べるときには煮汁を多めに盛り、じゃが芋をくずして煮汁にからめながらしっとりさせて食べましょう。

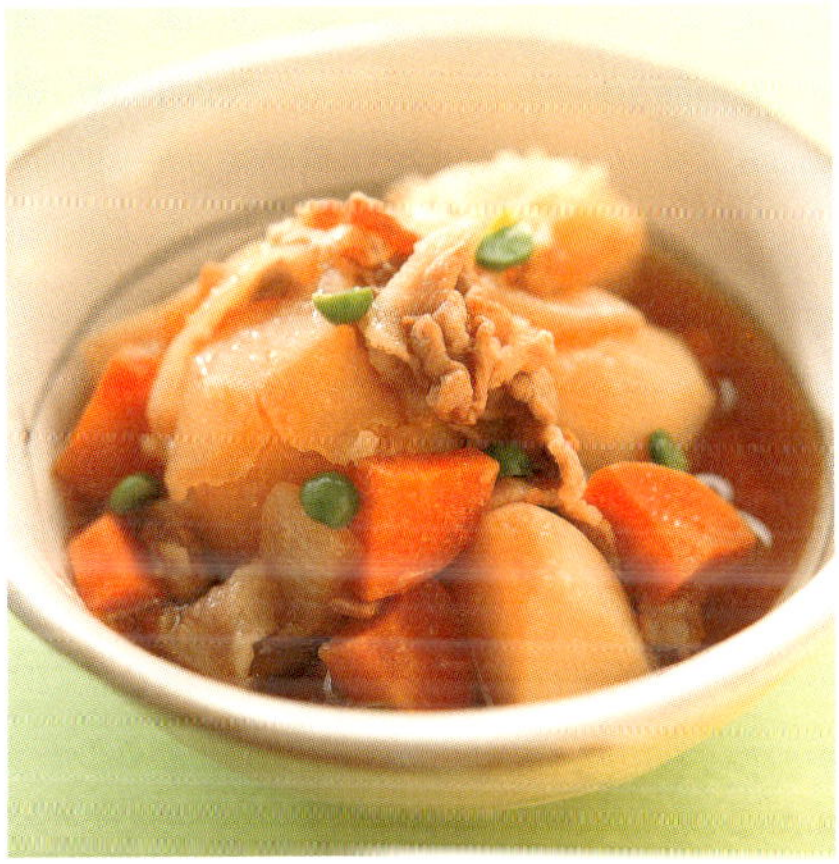

煮汁たっぷり肉じゃが
（作り方は108ページ）

けんちん汁をおいしく食べたい

とろみをつける

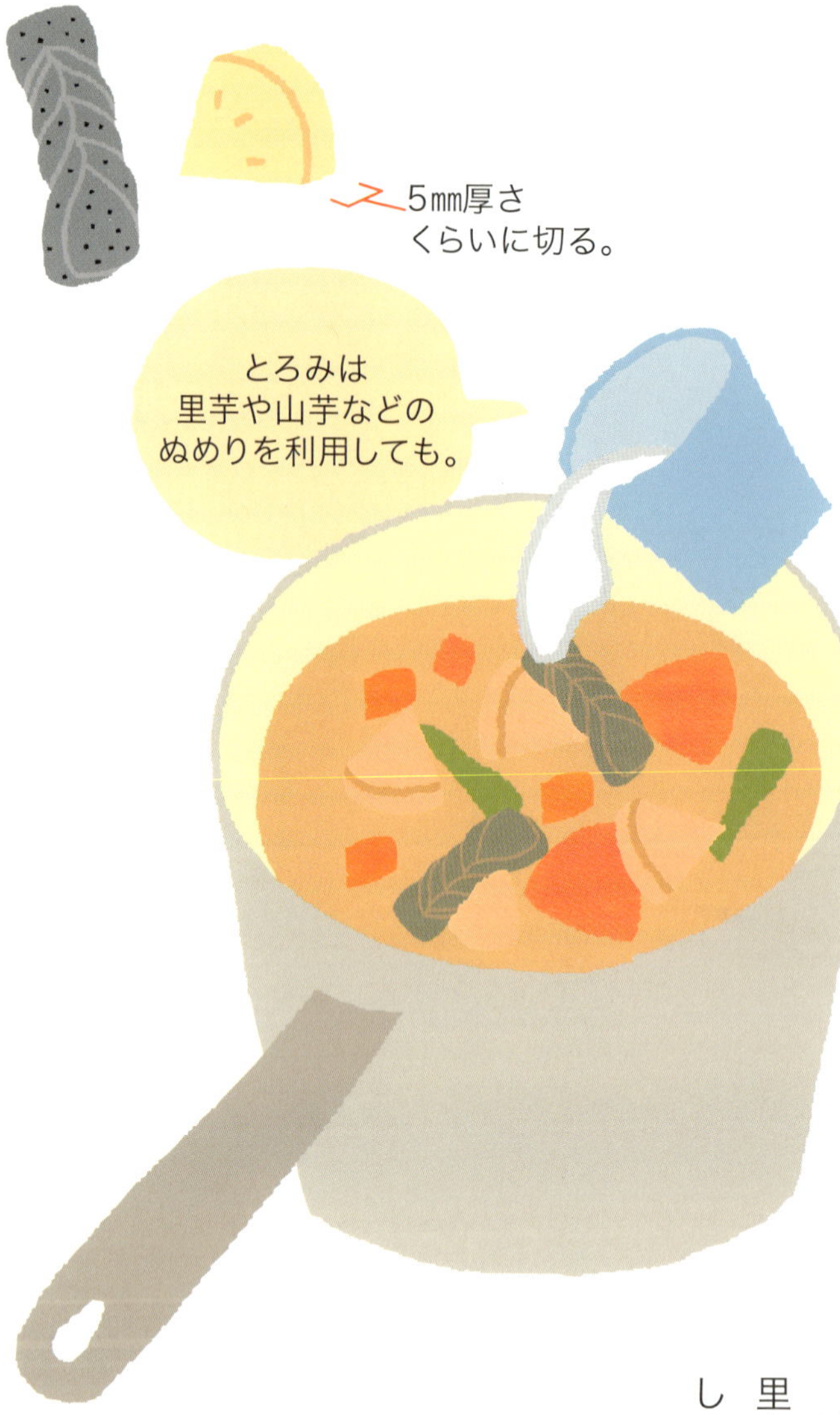
5㎜厚さ
くらいに切る。
とろみは
里芋や山芋などの
ぬめりを利用しても。

にんじんや大根、里芋は5㎜厚さくらいに切って、やわらかく煮ましょう。さやいんげんはやわらかくゆでてから切り目を入れます。こんにゃくは手綱こんにゃく（102㌻）にします。

汁は水どきかたくり粉でとろみをつけます。里芋や山芋などのぬめりを利用してもよいでしょう。

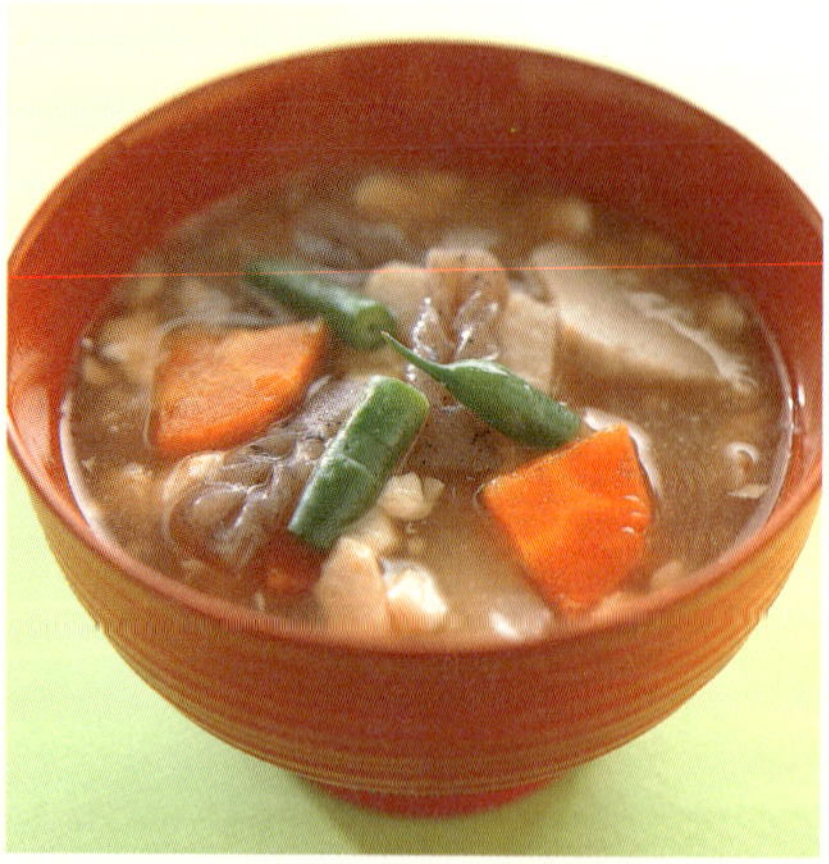

やわらかけんちん汁
（作り方は109㌻）

おでんをおいしく食べたい

切り目を入れ、食べやすく切る

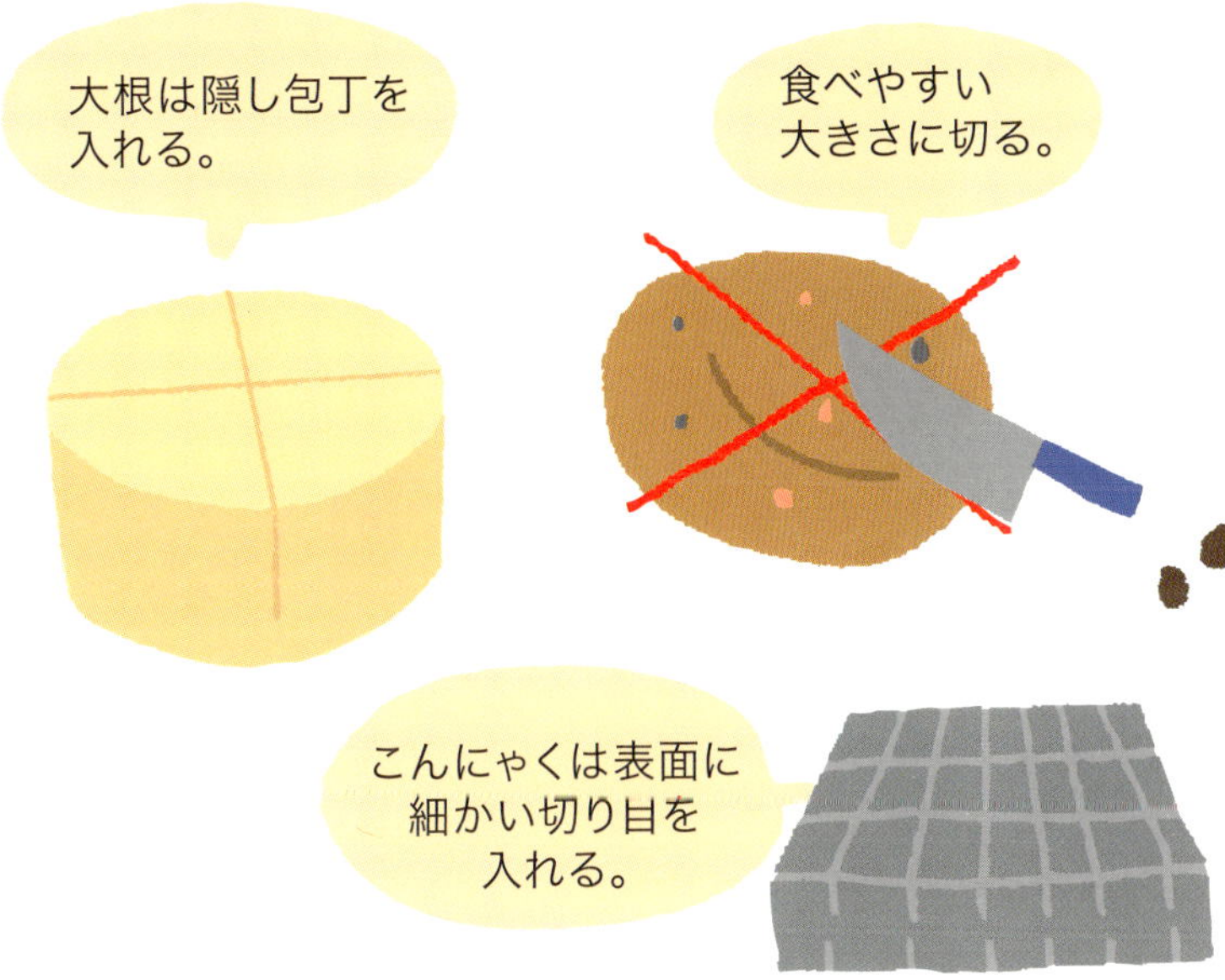

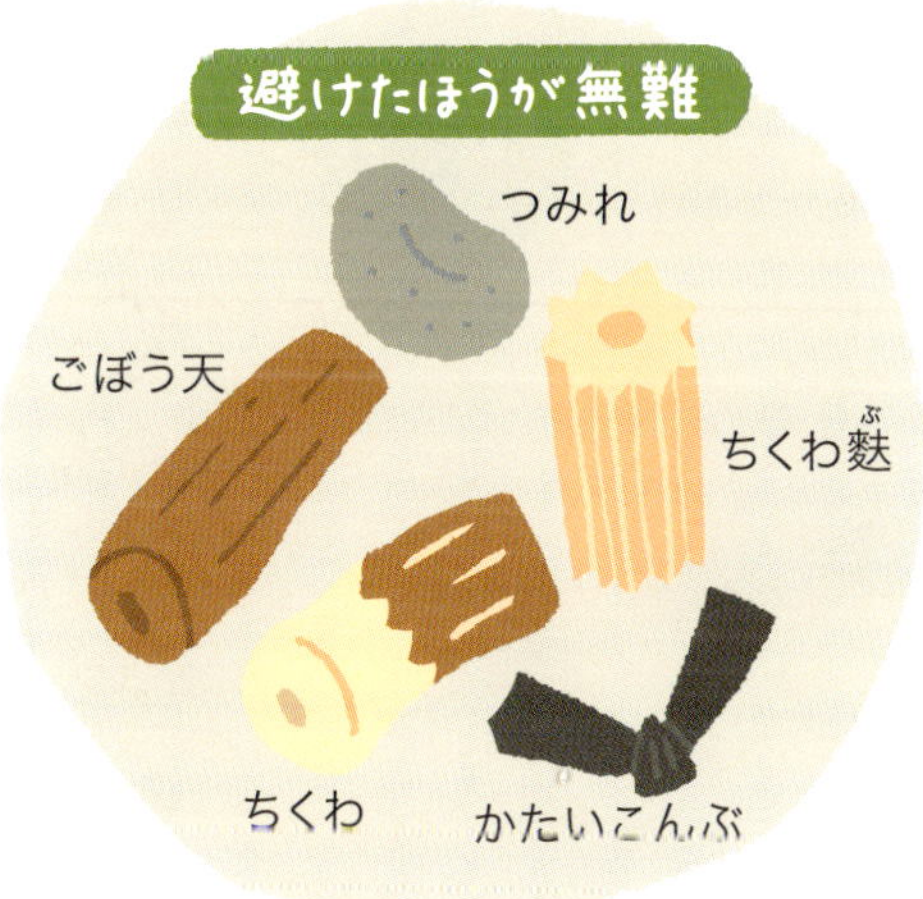

避けたほうが無難
つみれ
ごぼう天
ちくわ麸《ぶ》
ちくわ
かたいこんぶ

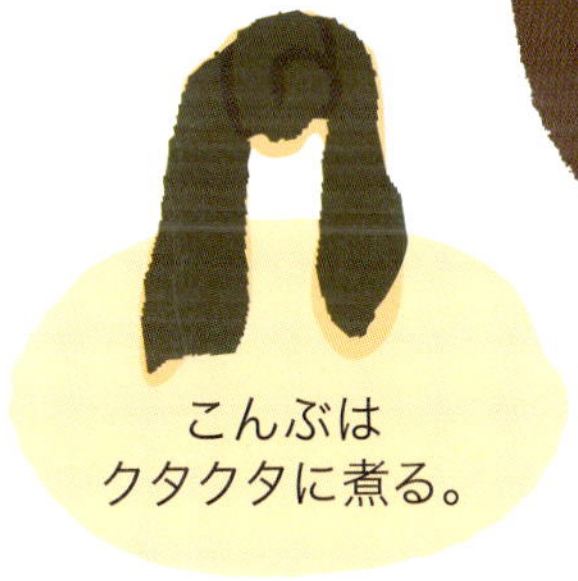

こんぶはクタクタに煮る。

こんにゃくは表面に縦横に細かく切り目を入れると、噛むきっかけができるので食べやすくなります。大根は十文字に隠し包丁を入れます。がんもどきやさつま揚げは食べやすい大きさに切りましょう。

ごぼう天、ちくわ、ちくわ麸《ぶ》、つみれ、こんぶなどは弾力があって噛みにくいので避けたほうが無難です。こんぶはクタクタに煮ると食べられるかもしれません。

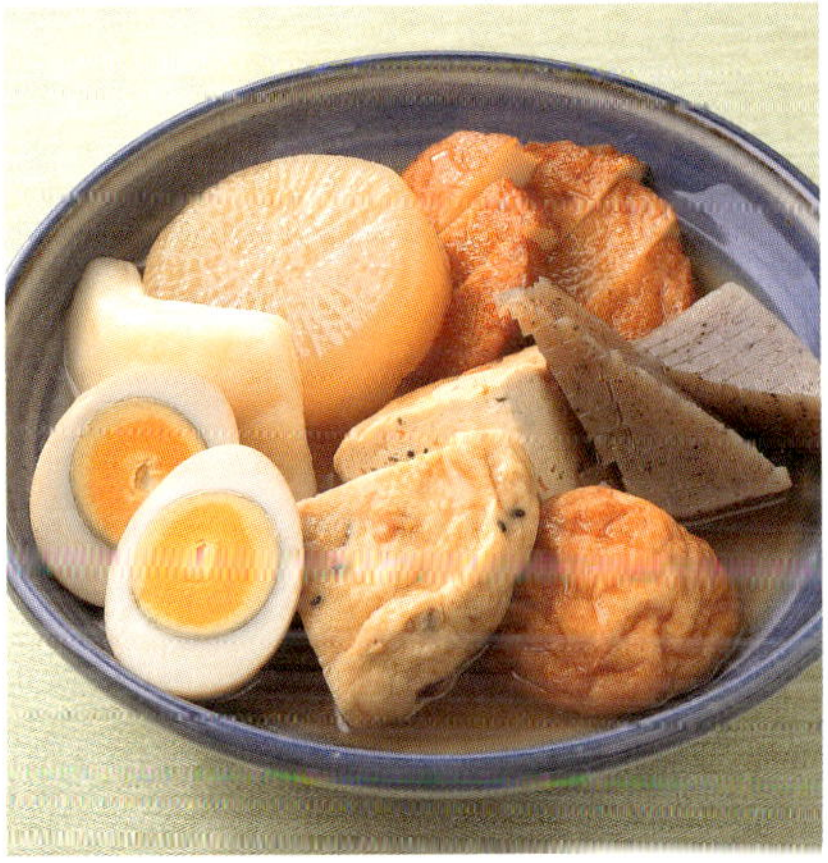

おでん

（作り方は109ページ）

筑前煮をおいしく食べたい

根菜は繊維をたたきこわす

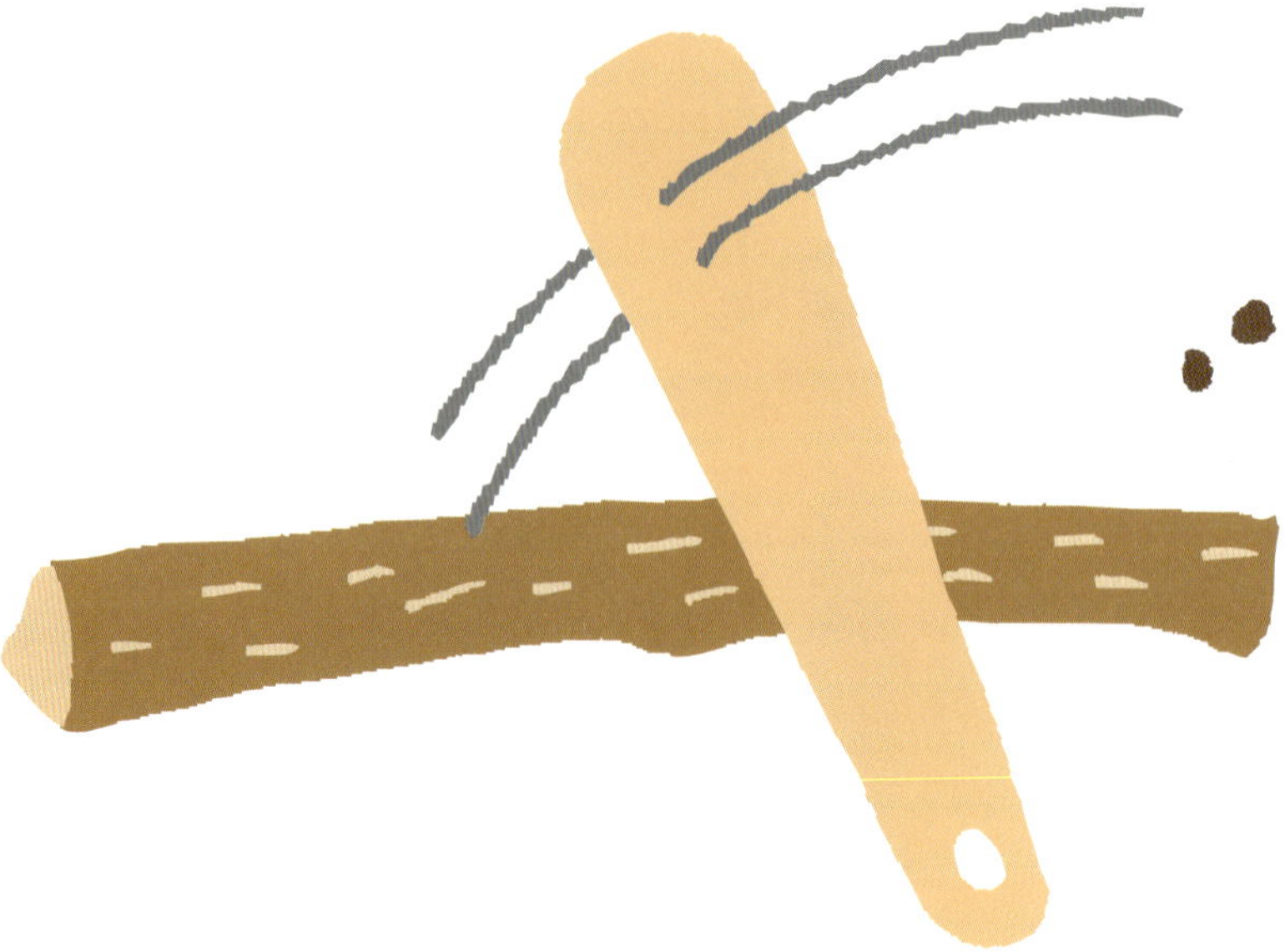

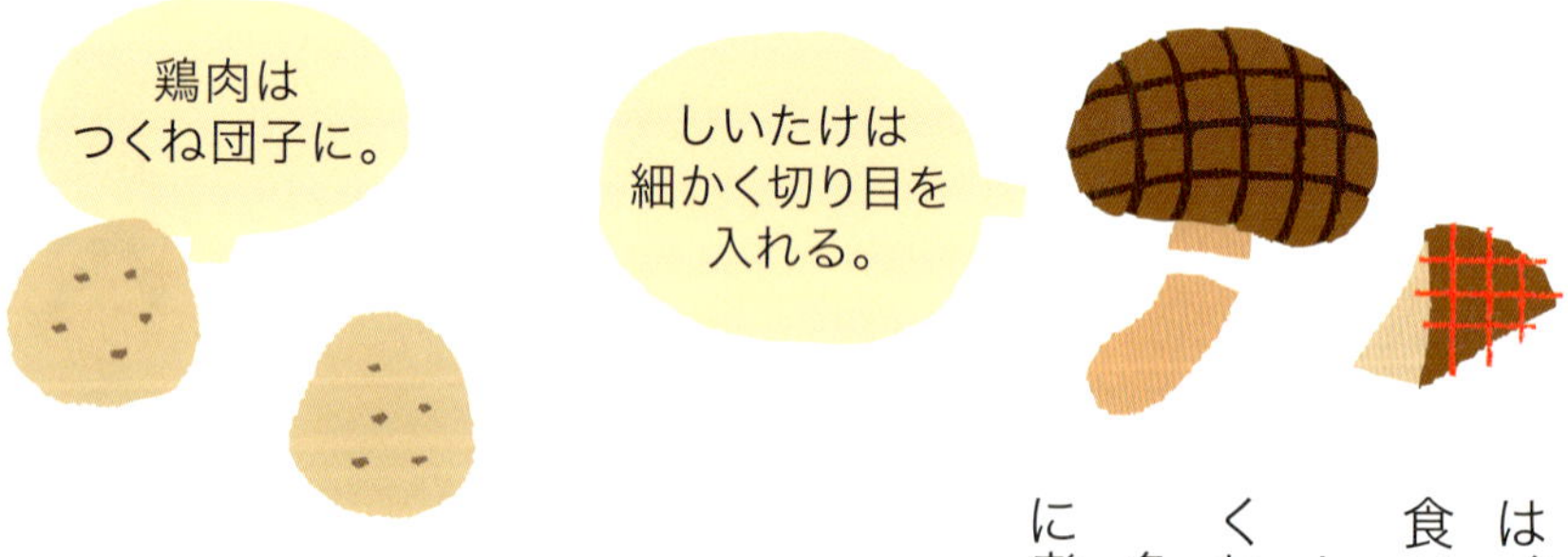
鶏肉は
つくね団子に。
しいたけは
細かく切り目を
入れる。

繊維の多いごぼうやれんこんなどの根菜類は、繊維を軽くたたいてこわしてから切ると、食べやすくなります。

しいたけは、細かく切り目を入れ、鶏肉はつくね団子にすると食べやすいでしょう。

多めの煮汁で、具がやわらかくなるまで充分に煮ます。

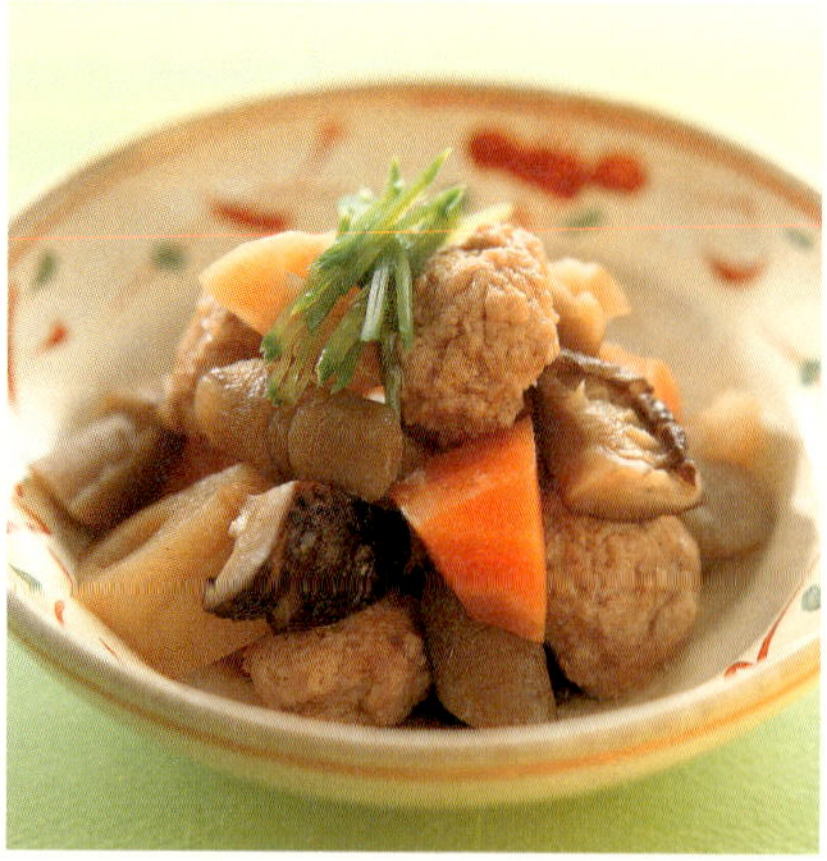

やわらか筑前煮

（作り方は 109ページ）

ひじきをおいしく食べたい

芽ひじきを使う

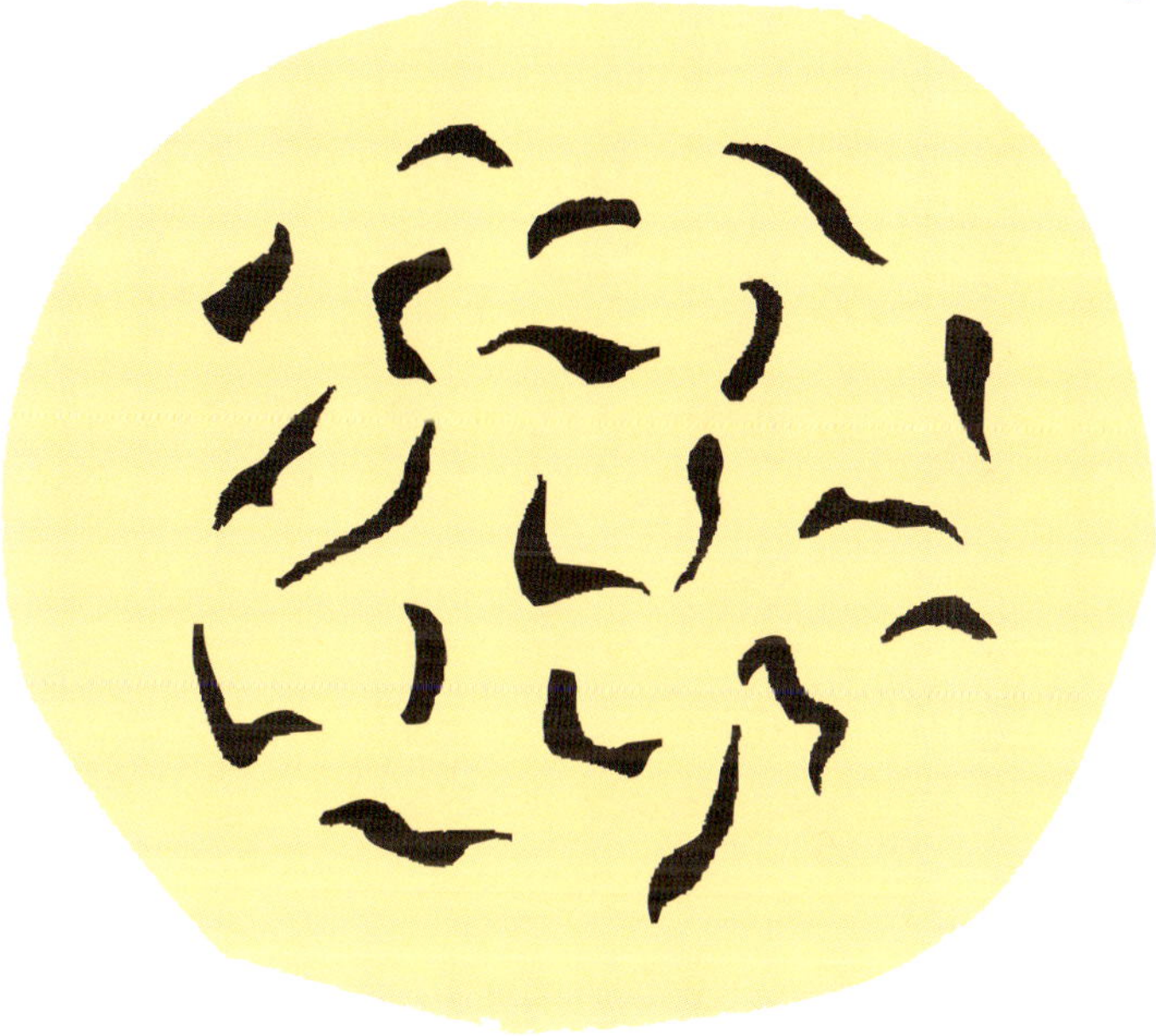

長ひじきを使う場合は刻む。

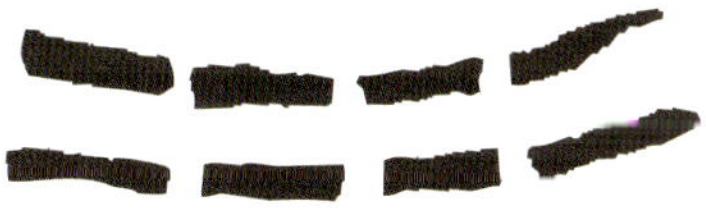

芽ひじきは長ひじきより食べやすく、もどすだけで切らずに使えて手軽です。長ひじきを使うなら、1〜2㎝長さに刻みます。

たっぷりの煮汁でやわらかくなるまでじっくり煮ましょう。いっしょに煮るにんじんやこんにゃくは、1㎝角に切ります。

白あえの衣であえると、口の中でまとまるので嚙みやすく、飲み込みやすくもなります。

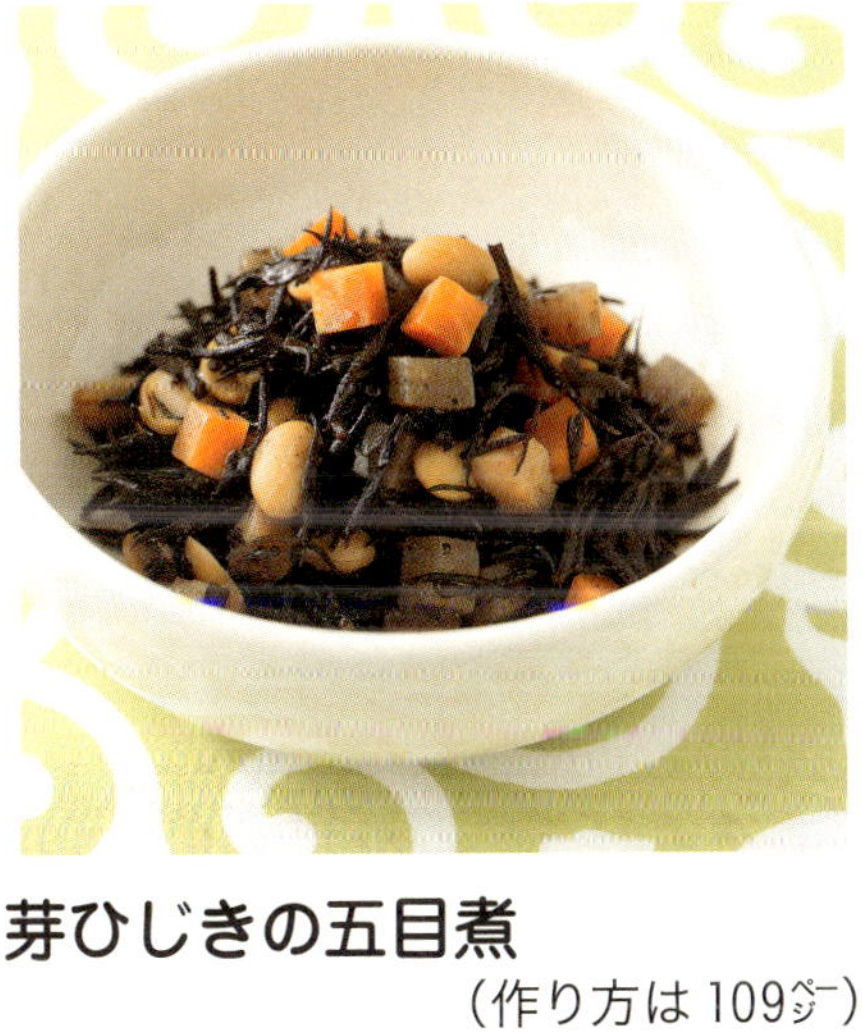

芽ひじきの五目煮

（作り方は109㌻）

きんぴらをおいしく食べたい

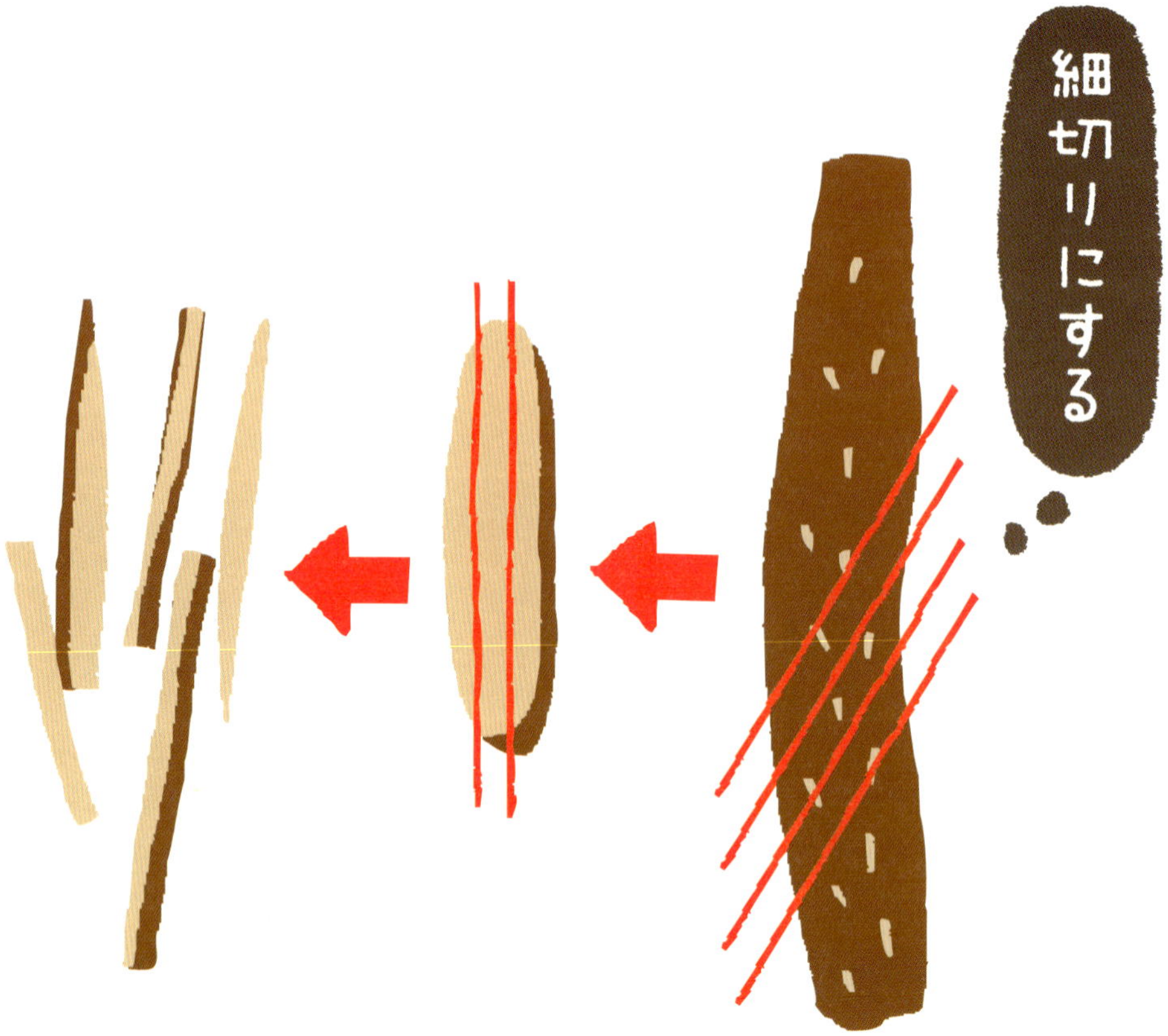

ごぼうは笹がきにすると薄すぎて噛み切りにくいので、細切りにします。初めに3㎜厚さの斜め薄切りにして繊維を断ち切ってから、3㎜幅の細切りにします。にんじんも同様の細切りにします。

圧力なべを使うと短時間でやわらかくなりますが、なべの場合は、いためたあと、だしでやわらかく煮てから調味します。

いりごまはすりごまにすると食べやすいでしょう。

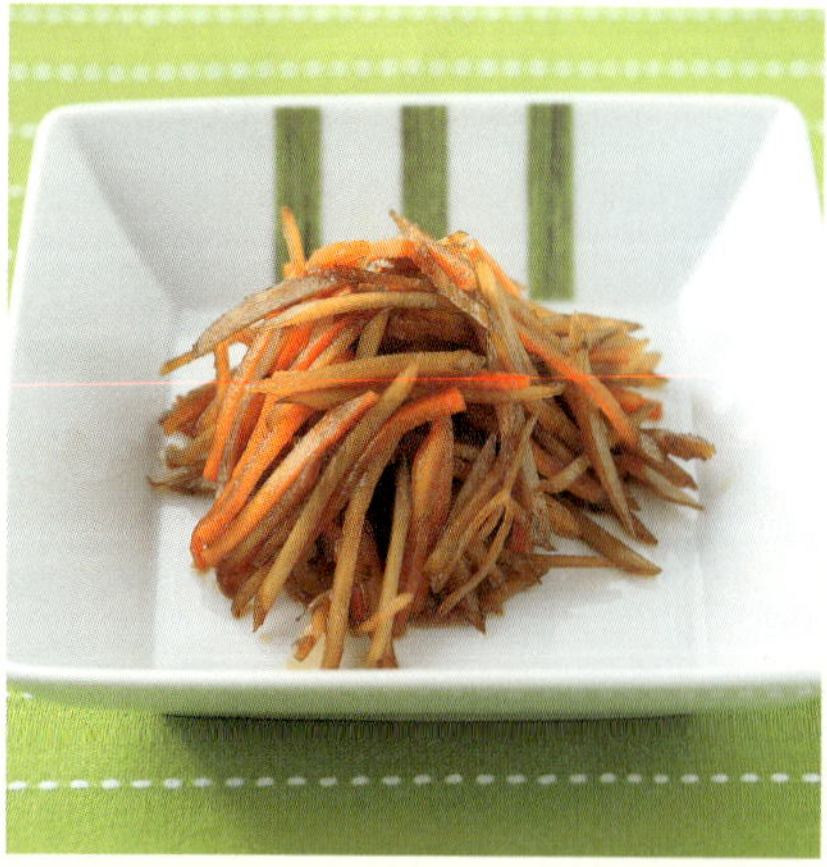

きんぴらごぼう

（作り方は110㌻）

お浸しをおいしく食べたい

葉をクルクル巻く

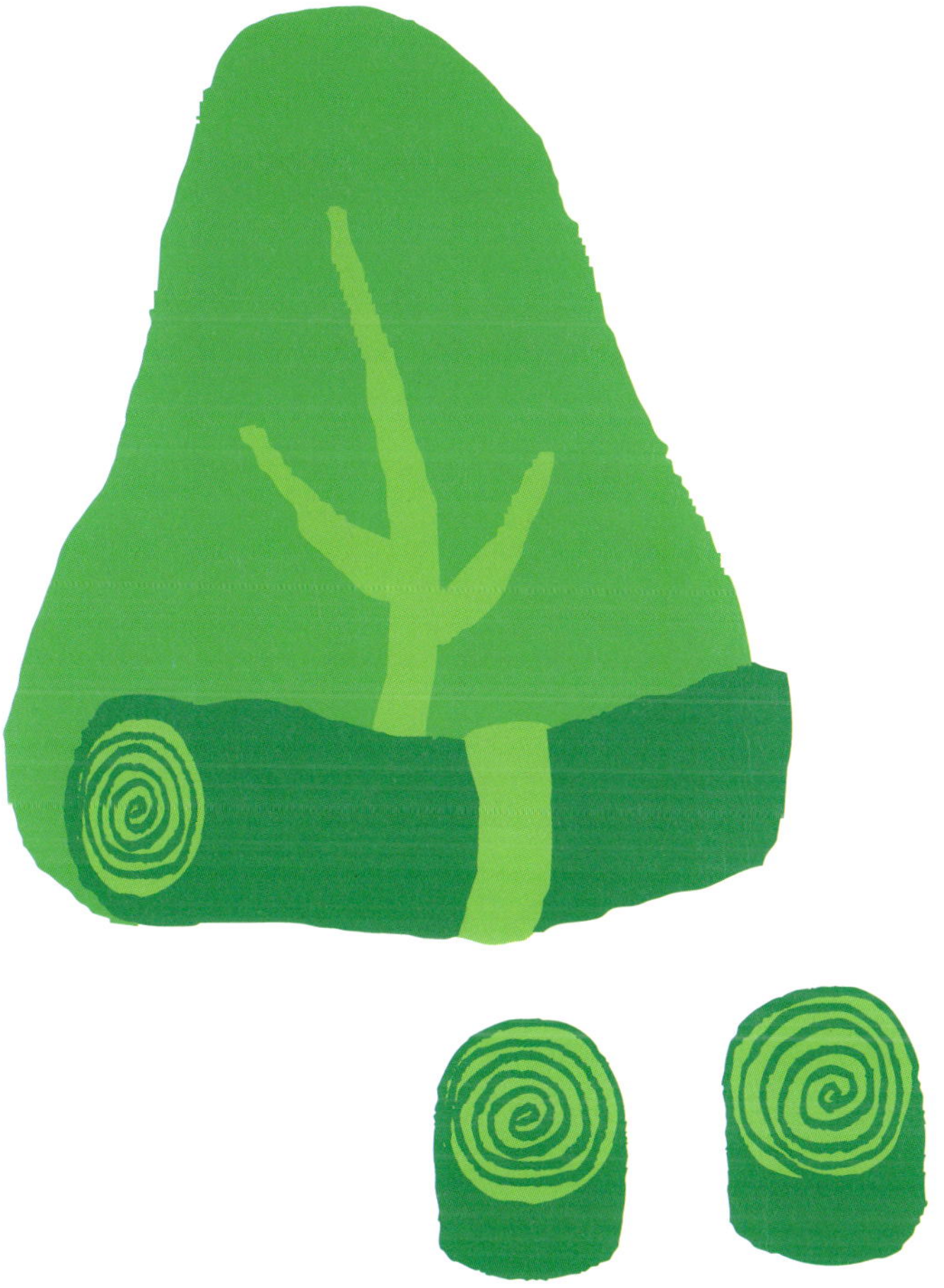

青菜は厚みがなくて噛み切りにくいものです。やわらかくゆでて端からクルクル巻き、小口切りにして厚みを出すと食べやすくなります。

入れ歯に慣れるまでは、茎はかたいので除き、やわらかい葉先だけを使うとよいでしょう。

練りごまや白あえの衣であえる方法も、口の中でまとまりやすくて食べやすくなるので、おすすめです。

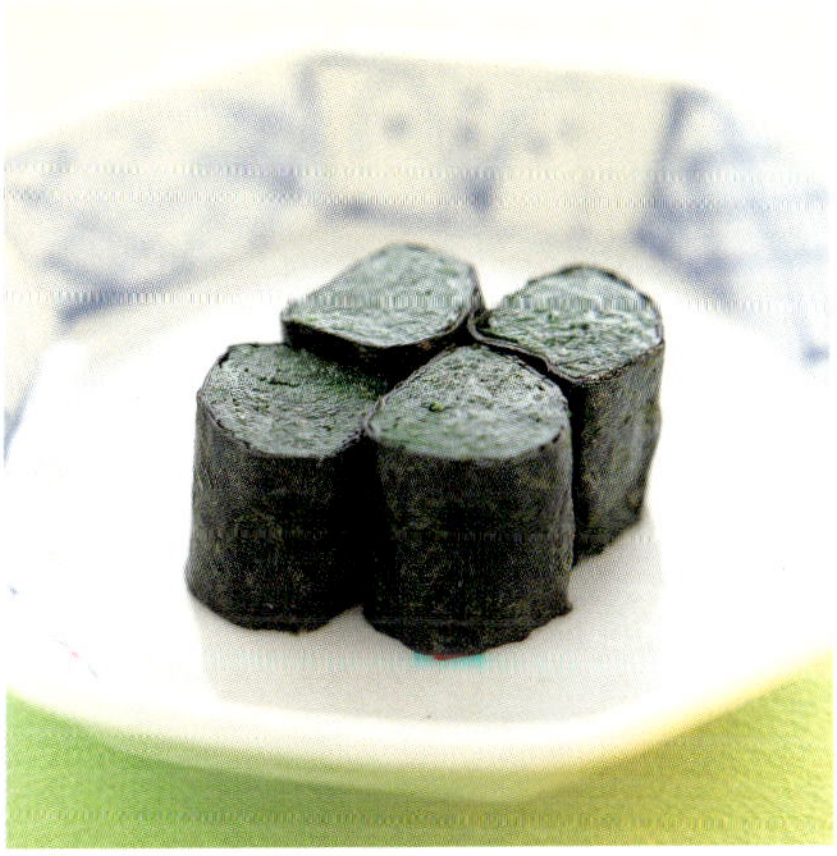

ほうれん草ののり巻き

（作り方は110ﾍﾟｰｼﾞ）

酢の物をおいしく食べたい

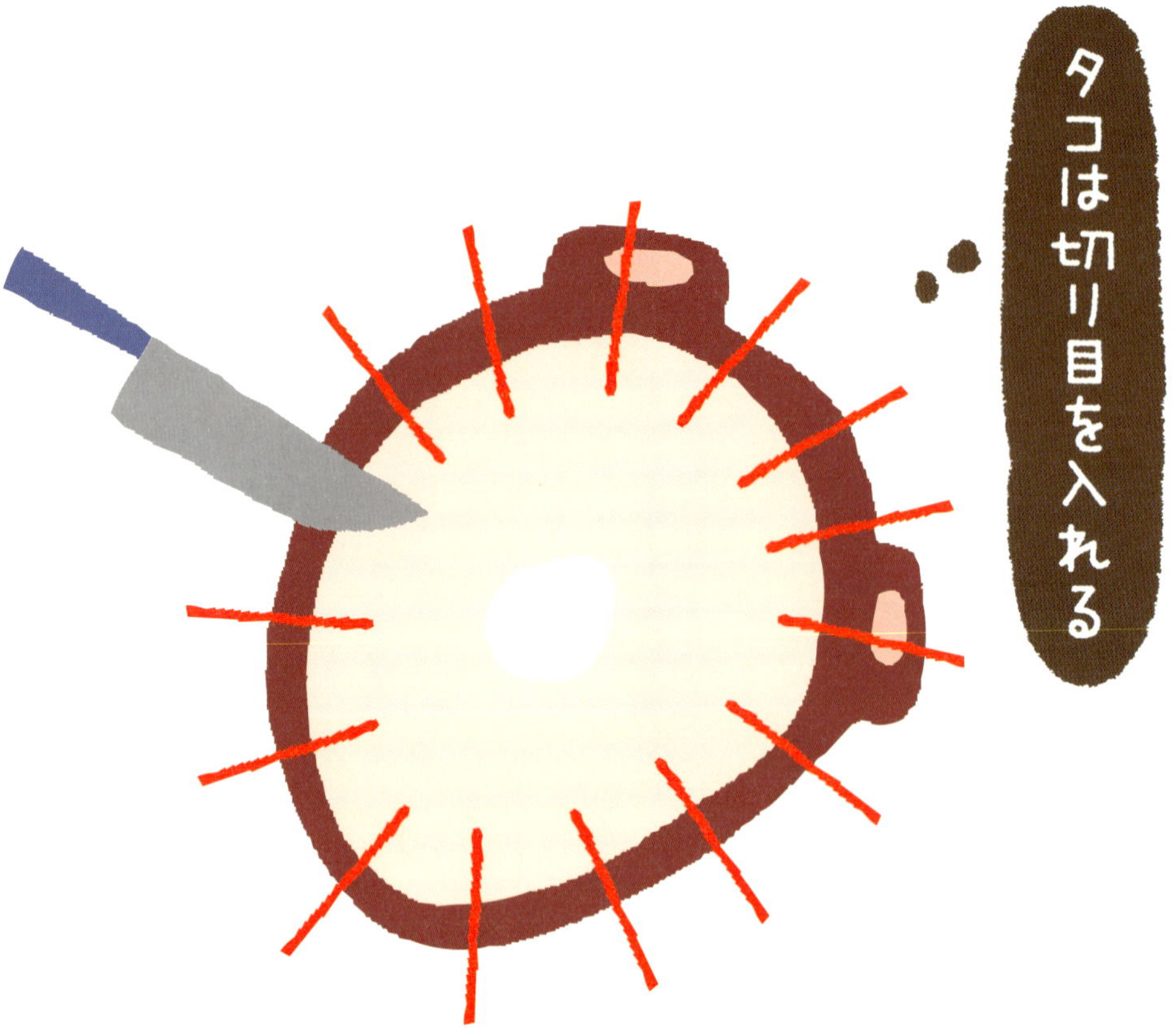

きゅうりや大根などはあまり薄く切らずに、5㎜～1㎝弱の厚さに切ります。

タコはかたくて噛み切りにくい食品の代表のように思われていますが、切り方をちょっとくふうしてみましょう。そぎ切りにして、縁に切り込みを細かく入れて繊維を断ち切ったり、1㎝角に切って縦横に深く細かく切り目を入れたりすると、食べられることがあります。

酢の酸味が強いとむせてしまうので、あえ酢をだしで薄めるとよいでしょう。

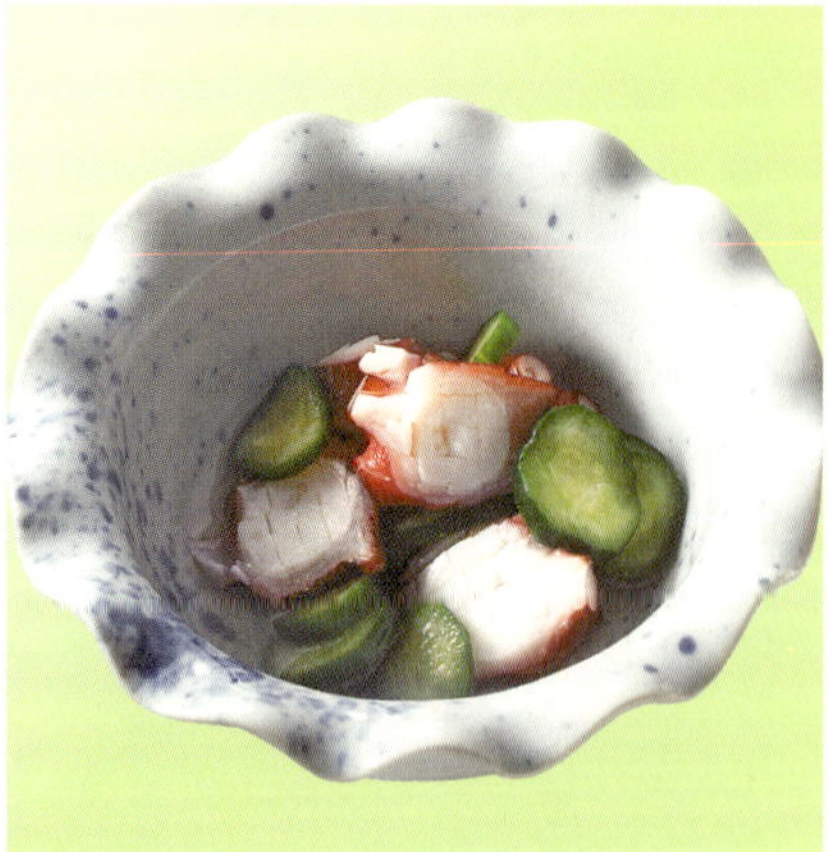

タコときゅうりの酢の物
（作り方は 110ページ）

サラダをおいしく食べたい

トマトは湯むきする

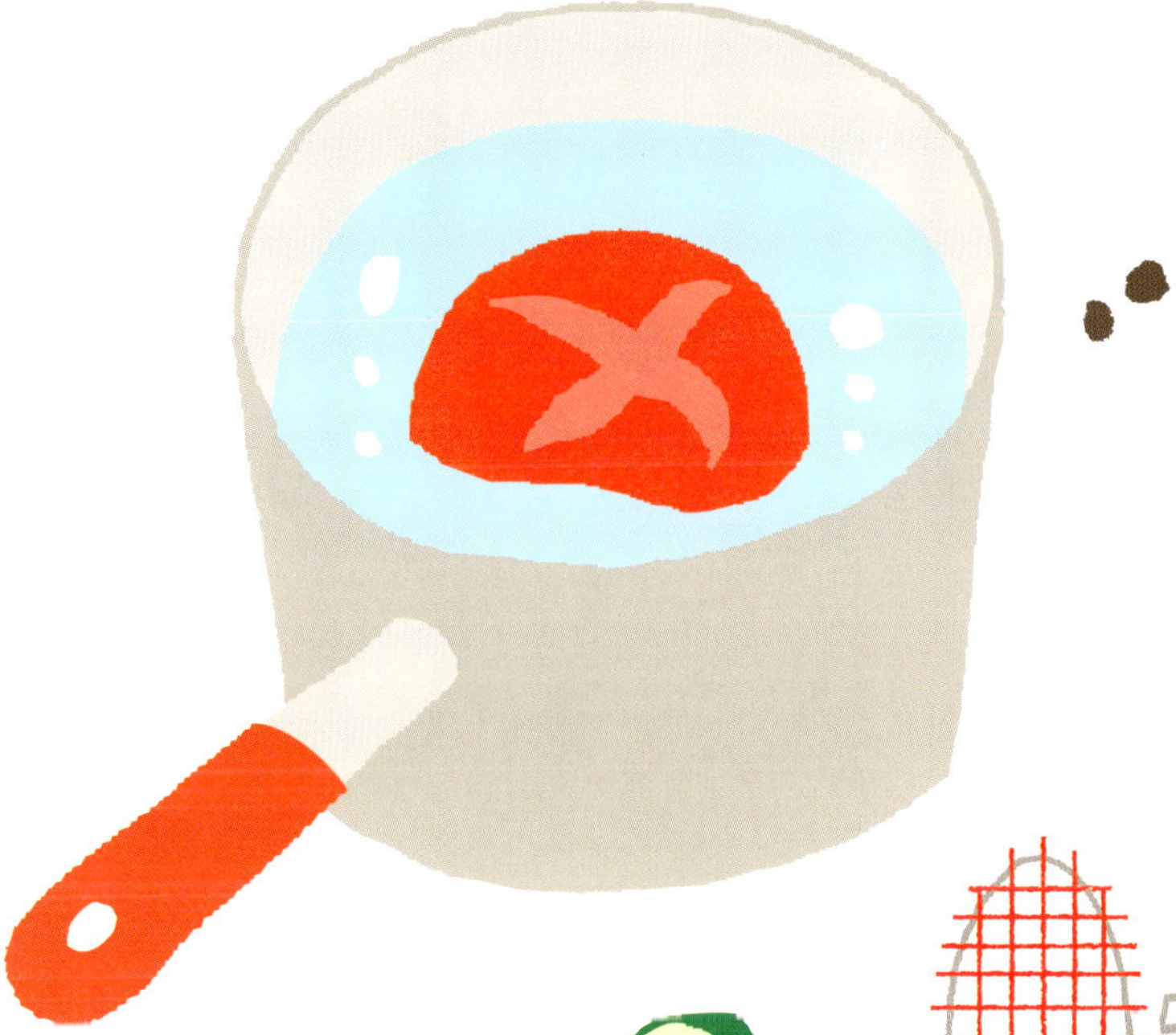

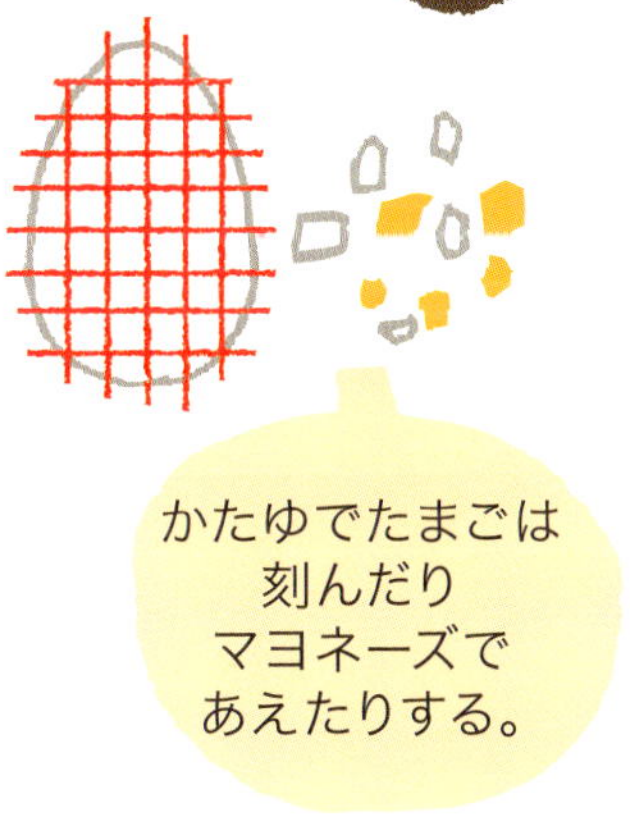
かたゆでたまごは
刻んだり
マヨネーズで
あえたりする。

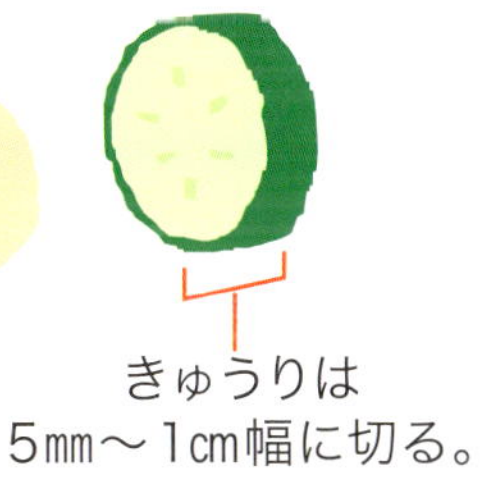
きゅうりは
5㎜〜1㎝幅に切る。

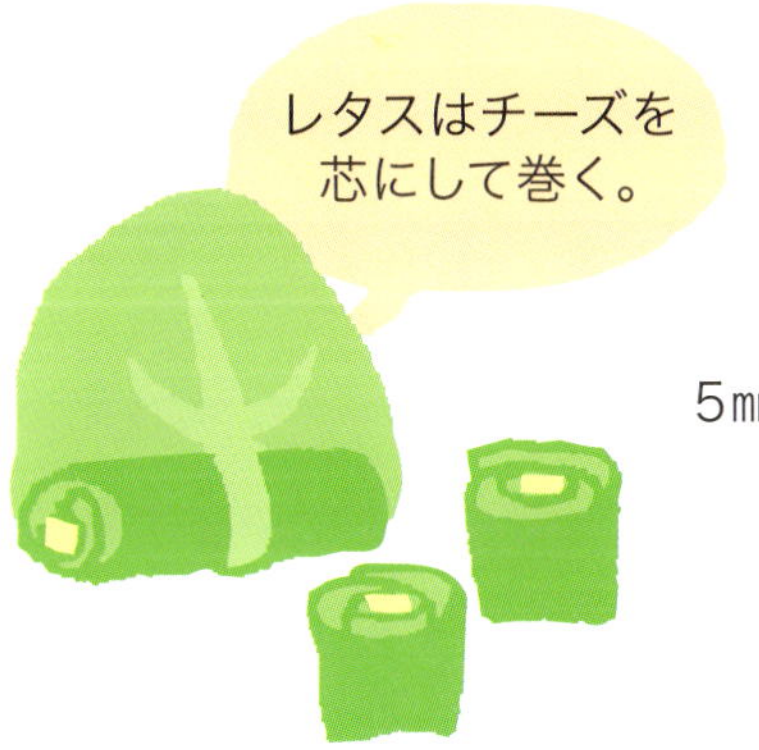
レタスはチーズを
芯にして巻く。

トマトの皮は噛み切りにくいので、湯むきします。まるごと湯にさっと浸すと皮がはじけて簡単にむけます。

きゅうりは薄く切りすぎると食べにくいので5㎜〜1㎝弱の厚さに切り、ブロッコリーは小さめの房に切り分けてやわらかくゆでます。レタスはチーズなどを芯《しん》にして巻いて厚みを持たせ、キャベツはやわらかくゆでてから巻くと食べやすくなります。

かたゆで卵はモサモサして噛みにくいので、刻んだり、マヨネーズであえたりするとよいでしょう。

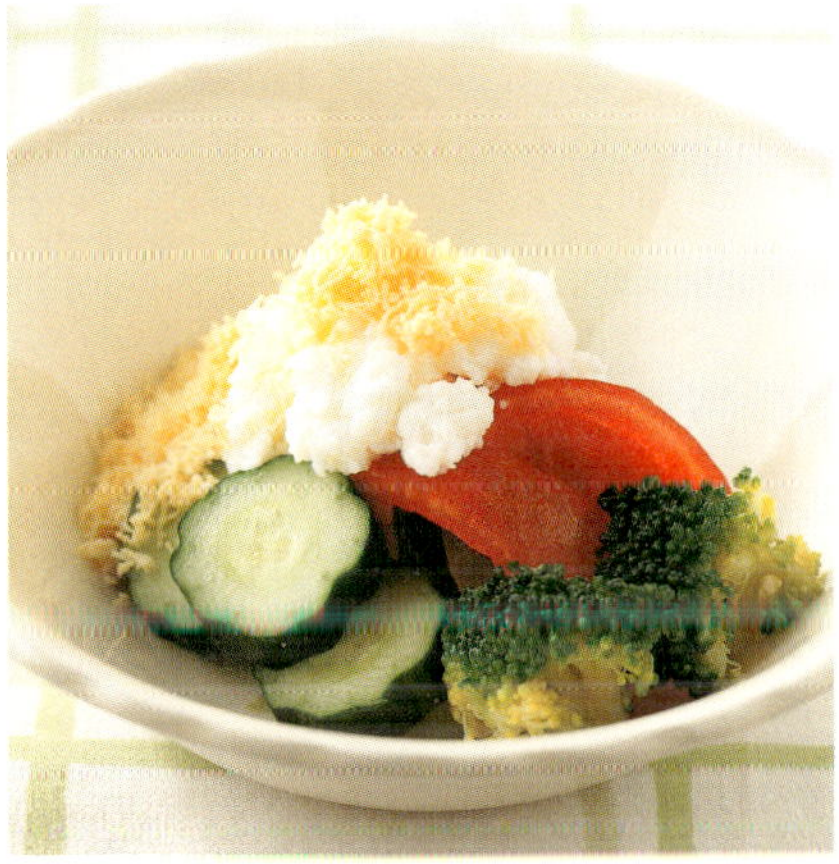

ミモザサラダ

（作り方は 110ページ）

ピザトーストをおいしく食べたい

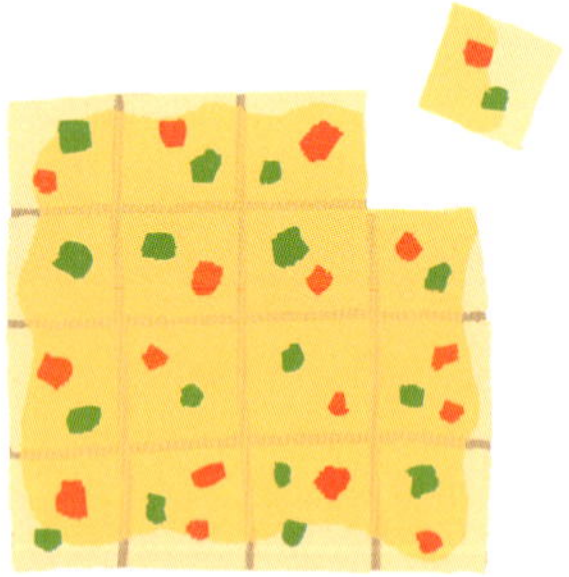

食パンは耳がかたいので除きます。一口大に切っておくと、食べやすいでしょう。

具は小さめに、8㎜角くらいに刻みます。コーンは皮が口に残って食べにくいので除きます。

サンドイッチを作るときも同様に、具は細かく刻んでマヨネーズであえると食べやすくなります。

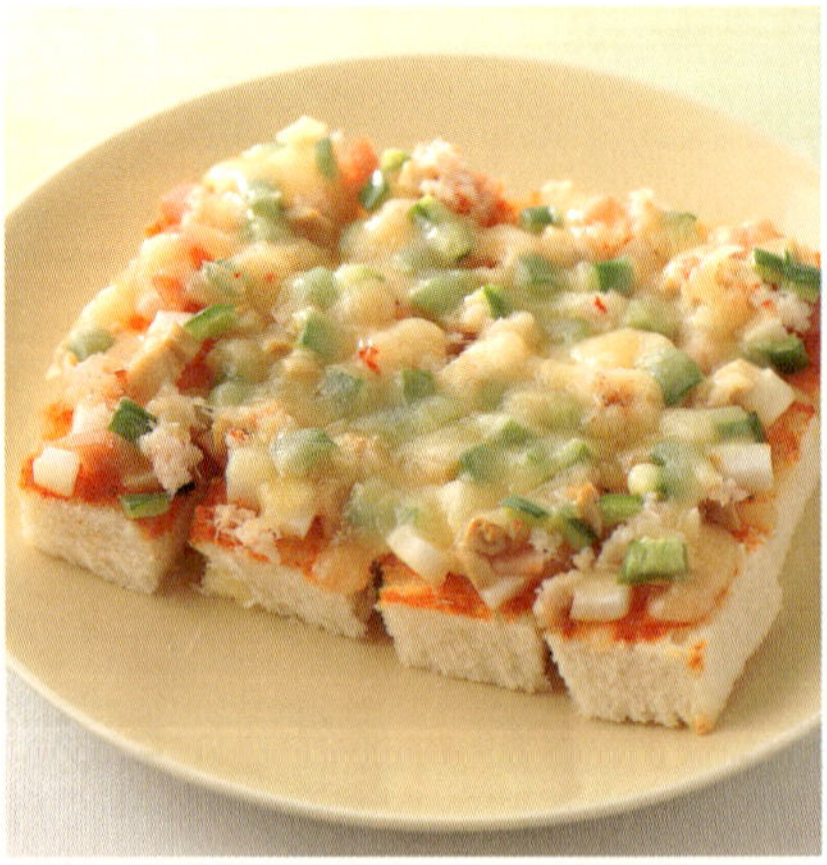

ピザトースト

（作り方は 111㌻）

お好み焼きをおいしく食べたい

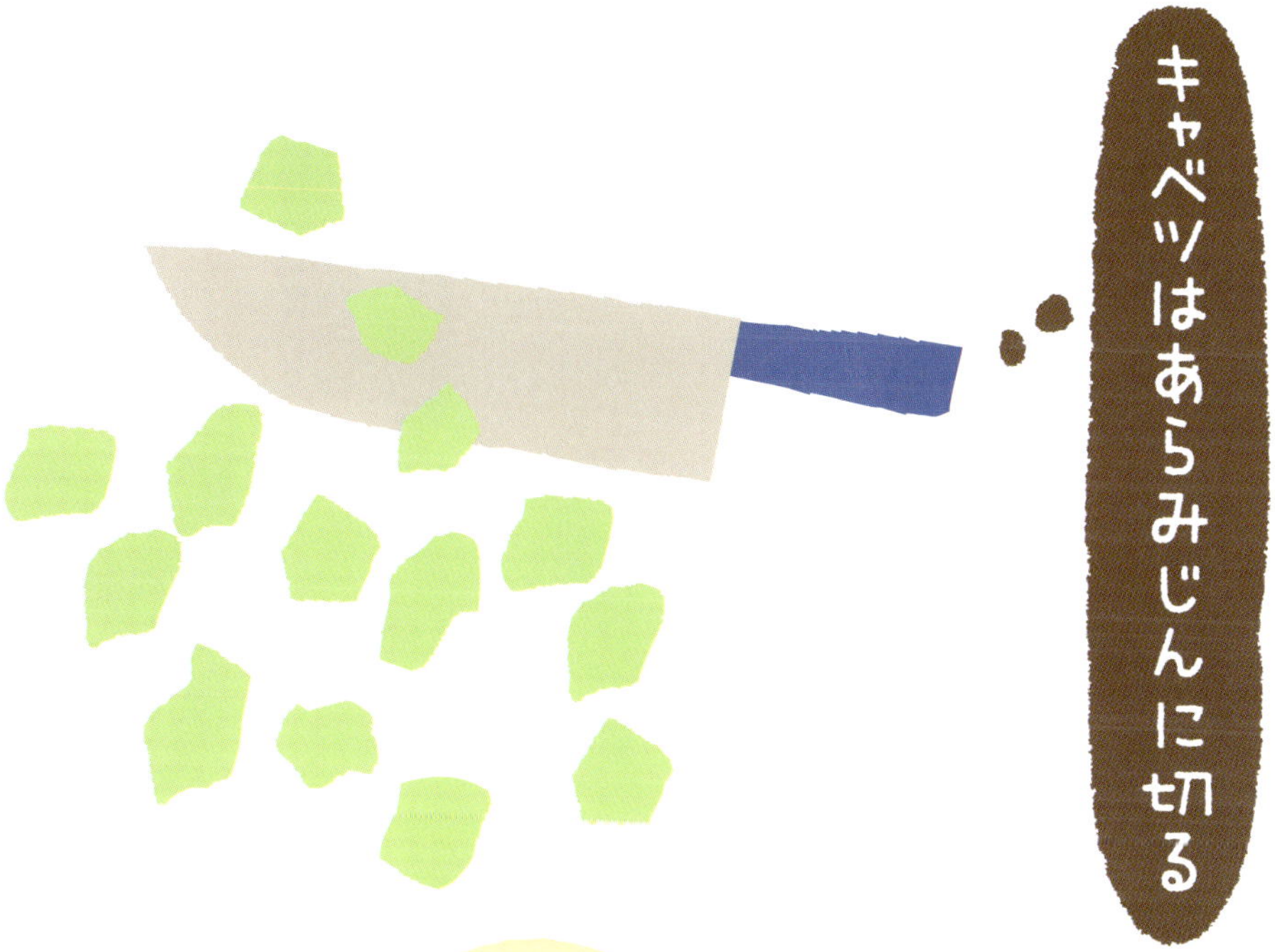
キャベツはあらみじんに切る

水分は多めに入れる。

キャベツは細かく刻むと食べやすくなります。肉はひき肉にかえるとよいでしょう。

それでも食べにくいときは、キャベツを下ゆでし、生地の水分を増やしてゆるくするとやわらかく仕上がります。

焼き上がったら一口大に切るとより食べやすくなります。青のりや削りガツオは、食べにくければ除きます。

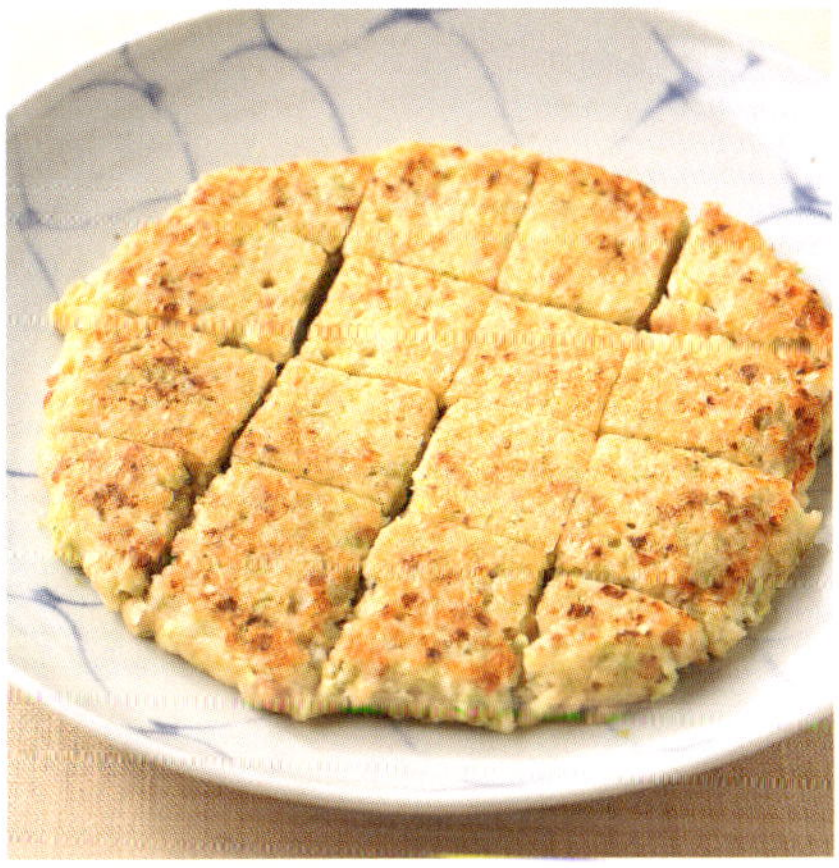

お好み焼き

（作り方は111㌻）

さつま芋をおいしく食べたい

裏ごしする

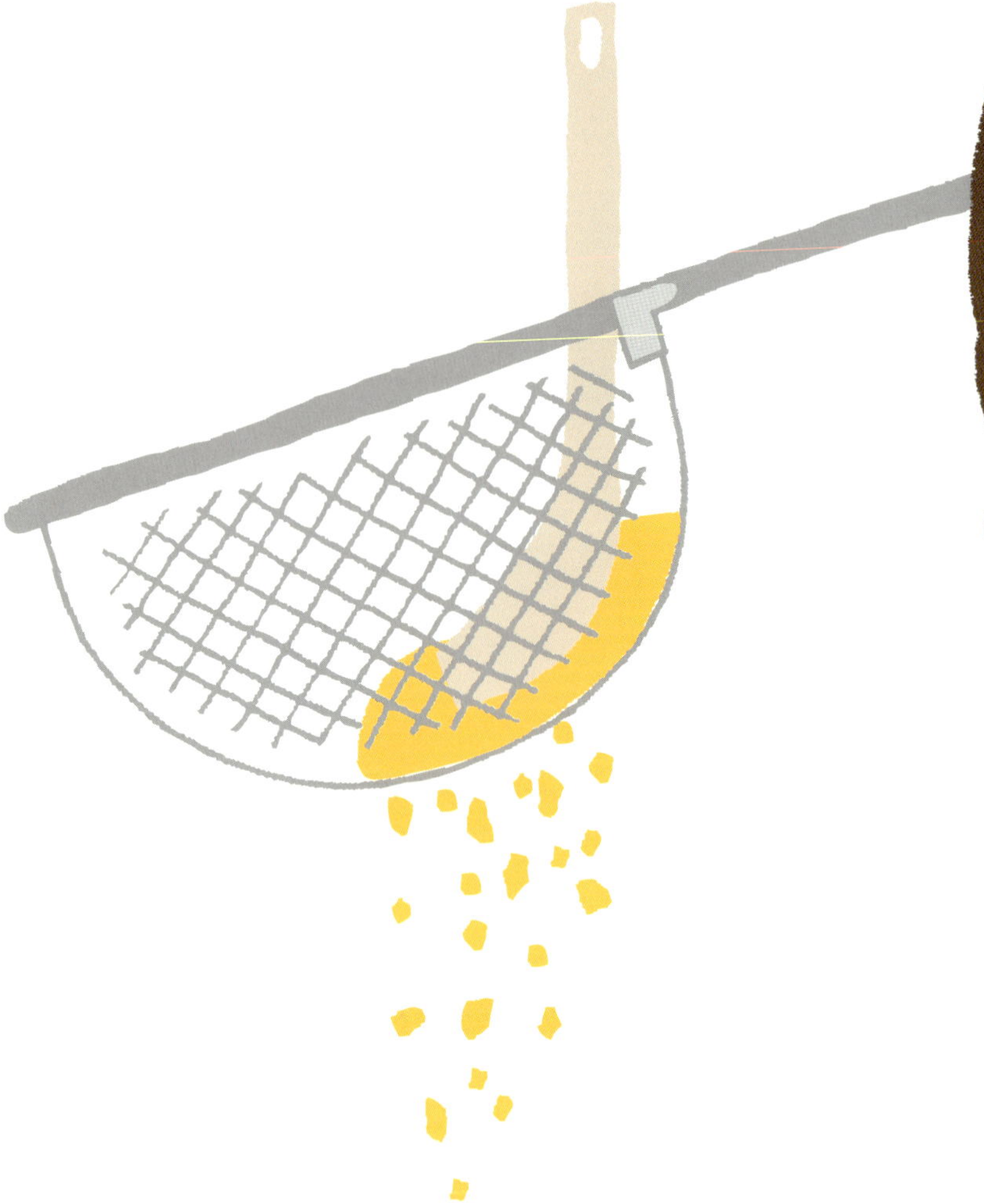

あつあつの焼き芋は食べるときにハフハフしてむせやすいので、あら熱をとってから、飲み物といっしょに食べましょう。

　裏ごしをするとモサモサ感がやわらぎます。牛乳やバターを加えて洋菓子にしたり、かんてん液でかためて芋ようかんにしたりすると、食べやすいおやつになります。

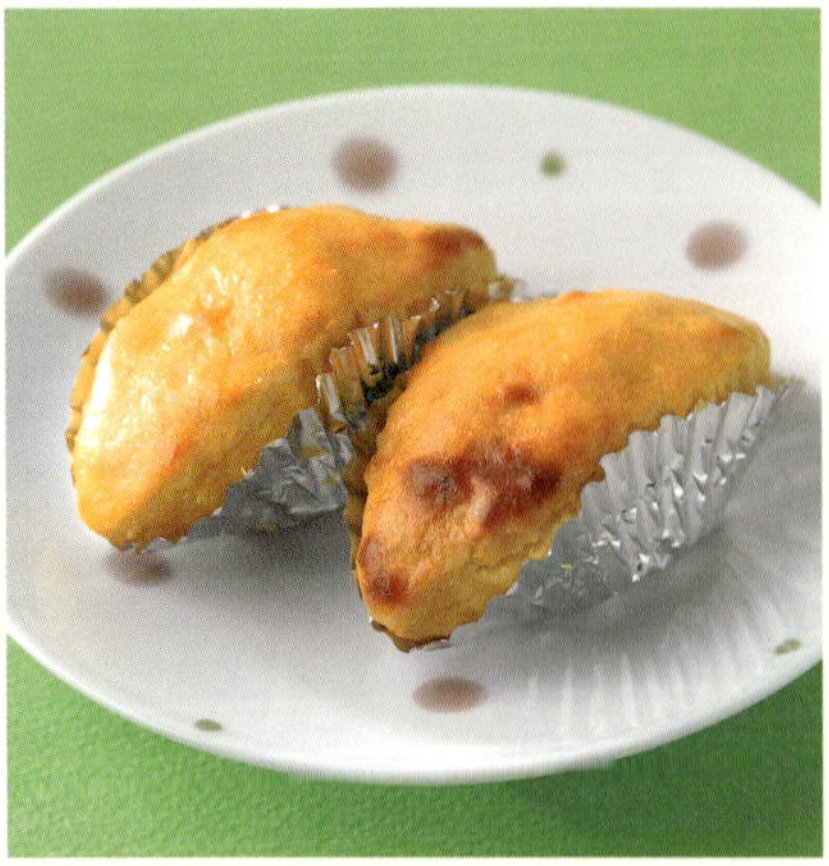

スイートポテト

（作り方は111㌻）

りんごをおいしく食べたい

コンポートにする

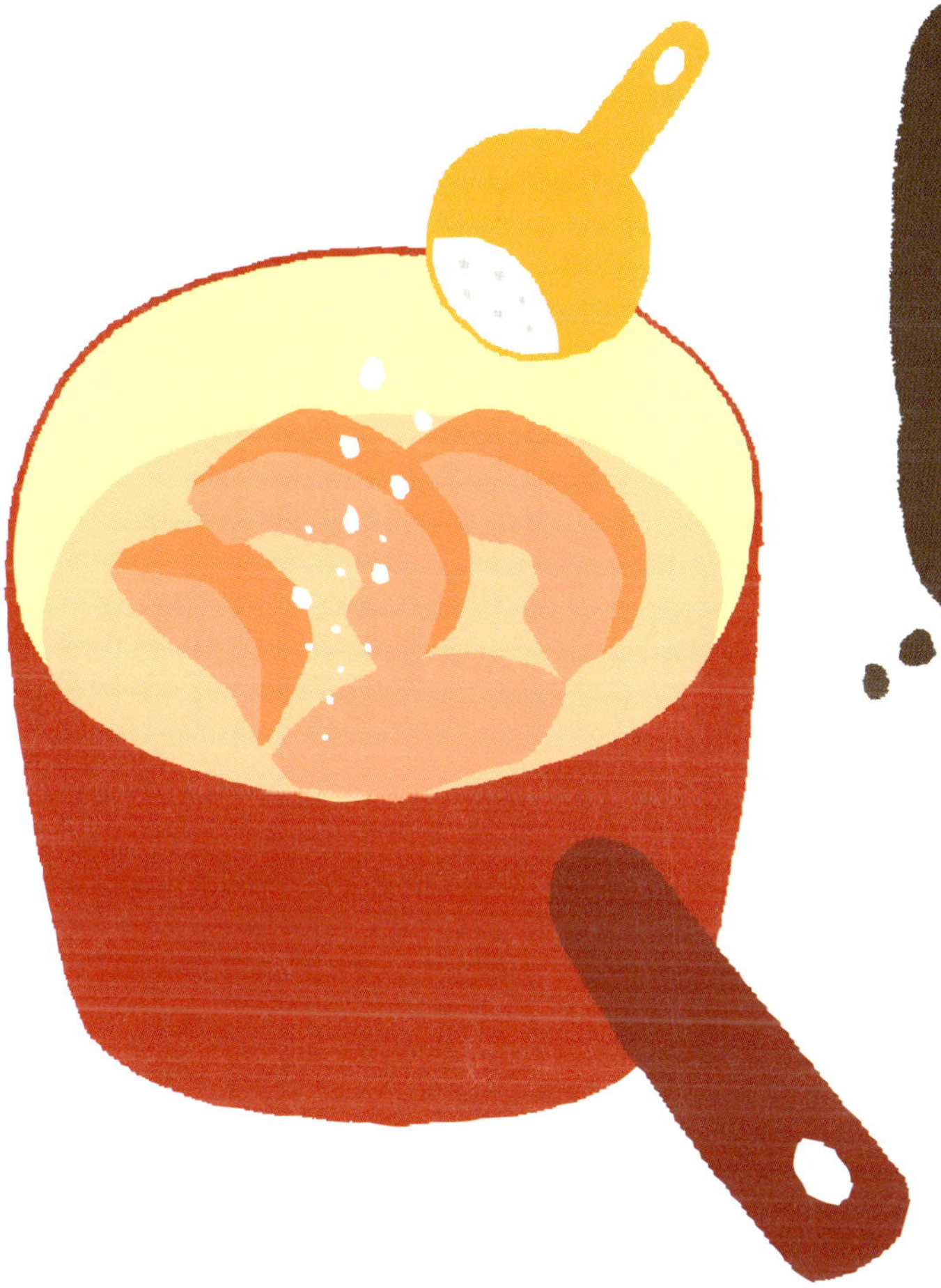

りんごのようにかたいくだものは、砂糖で煮るコンポートにすると、やわらかくなっておすすめです。煮汁にとろみがつくまでじっくり煮つめると、飲み込みやすくなります。

一口大に切るとさらに食べやすいでしょう。赤ワインやシナモンで香りづけすると風味が増します。

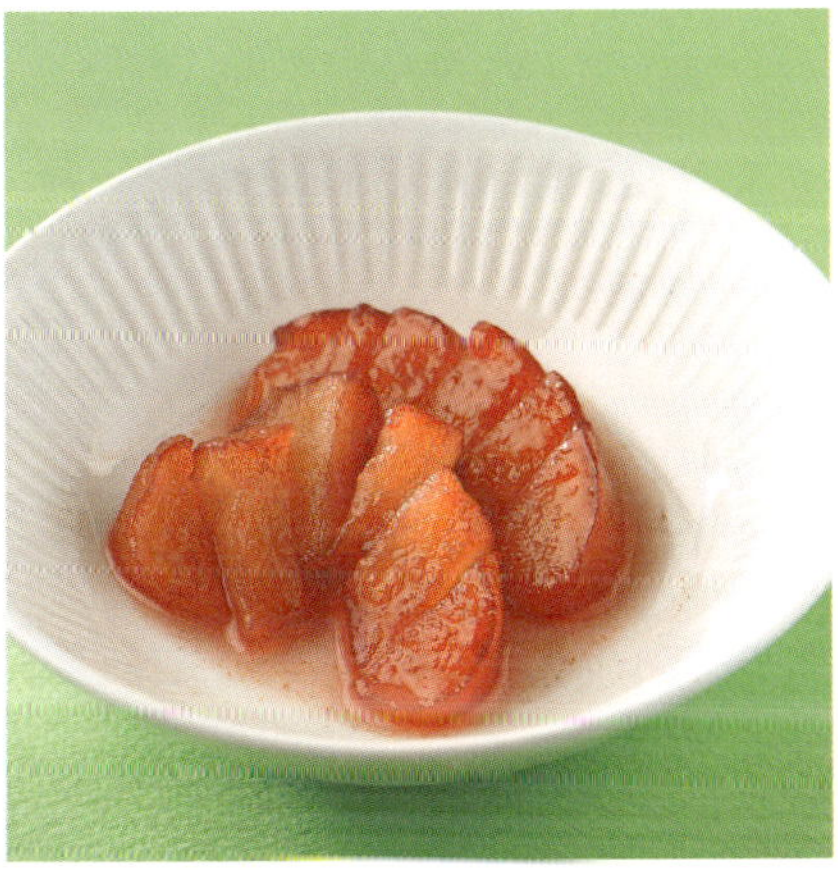

りんごのコンポート

（作り方は111㌻）

入れ歯で 食べにくい食品を食べやすくする方法

“噛み切れない”

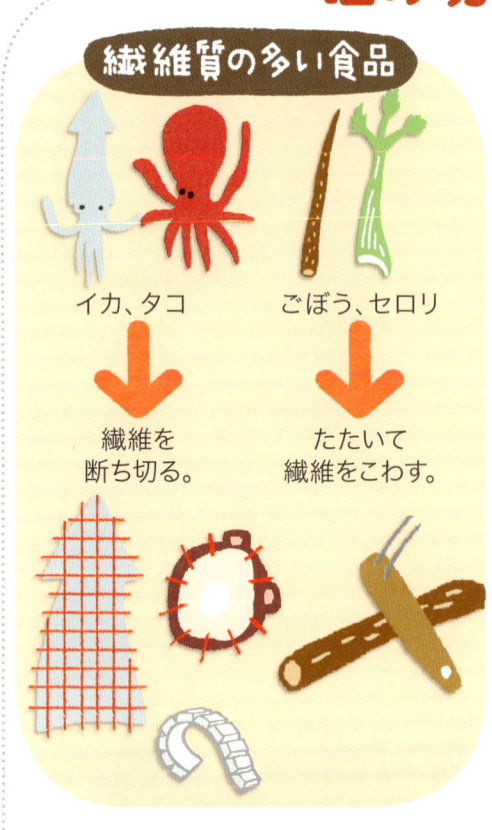

繊維質の多い食品

イカ、タコ

↓

繊維を
断ち切る。

ごぼう、セロリ

↓

たたいて
繊維をこわす。

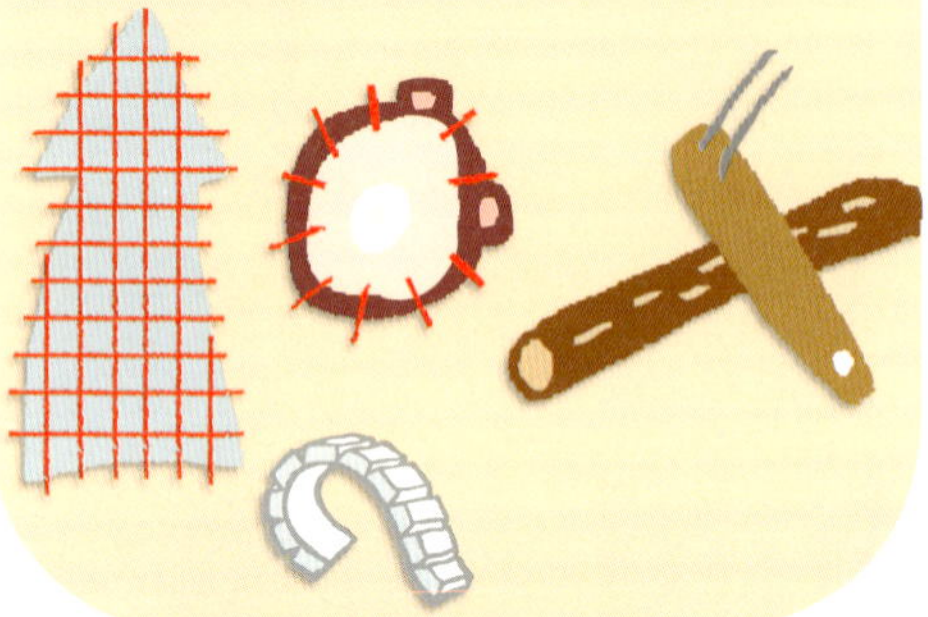

薄い食品

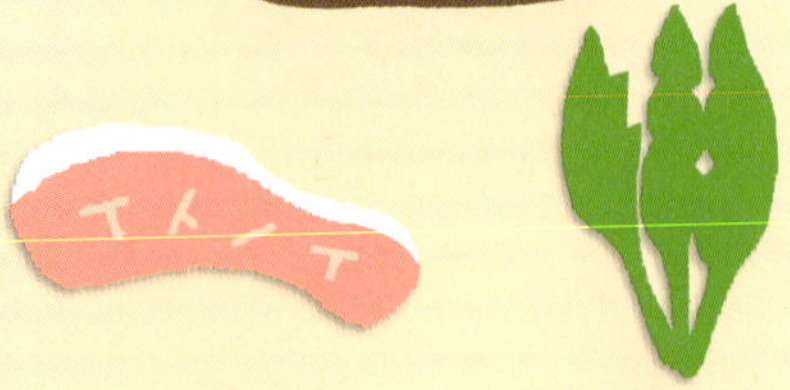

薄切り肉

↓

端からクルクル巻いて
厚みを出すか
数枚重ねて
厚くする。

葉物野菜

↓

葉先だけを
ゆでて
クルクル巻いて
厚みを出す。

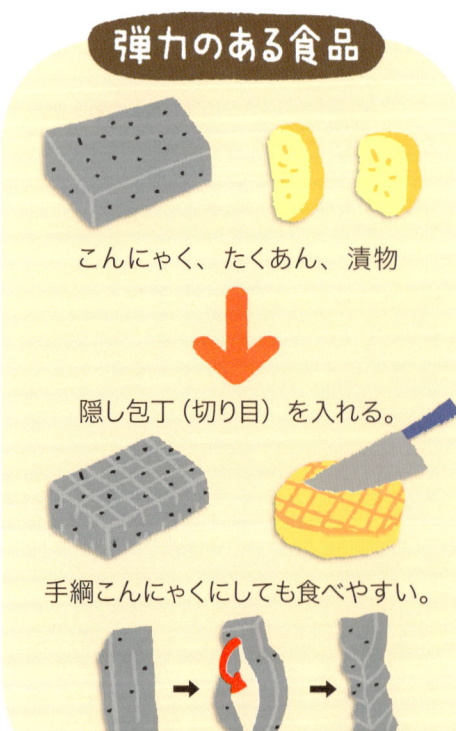

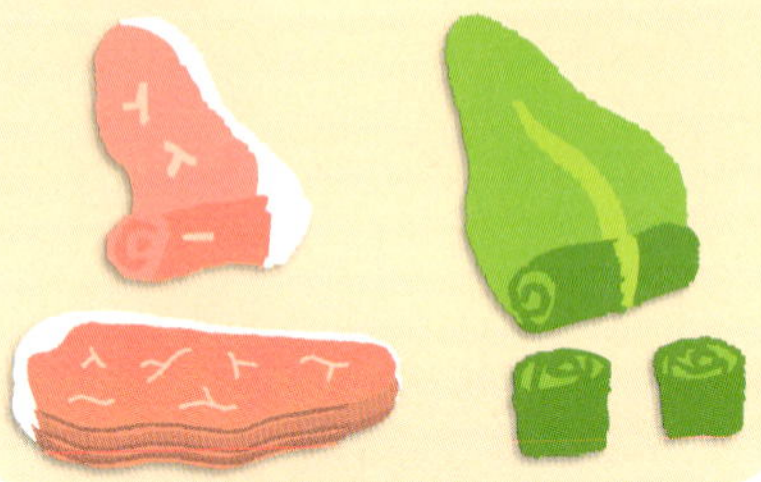

弾力のある食品

こんにゃく、たくあん、漬物

↓

隠し包丁（切り目）を入れる。

手綱こんにゃくにしても食べやすい。

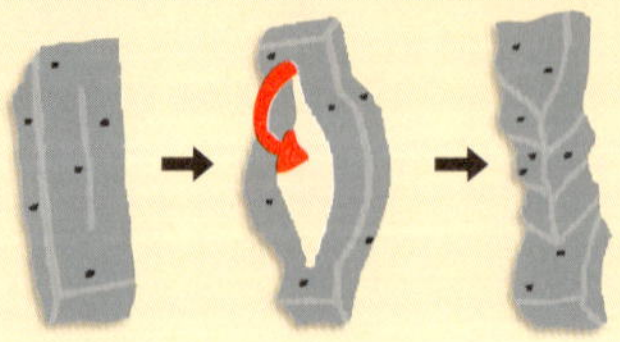

煮込んでも形のくずれない食品

しいたけ

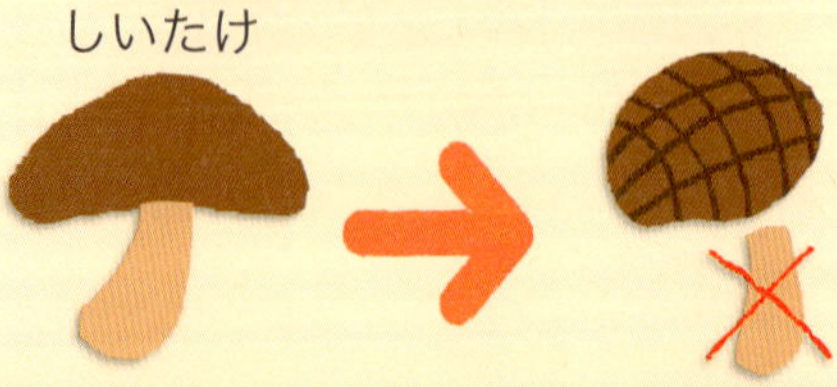

笠の表面に切り目を入れる。
噛めないときは、
しめじかまいたけにする。

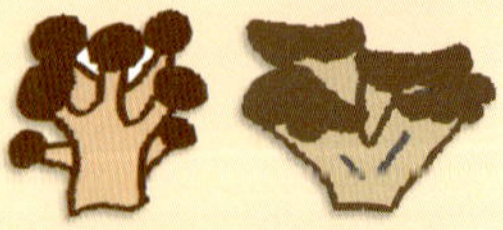

エリンギ

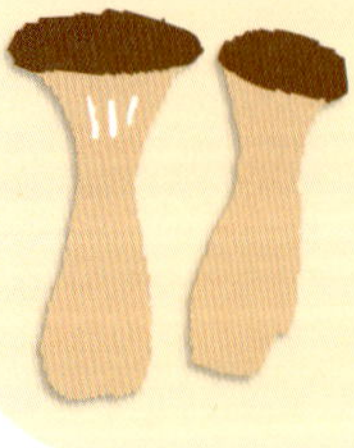

→ できれば避ける。

入れ歯と歯ぐきの間に“はさまる”

粒状の食品

ナッツ類

いちごの種、
トーストのかけら

ごま

できれば
避ける。

充分注意して
食べる。

すりごまや
練りごまにする。

口の中で“まとまらない”

みじん切りにした食品

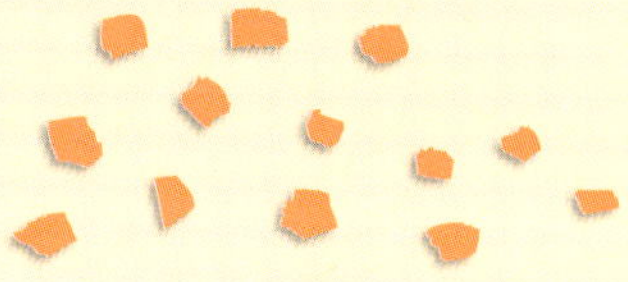

細かすぎると食べにくいので、
5㎜〜1㎝角くらいに切る。

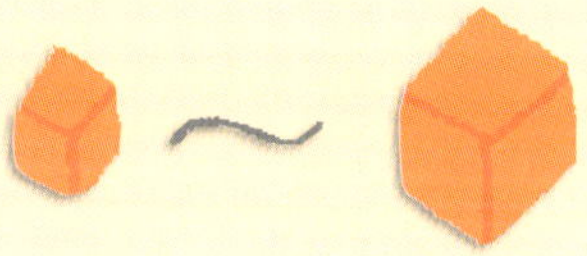

5㎜　〜　1㎝

上あごに“くっつく、はりつく”

付着性が高い食品

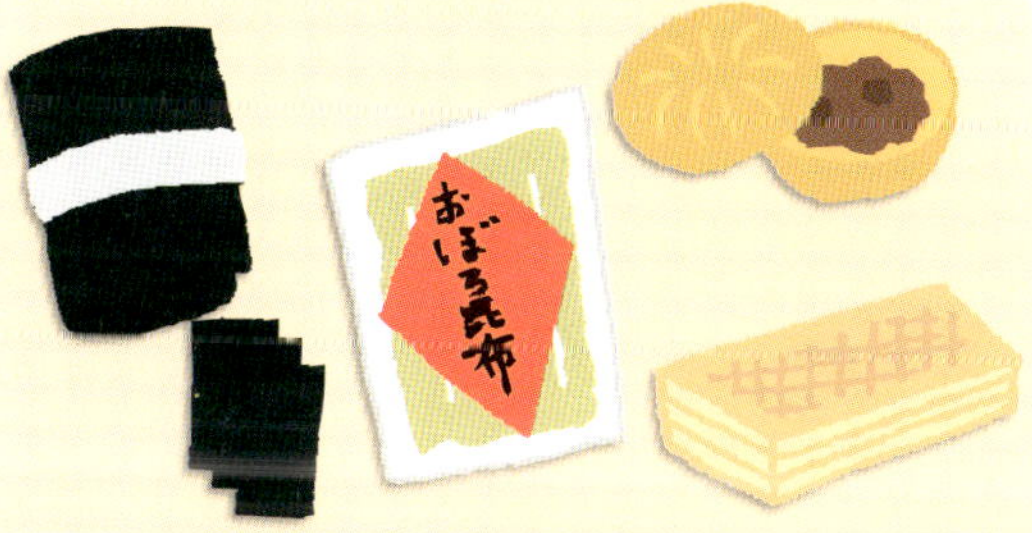

のり、おぼろこんぶ、
もなかの皮、ウェハース

できれば避ける。

粘りけの強い食品

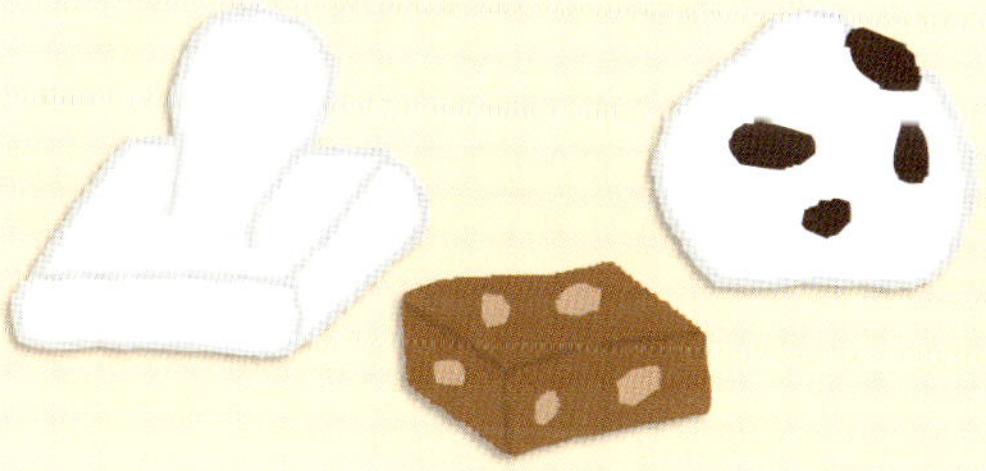

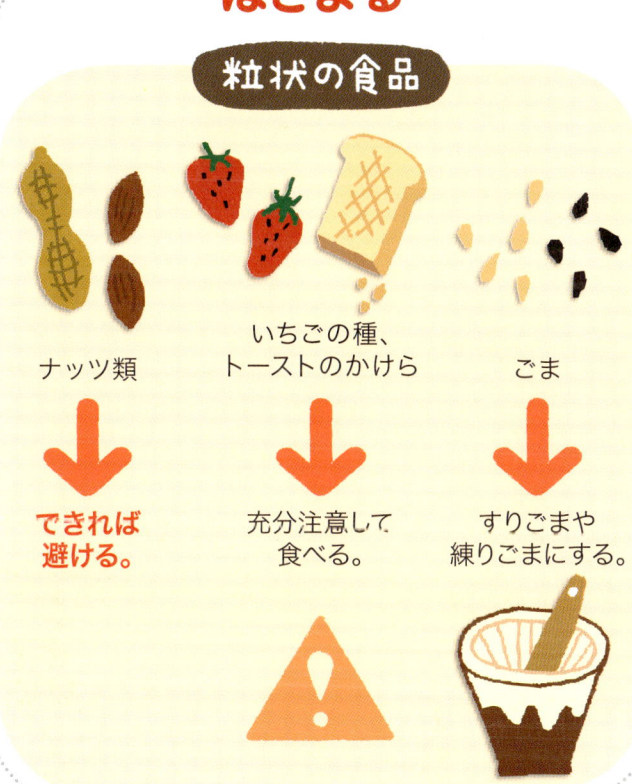

もち、もち菓子
（ゆべし、大福など）

できれば避ける。

歯医者さんにうまく症状を伝えるために

入れ歯を使っているうちに、痛くなったり不ぐあいが出てきたりしたときは、
すぐに歯医者さんで調整してもらいましょう。
快適な入れ歯にするには、歯医者さんに正しく症状を伝えることが大事です。
診療室でうまく伝えられるように、メモしておきましょう。

痛いとき

- なにを食べたときに痛いか

〔　　　　　　　　　　　　　　　　　　　　〕

- どこが痛いか

〔　上・下　／　前・奥　／　右・左　〕

噛み切りにくくなったとき

- なにが食べにくいか

〔　　　　　　　　　　　　　　　　　　　　〕

こんなことも、歯医者さんで治せます

入れ歯にひびが入ったとき！

ひびが入った時点ですぐに持っていけば、修復しやすく、作り直す場合にも
新しい入れ歯ができるまで、使えるように修理できる場合があります。

入れ歯がよごれてきたとき

歯石や色がついてしまったら、歯医者さんでみがいてもらいましょう。
よごれを落とすことができます。

入れ歯の裏に食べ物がはさまるようになったとき

入れ歯が合わなくなったことが原因です。
入れ歯を調整してもらうと、治ることが多いでしょう。

料理の作り方［1人分］

●材料の分量／皮や骨などの廃棄物を除いた、実際に口に入る量＝「正味量」です。
●計量カップ・スプーン／材料表で使用したものは、1《カップ》＝200㎖、大《さじ》1＝15㎖、小《さじ》1＝5㎖です。
●塩／この本で使用した塩は、小《さじ》1＝6gのものです。
●電子レンジ／電子レンジの加熱時間は600Wのものを利用した場合です。お使いの電子レンジのW数がこれより小さい場合は加熱時間を長めに、大きい場合は短めにしてください。

栄養計算／『家族いっしょのユニバーサルレシピ』、『家族といっしょに義歯でおいしく食べる』（ともに女子栄養大学出版部刊）から

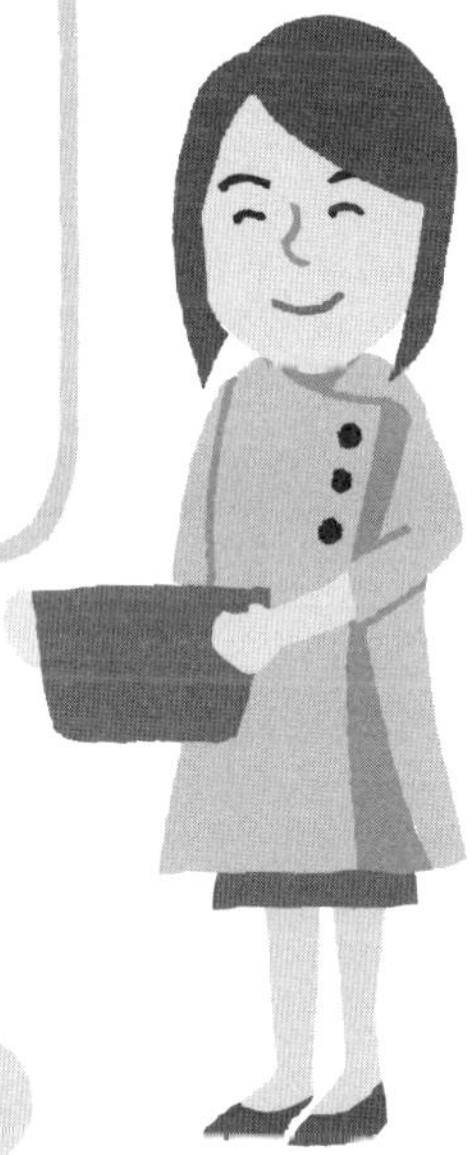

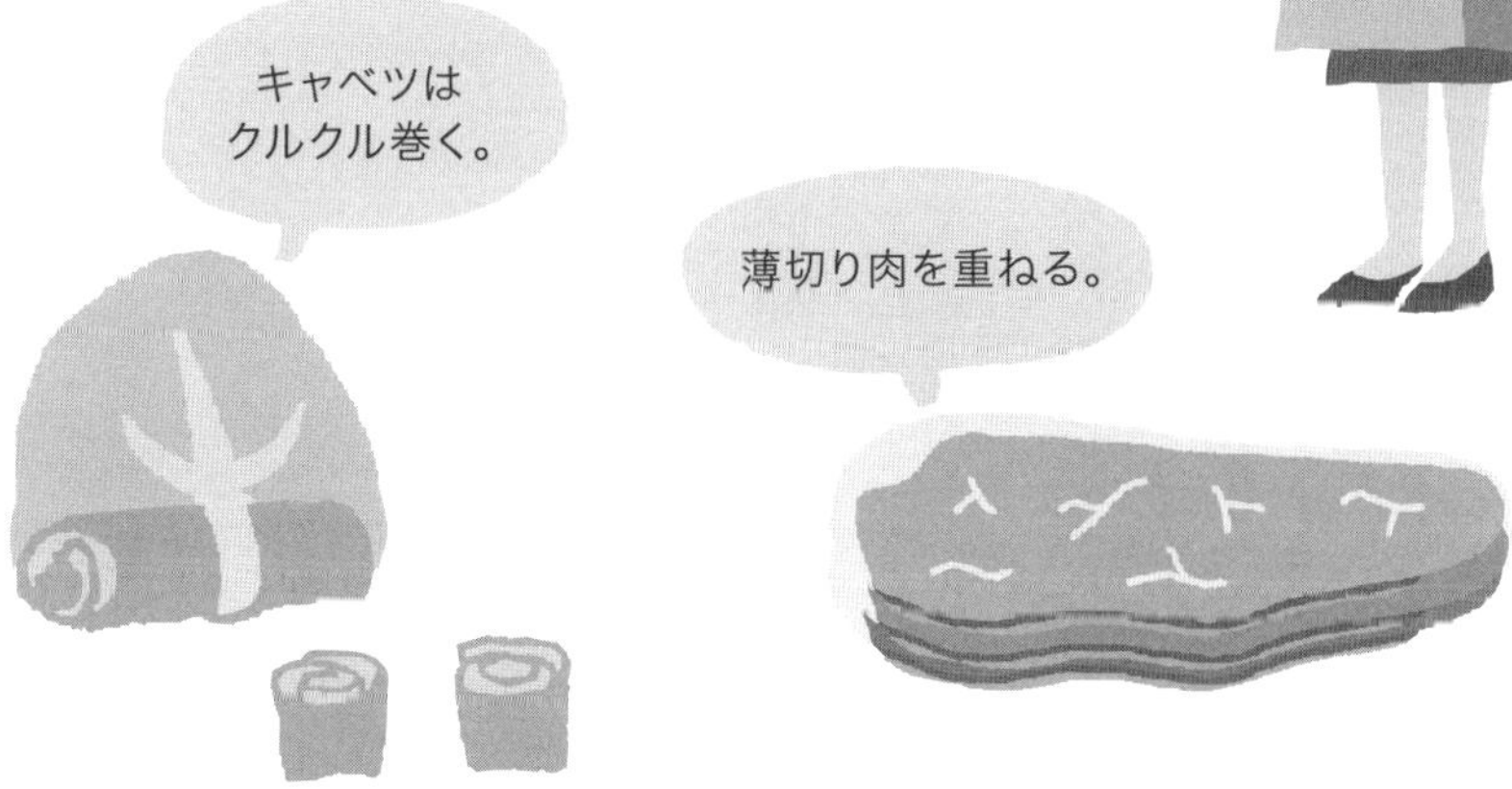

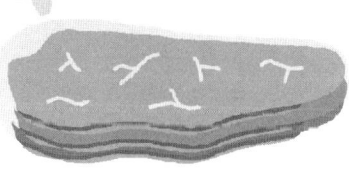

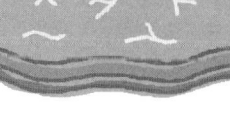

薄切り肉の重ね豚カツ

79ページ

●材料／1人分

豚ロース薄切り肉…4枚(100g)
塩・こしょう……各少量
衣
- 小麦粉……約大《さじ》½
- とき卵……約⅓個分
- パン粉……約¼《カップ》

揚げ油

a
- ウスターソース……小《さじ》1
- 水……小《さじ》2

キャベツ……1枚(100g)
トマト……¼個(30g)

1人分498kcal　塩分1.1g

❶豚肉は筋を切り、塩、こしょうをして小麦粉をまぶし、4枚重ねておさえ、とき卵、パン粉の順につける。
❷170℃の揚げ油で揚げ、一口大に切って器に盛る。aを混ぜ合わせて全体にかける。
❸キャベツは葉脈を除いてやわらかくゆで、繊維に平行に巻いて1㎝幅に切る。トマトは皮と種を除いて2㎝角に切り、②に添える。

ふんわりメンチカツ

79ページ

●材料／1人分

牛豚ひき肉…60g
玉ねぎのみじん切り1/6個分(35g)
a ｛とき卵…大さじ1
　 パン粉…大さじ2
　 塩・こしょう…各少量
衣 ｛小麦粉…約大さじ1/2
　 とき卵…約1/3個分
　 パン粉…約1/4カップ
｛キャベツ…1枚(100g)
｛トマト…1/4個(30g)
トマトケチャップ…少量

1人分311kcal　塩分1.0g

❶玉ねぎは電子レンジで約30秒加熱し、さます。衣のパン粉はきつね色になるまでフライパンでからいりする。
❷ひき肉と玉ねぎとaを練り混ぜ、俵形にし、小麦粉、とき卵、①のパン粉の順にまぶし、オーブントースターで約10分焼く。
❸キャベツは葉脈を除き、ゆでて一口大に切る。トマトは皮と種を除き、2cm角に切る。②とともに皿に盛り、ケチャップをかける。

漬物の盛り合わせ

81ページ

●材料／合わせて240g

たくあん…5cm(30g)
きゅうりのぬか漬け…1/2本(50g)
にんじんのぬか漬け…1/3本(30g)
白菜の塩漬け(葉先)…1枚(65g)
野沢菜漬け(葉先)…2本(20g)
なすの塩漬け…1/2本(30g)
柴漬け…15g

1人分(1/4量)17kcal　塩分1.9g

❶たくあんは8mm厚さに切り、格子状に細かく切り目を入れる。
❷きゅうりは蛇腹切りにし、1cm幅に切る。
❸にんじんは5～8mm厚さのいちょう切りにする。

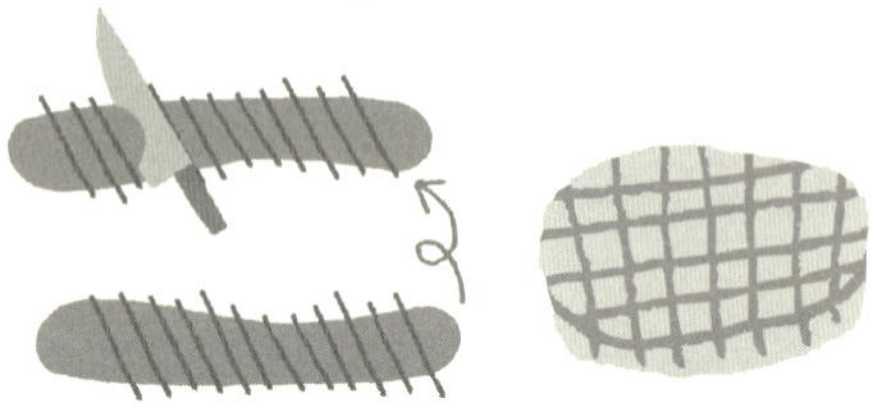

❹なすは皮側に縦に数本切り目を入れてたたきつぶし、8mm幅の斜め切りにする。
❺柴漬けは切り目を入れる。
❻白菜と野沢菜は茎や葉脈を包丁の柄でたたきつぶし、巻いてから1cm幅に切る。

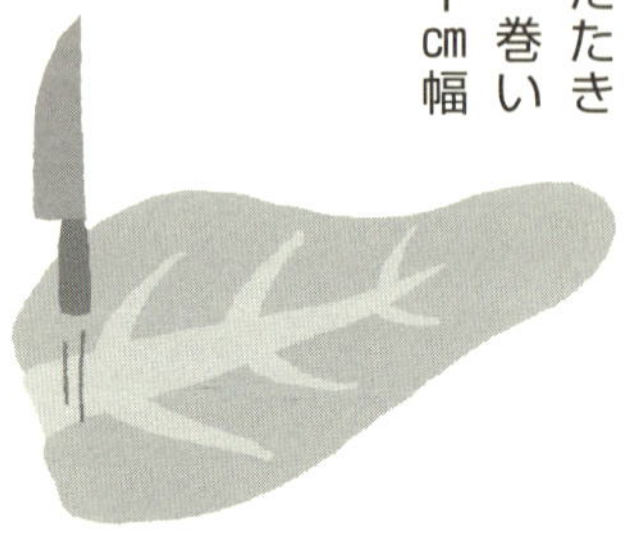

漬物2種

81ページ

●材料／1人分

きゅうりのぬか漬け…1/2本
柴漬け…20g

1人分20kcal　塩分3.5g

❶きゅうりは5mm厚さに切る。
❷柴漬けはみじん切りにする。

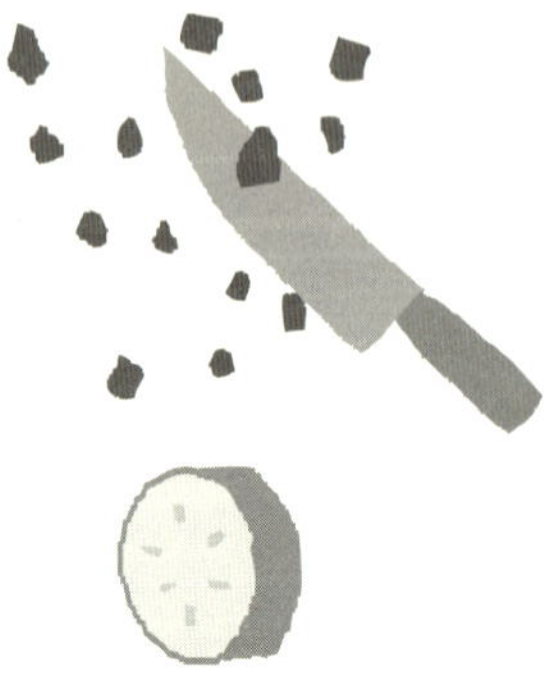

薄切り肉のポークカレー

82ページ

●材料／1人分

｛豚もも薄切り肉…80g
｛塩・こしょう・小麦粉…各少量
玉ねぎの薄切り…65g
にんにくとしょうがのみじん切り…各少量
りんごのすりおろし（皮を除く）…1/12個分(20g)
油・バター…各小さじ1
ブイヨン…1カップ
塩…少量
a ｛バター・小麦粉…各大さじ1
　 カレー粉…小さじ1/3
ウスターソース・赤ワイン各小さじ1/2
やわらかいごはん(10ページ)…200g

1人分655kcal　塩分2.2g

❶豚肉に塩、こしょうをふり、端からくるくると巻いて小麦粉をまぶす。フライパンに油を熱し、肉の巻き終わりを下にして、少しずつころがしながら焼く。1cm幅に切る。

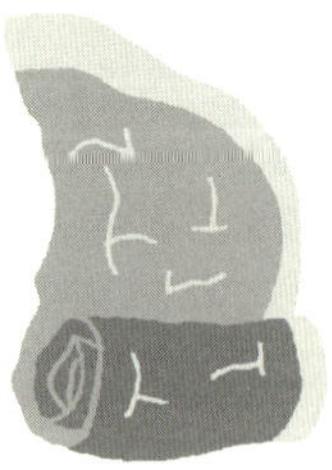

❷なべにバターをとかし、にんにく、しょうが、玉ねぎをいため、りんご、ブイヨン、塩を加えて煮立てる。
❸フライパンにａのバターをとかし、小麦粉を加えてきつね色になるまでいため、カレー粉を加える。②の煮汁でのばしてから②のなべに加え、弱火で煮る。①の肉を加え、ウスターソースと赤ワインで調味する。
❹③をやわらかいごはんとともに盛り合わせる。

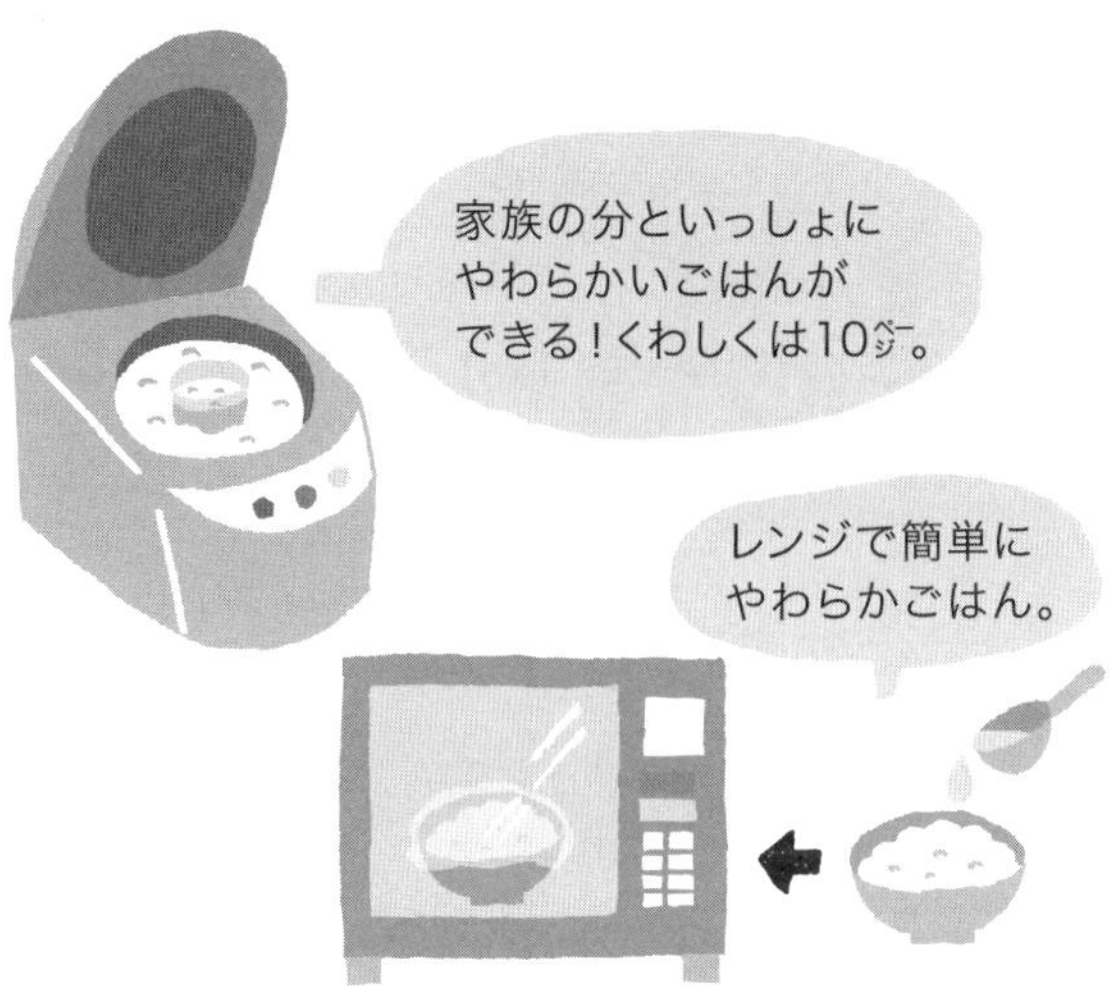
家族の分といっしょに
やわらかいごはんが
できる！くわしくは10ページ。
レンジで簡単に
やわらかごはん。

あんかけチャーハン

83ページ

●材料／１人分
むきエビ……………6尾(40ｇ)
酒・塩……………各少量
卵…１個　塩・こしょう…各少量
ａ｛ねぎのみじん切り3㎝分(5ｇ)
にんじんのみじん切り…20ｇ
ピーマンのみじん切り⅓個分(10ｇ)｝
ごはん……………160ｇ
サラダ油……………大さじ1⅓
酒・しょうゆ……………各小さじ1
ｂ｛鶏がらだしのもと……小さじ⅓
しょうゆ・こしょう…各少量
水……………½カップ｝
かたくり粉・水……………各小さじ1

１人分559kcal　塩分2.4ｇ

❶エビは酒と塩をふって下味をつけ、みじん切りにする。
❷卵をといて塩、こしょうする。
❸油大さじ⅓でエビをいためてとり出し、残りの油で②をざっといため、ごはんを加えていためる。
❹ａを加え、酒としょうゆをなべ肌から加えていため、器に盛る。
❺ｂを煮立てて③のエビを加え、分量の水でといたかたくり粉を加えてとろみをつけ、④のチャーハンにかける。

スパゲティ ボロネーズ

84ページ

●材料／１人分
スパゲティ(乾)……………80ｇ
牛ひき肉(二度びきしたもの)…80ｇ
玉ねぎのみじん切り¼個分(50ｇ)
にんじんのみじん切り……10ｇ
トマト……………½個(75ｇ)
トマトピュレ……………大さじ2
オリーブ油……………大さじ1
ブイヨン……………¾カップ
ａ｛塩……少量　ロリエ……2枚
タイム(生)……………2本
こしょう……………少量｝
パセリのみじん切り……………少量

１人分650kcal　塩分2.3ｇ

❶トマトは熱湯に入れて皮をむき(湯むき)、種をとり除き、あらみじんに切る。
❷玉ねぎとにんじんをオリーブ油でいため、玉ねぎがきつね色になったらひき肉を加えていためる。①とトマトピュレを加えいため、ブイヨンとａを加えて弱火で汁けがなくなるまで煮込む。
❸スパゲティを５㎝長さに折ってやわらかめにゆでて湯をきり、②に加えてソースをからめて器に盛り、パセリを散らす。

とろろそば

85ページ

●材料／１人分
そば(乾)……………80ｇ
山芋(大和芋)……………80ｇ
そばつゆ｛しょうゆ・みりん各大さじ1½
だし……………½カップ｝
刻みのり……………少量

１人分418kcal　塩分3.6ｇ

❶そばつゆを作る。小なべにしょうゆとみりんを煮立て、だしを加え、ひと煮立ちしたら火を止める。あら熱をとって冷蔵庫で冷やす。
❷山芋は皮をむいてすりおろす。

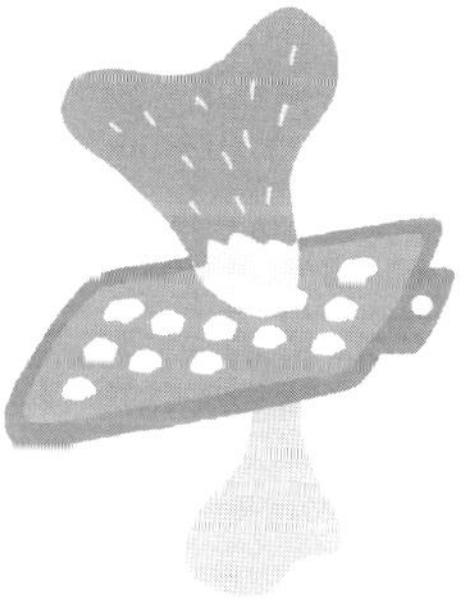

❸そばは５㎝長さに折って、たっぷりの湯でやわらかくゆでる。ゆで上がったらざるにとり、流水でよく洗って水けをきる。
❹器にそばを盛り、②の山芋をかけ、刻みのりをのせ、①のそばつゆをかける。

キンメダイの煮つけとろみつき

86ページ

●材料／1人分

キンメダイ……1切れ(100g)

煮汁
- だし……½カップ
- しょうゆ・酒……各大さじ1
- みりん……小さじ2
- 砂糖……小さじ1

かたくり粉・水……各大さじ½
さやいんげん……1本(15g)

1人分227kcal　塩分2.3g

❶煮汁の材料を煮立て、皮目に切り目を入れたキンメダイを入れ、紙ぶたをして煮る。
❷器にキンメダイを盛り、煮汁に分量の水でといたかたくり粉でとろみをつけてたっぷり注ぐ。ゆでたさやいんげんを斜め薄切りにして添える。

煮汁に
大根おろしを
加えて煮るのも
おすすめ。

天ぷら

87ページ

●材料／1人分

エビ……中1尾(30g)
イカ……15g
キス(開いたもの)……1尾(30g)
なす……小¼本(30g)
青じそ……1枚

衣
- 卵……⅓個(18g)
- 冷水……⅓カップ
- 小麦粉……⅓カップ

揚げ油
大根おろし・しょうがのすりおろし……各少量
天つゆ……適量

1人分457kcal　塩分2.1g

❶エビは背わたを除き、尾を残して殻をむき、腹側を開いて繊維をたたき切る。イカは皮側に切り目を格子状に入れてスティック状に切る。なすは斜め薄切りにして皮を切るように縦に切り目を細かく入れる。青じそは繊維をたたき、葉脈に直角に切り目を入れる。
❷衣の材料を合わせ、①の材料をくぐらせる。160℃の揚げ油でなすと青じそを、170℃の揚げ油でエビとイカ、キスを揚げる。
❸器に盛り合わせ、大根おろし、しょうが、天つゆを添える。

鶏肉のから揚げからしじょうゆ煮

88ページ

●材料／1人分

- 鶏もも肉(皮なし)……90g
- 酒……大さじ1

かたくり粉……少量
揚げ油

a
- だし……⅓カップ
- しょうゆ・酢……各大さじ1
- 砂糖……小さじ1
- 練りがらし……小さじ⅕

1人分156kcal　塩分2.9g

❶鶏肉は3cm角に切り、切り口の1面に縦横3mm間隔に深く切り目を入れる。酒をふって軽くもみ、2〜3分おく。
❷①の汁けをしっかりふいてかたくり粉を薄くまぶし、170℃の揚げ油で揚げる。
❸なべにaを煮立て、②のから揚げを加え、ひと煮して器に盛る。

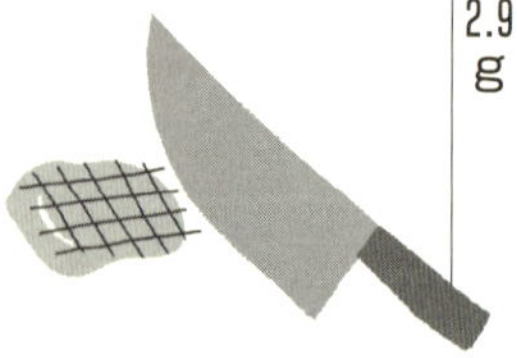

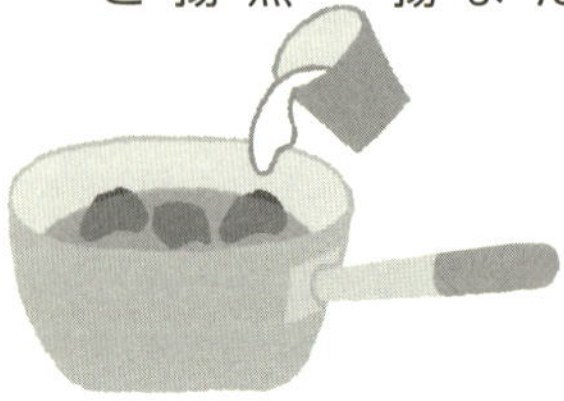

煮汁たっぷり肉じゃが

89ページ

●材料／1人分

豚もも薄切り肉……50g
じゃが芋……1個(150g)
にんじん……¼本(25g)
玉ねぎ……¼個(50g)
グリーンピース(冷凍)5〜6粒
サラダ油……小さじ2
だし……1½カップ

a
- 砂糖・酒・みりん……各大さじ½
- しょうゆ……小さじ2

1人分356kcal　塩分2.1g

❶豚肉は2cm角に切る。
❷じゃが芋は6つに切り、にんじんは1cm厚さのいちょう切り、玉ねぎは繊維に直角に1cm幅に切る。
❸グリーンピースは湯通しして、薄皮をむく。
❹なべに油を熱し、豚肉をいため、②の野菜を加えていためる。だしを加え、煮立ったら中火にしてaを加え、アクを除きながらじゃが芋が煮くずれるまで煮る。器に盛って、③を散らす。

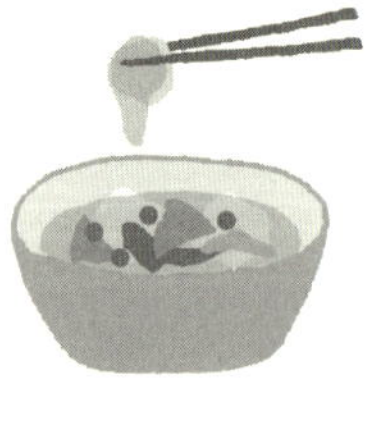

やわらかけんちん汁

90ページ

●材料／1人分

絹ごし豆腐……¼丁（80g）
にんじん……1cm（10g）
大根……1cm（30g）
里芋……小1個（30g）
こんにゃく……⅛枚（25g）
さやいんげん……1本
ごま油……小さじ1
だし……1½カップ
酒……小さじ1
しょうゆ……小さじ½
塩……少量
かたくり粉・水……各小さじ1

1人分132kcal　塩分1.0g

❶やわらかくゆでたいんげんは2cm間隔に切り目を入れながら3cm長さに切る。

❷にんじんと大根、里芋は5mm厚さのいちょう切り、こんにゃくは手綱にして（102ページ）湯通しする。

❸豆腐は水きりしてくずし、ごま油でいため、②を加えていためる。だしを加え、アクを除きながら芋がやわらかくなるまで煮る。いんげんと調味料を加え、分量の水でといたかたくり粉でとろみをつける。

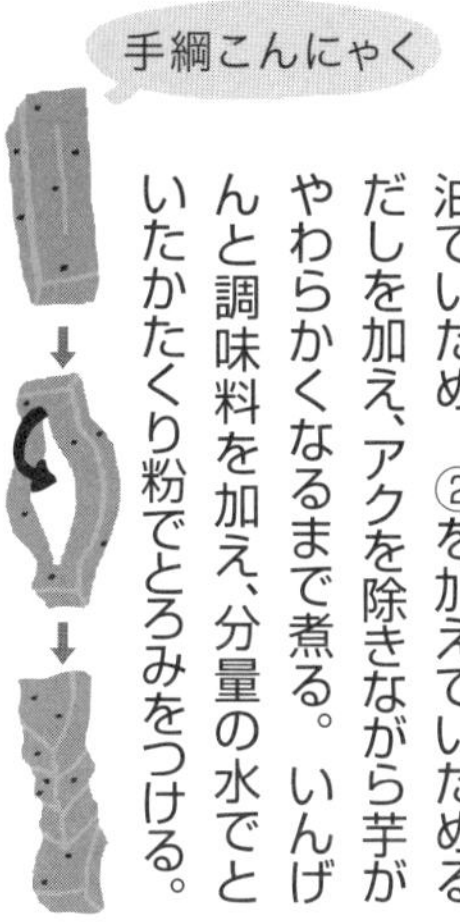

おでん

91ページ

●材料／1人分

がんもどき……大½枚（70g）
さつま揚げ……小2枚（40g）
魚のすり身揚げ……1個（50g）
はんぺん……½枚（25g）
こんにゃく……¼枚（60g）
大根……2cm（50g）
ゆで卵……1個
a｛だし＋こぶのもどし汁…2カップ／酒・しょうゆ・砂糖各大さじ1／塩……小さじ¼｝
練りがらし……少量

1人分459kcal　塩分3.5g

❶がんもどきは2つに切る。さつま揚げは油抜きし、1cm幅に切る。こんにゃくは表面に縦横に切り目を入れて2つに切り、ゆでてアクを除く。

❷大根は面とりし、厚みの⅔まで十文字に隠し包丁を入れ、なべに入れる。米のとぎ汁（分量外）と水をたっぷり加え、約15分ゆでる。

❸なべにaを煮立て、大根とこんにゃくを入れ、アクを除きながら30分煮る。残りの具を加えてさらに30分以上煮込む。食べるときに好みで練りがらしをつけて食べる（からしでむせる場合はつけない）。

やわらか筑前煮

92ページ

●材料／1人分

つくね｛鶏ひき肉……50g／酒……小さじ2／しょうゆ・かたくり粉……各小さじ½｝
ごぼう・れんこん（乱切り）各30g
にんじん（乱切り）…¼本（25g）
干ししいたけ（もどす）……1枚
絹さや（やわらかくゆでる）1枚
サラダ油……小さじ2
だし……1½カップ
a｛酒・みりん……各小さじ1／砂糖・しょうゆ……各大さじ½｝

1人分257kcal　塩分2.1g

❶つくねの材料を混ぜ、コイン形に丸める。

❷ごぼうはたたきつぶし、水にさらす。しいたけは軸を除いて4つに切り、れんこんとともに細かく切り目を入れる。れんこんは水にさらす。

❸にんじんと②の野菜を油でいため、だしを加え、アクを除きながらやわらかく煮、aの調味料と①のつくねを加えて落としぶたをして煮汁が半量になるまで煮る。器に盛ってせん切りにした絹さやを飾る。

芽ひじきの五目煮

93ページ

●材料／1人分

芽ひじき（乾燥）……5g
にんじん……10g
こんにゃく・大豆（水煮）各20g
干ししいたけ（もどす）……1枚
油……小さじ½
a｛だし＋しいたけのもどし汁……2カップ／砂糖・しょうゆ…各小さじ1／みりん……小さじ1｝

1人分95kcal　塩分1.3g

❶芽ひじきはたっぷりの水につけてもどす。

❷にんじんとこんにゃくは1cm角に切る。しいたけは軸を除き、1cm角に切る。

❸なべに油を熱し、ひじきをいため、②と大豆を加えていため合わせる。aを加えてしばらく煮、汁けがなくなったら箸で混ぜながらいりつけて仕上げ、器に盛る。

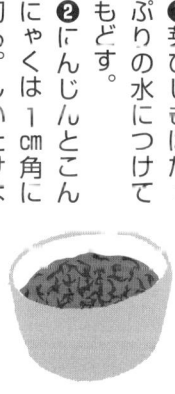

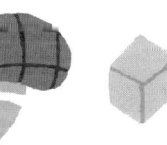

きんぴらごぼう　94ページ

●材料／1人分
ごぼう……40g
にんじん……¼本（25g）
a
　だし……1《カップ》
　みりん……大《さじ》½
　しょうゆ……大《さじ》1
　砂糖……大《さじ》½
1人分58kcal　塩分1.4g

❶ごぼうは皮をこそげとり、斜め薄切りにしてからせん切りにし、水にさらしてアクを除く。にんじんはせん切りにする。

❷圧力なべにごぼうとにんじん、aを入れ、強火にかける。圧力がかかったら火を弱め、10分煮て火を止める。蒸気が完全に抜けて圧力が下がったらふたをとり、器に盛る。

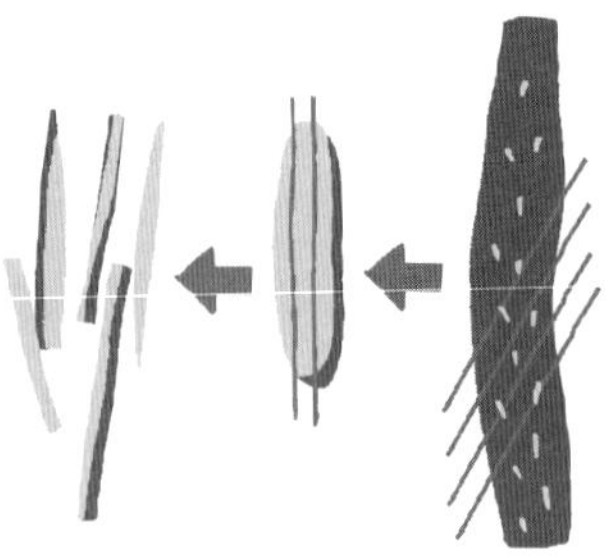

ほうれん草ののり巻き　95ページ

●材料／1人分
ほうれん草の葉先……50g
だし・しょうゆ……各大《さじ》½
のり……全型½枚
1人分19kcal　塩分1.4g

❶ほうれん草の葉先はたっぷりの塩湯（分量外）で色よくゆで、冷水にとってさまし、水けを絞る。

❷だしとしょうゆを合わせ、①のほうれん草にかけてあえ、汁けを軽く絞り、まとめてのりで巻く。端から2㎝長さに切る。

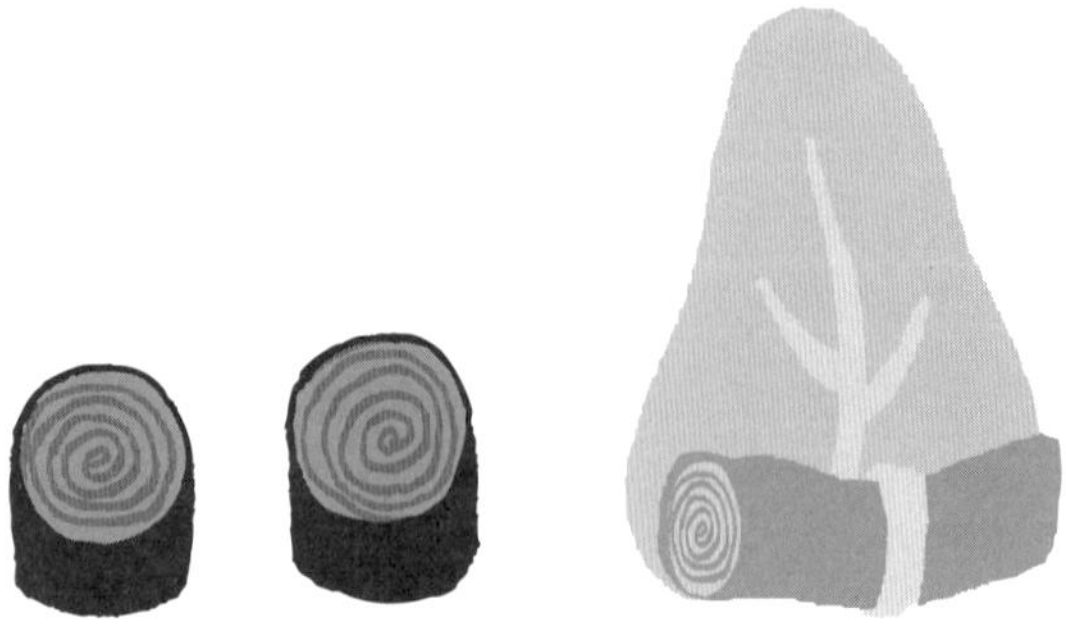

タコときゅうりの酢の物　96ページ

●材料／1人分
ゆでダコ……50g
きゅうり……¼本
塩……少量
あえ酢
　酢・だし……各大《さじ》½
　砂糖……小《さじ》½
　塩……少量
1人分61kcal　塩分0.9g

❶タコは8～10㎜厚さに切り、周囲に細かく切り込みを入れるか、縦横に細かく切り目を入れる。

❷きゅうりは5㎜厚さの輪切りにし、塩をしてしんなりとなったら汁けを絞る。

❸ボールにあえ酢の材料を合わせ、タコときゅうりをあえて器に盛る。

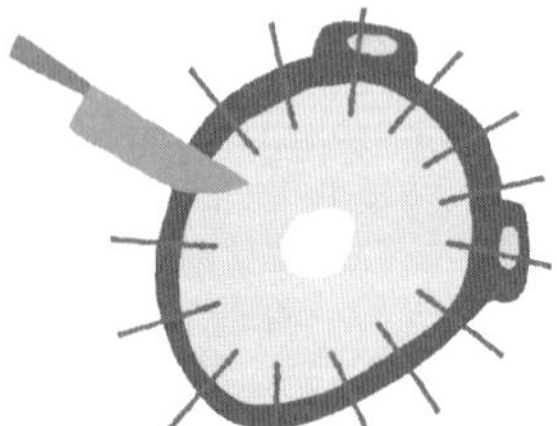

ミモザサラダ　97ページ

●材料／1人分
卵……1個
トマト……¼個（20g）
きゅうり……¼本（25g）
ゆでキャベツ……1枚
ゆでブロッコリー……小房2個
ドレッシング
　ワインビネガー（または酢）……小《さじ》1
　塩・こしょう……各少量
　サラダ油……大《さじ》½
1人分160kcal　塩分0.8g

❶卵はゆで、卵黄と卵白に分けて、それぞれ裏ごしする。

❷トマトは湯むきしてくし形に切り、種を除く。きゅうりは5㎜厚さの輪切りにする。キャベツは3㎝角に切る。

❸器に野菜を盛り合わせ、①の卵白、卵黄を散らし、ドレッシングの材料を混ぜ合わせてかける。

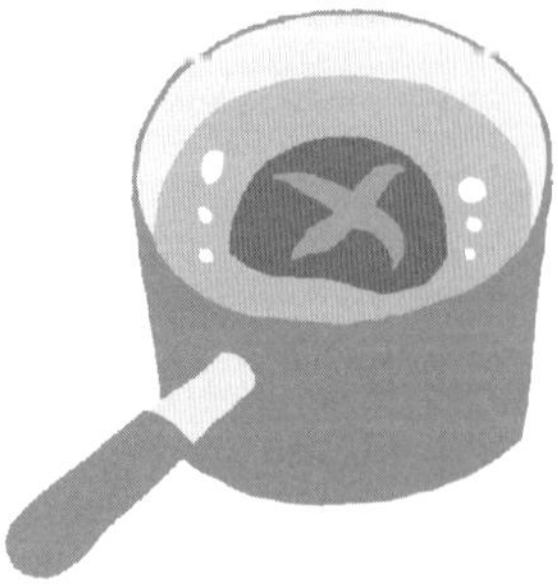

ピザトースト

98ページ

●材料／1人分

食パン……6枚切り1枚
ハム……½枚(10g)
カニ缶……10g
玉ねぎ……⅛個(30g)
ピーマン……¼個(12g)
マッシュルーム(缶詰め、スライス)……5g
バター……少量
ピザソース(市販品)……大さじ1
とろけるチーズ……30g

1人分303kcal　塩分1.5g

❶食パンは耳を除き、バターを薄く塗ってから一口大に切る。食パンの大きさにアルミ箔を広げたところに並べる。
❷具はすべて8㎜角に切る。
❸パンにピザソースを塗り、具を彩りよく並べ、とろけるチーズを散らす。オーブントースターで4～5分焼く。

お好み焼き

99ページ

●材料／1人分

豚ひき肉……30g
キャベツ……1½枚(150g)
生地
- 小麦粉……½カップ
- だし……¼カップ
- 山芋のすりおろし……50g
- 卵……1個

油……小さじ1
トッピング
- 濃厚ソース
- マヨネーズ

1人分478kcal　塩分0.3g

❶キャベツはあらみじんに切る。
❷生地の材料を混ぜ合わせ、ひき肉とキャベツを加え混ぜる。
❸フライパンに油を熱し、②を流し入れて丸く広げる。火が通って、両面に焼き目がつくまで焼く。
❹3㎝角くらいに切り、皿に盛る。好みでソースやマヨネーズをかける。

スイートポテト

100ページ

●材料／1人分

さつま芋……小½本(70～80g)
a
- バター……大さじ1弱(10g)
- 牛乳……大さじ2
- 砂糖……大さじ1⅔

卵黄……½個分

1人分305kcal　塩分0.3g

❶さつま芋は皮をむいて1㎝厚さに切り、たっぷりの水とともになべに入れてやわらかくなるまでゆで、湯をきる。芋が熱いうちに裏ごしする。

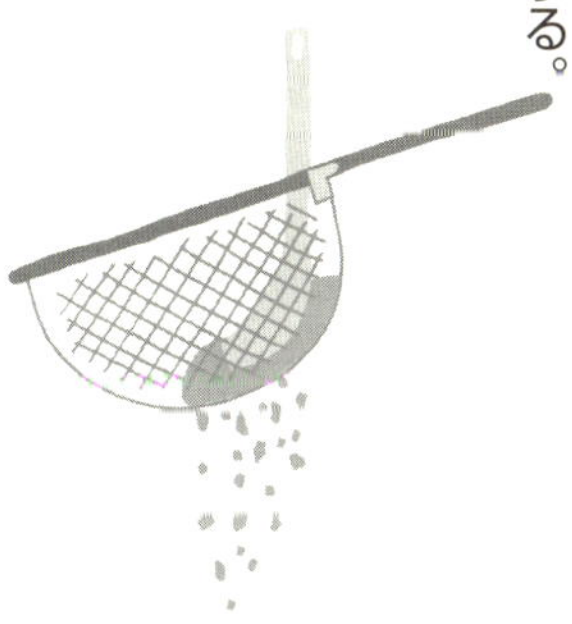

❷なべに①のさつま芋を入れ、aを加えて弱火にかけ、よく混ぜながら加熱する。ポッタリとしたら火から下ろし、卵黄を加えて手早く混ぜる。
❸アルミカップに詰めて形を整え、卵黄少量(分量外)を表面に塗る。
❹オーブントースターで5～6分焼いて焼き目をつける。

りんごのコンポート

101ページ

●材料／1人分

りんご……½個(100g)
a
- 水……¼カップ
- グラニュー糖……大さじ1½
- 赤ワイン……大さじ2

レモンの薄切り……2枚
シナモン(粉末)……少量

1人分127kcal　塩分0g

❶りんごは皮と芯を除いてくし形に切る。
❷なべにaを入れて中火にかける。グラニュー糖がとけたらりんご、レモン、シナモンを加え、紙ぶたをしてりんごがやわらかくなるまで煮る。
❸そのままおいてあら熱がとれたら冷蔵庫で冷やして味を含ませる。一口大に切って器に盛る。温かいうちに食べてもよい。

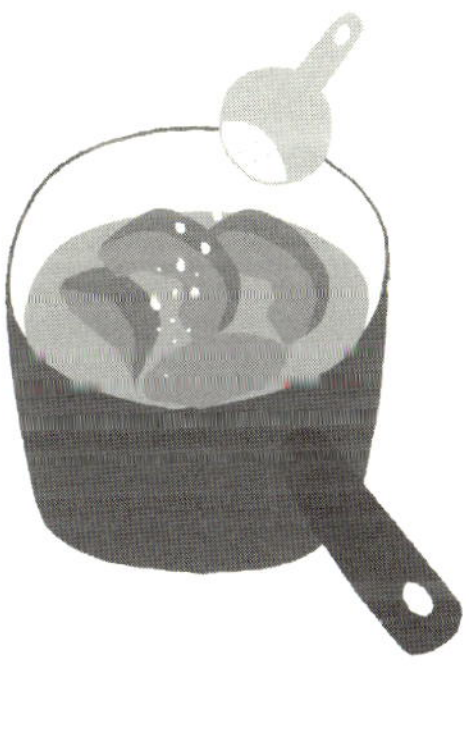

絵で見てわかる 入れ歯のお悩み解決！

著者

山田晴子（やまだはるこ）

1986年日本女子大学大学院修了。栄養士。日本歯科大学附属病院臨床講師、相模女子大学短期大学部講師。研究分野は、高齢者、小児歯科栄養学。

著書に、本書の姉妹本『絵で見てわかる かみやすい飲み込みやすい食事のくふう』のほか、『家族いっしょのユニバーサルレシピ』、『改訂新版 かむ・のみこむが困難な人の食事』（ともに女子栄養大学出版部刊／共著）、『高齢者と家族みんなの料理集』（ヒョーロン・パブリッシャーズ刊／共著）などがある。

菊谷 武（きくたにたけし）

1988年日本歯科大学卒業。歯学博士。日本歯科大学教授、日本歯科大学口腔リハビリテーション多摩クリニック院長。「食べること」「しゃべること」などの口のリハビリテーションを目的とした同クリニックで、外来診療や訪問診療を行なう。

著書に、『改訂新版 かむ・のみこむが困難な人の食事』（女子栄養大学出版部刊／共著）、『「食べる」介護がまるごとわかる本』（メディカ出版刊）などがある。

著者　山田晴子　菊谷 武
絵　木本直子　横田洋子
料理レシピ　赤堀博美
撮影　鈴木雅也　岡本真直　南都礼子
デザイン　横田洋子
校閲　くすのき舎
編集協力　高木真佐子

発行　2014年2月25日　初版第1刷発行
発行者　香川芳子
発行所　女子栄養大学出版部
〒170-8481
東京都豊島区駒込3-24-3
電話　03-3918-5411（営業）
　　　03-3918-5301（編集）
ホームページ　http://www.eiyo21.com
振替　00160-3-84647
印刷・製本　大日本印刷株式会社

ISBN978-4-7895-4744-4